Cerebral Palsy
A Practical Guide for Rehabilitation Professionals

脑性瘫痪
实用康复指南

原著　[意] Psiche Giannoni
　　　[意] Liliana Zerbino
主译　肖　农

中国科学技术出版社
·北京·

图书在版编目（CIP）数据

脑性瘫痪：实用康复指南 /（意）普西什·詹诺尼 (Psiche Giannoni)，（意）莉莉安娜·泽比诺 (Liliana Zerbino) 原著；肖农主译 . — 北京：中国科学技术出版社，2024.3

书名原文：Cerebral Palsy: A Practical Guide for Rehabilitation Professionals

ISBN 978-7-5236-0446-5

Ⅰ.①脑… Ⅱ.①普… ②莉… ③肖… Ⅲ.①脑瘫—康复—指南 Ⅳ.① R742.309-62

中国国家版本馆 CIP 数据核字 (2024) 第 044250 号

著作权合同登记号：01-2023-4512

策划编辑　刘　阳　黄维佳
责任编辑　刘　阳
装帧设计　佳木水轩
责任印制　李晓霖

出　　版　中国科学技术出版社
发　　行　中国科学技术出版社有限公司发行部
地　　址　北京市海淀区中关村南大街 16 号
邮　　编　100081
发行电话　010-62173865
传　　真　010-62179148
网　　址　http://www.cspbooks.com.cn

开　　本　889mm×1194mm　1/16
字　　数　409 千字
印　　张　16
版　　次　2024 年 3 月第 1 版
印　　次　2024 年 3 月第 1 次印刷
印　　刷　北京顶佳世纪印刷有限公司
书　　号　ISBN 978-7-5236-0446-5/R·3201
定　　价　150.00 元

（凡购买本社图书，如有缺页、倒页、脱页者，本社发行部负责调换）

译校者名单

主　译　肖　农

副主译　钟　敏　李听松　江　伟　廖朝颖

译校者　（以姓氏笔画为序）

王　端　冯　英　刘　玲　刘国庆

张　婷　张艺馨　张亚莲　张明强

陈玉霞　林　莉　周炫孜　胡　芮

钟雪飞　段晓玲　侯雪勤　袁广燊

徐姝蕊　唐　香　陶　亮　黄昭莹

黄琴蓉　詹佳宏　黎　义

内容提要

本书引进自 Springer 出版社，由意大利资深脑性瘫痪康复治疗专家 Psiche Giannoni 和 Liliana Zerbino 精心编撰，由重庆医科大学附属儿童医院的一线临床专家翻译呈现。书中所述全面涵盖了脑性瘫痪康复治疗的各个方面，不仅系统介绍了脑性瘫痪患儿的系统评定，还对单 / 双侧痉挛、不自主运动及共济失调等各型脑性瘫痪进行详实的康复治疗计划建议。本书不仅分类总结了此类患者的感知觉障碍、吞咽障碍、视力障碍等问题，并针对脑性瘫痪患者的软组织康复、上下肢功能障碍提供了康复治疗方案，还对患者功能障碍的辅助沟通和新的康复治疗技术进行了推荐。本书内容翔实全面，图文并茂，可操作性强，可作为从事脑性瘫痪治疗专业人员的实用执业参考。

业内推荐

由 Psiche Giannoni、Liliana Zerbino 和多位编者共同编写的 *Cerebral Palsy: A Practical Guide for Rehabilitation Professionals* 无疑是一部很受欢迎的著作，可为从事脑性瘫痪患者康复管理及患者家庭宣教的治疗师提供很好的参考。在意大利与患儿一起工作 50 年之后，我特别高兴地庆祝这部由意大利治疗师编写的著作出版，同时感谢专业的康复团队在这个国家做出的优秀且艰难的工作。

翻阅本书为我提供了与一位英国朋友兼"参谋"的 Tina Gericke 合作及思考交流的机会，她本人是一名儿科作业治疗师，曾分享过意大利脑性瘫痪的前沿康复治疗探索。毫无疑问，我们这代人见证并参与了一场儿童康复的进化革新。特别是在过去 30 年里，得益于前期许多"前辈大家"的授教，这个领域不断成熟、拓展。事实上，作为"年轻的从业者"，我们四个都很幸运地与 Adriano Milani-Comparetti 教授密切合作，他为本书提供了许多极具价值的宝贵意见，给我们留下了难以磨灭的印象。

令人鼓舞的是，本书将成为当今世界范围内，儿童社区和医院康复服务及不同学术研究和培训领域康复专业人员的资料参考来源。我看到了年轻从业人士和治疗领域专家们的热情，他们不辞辛劳地发表论文，以提升其他同行的工作质量。书中所述涵盖了许多领域，包括一般干预和患儿的早期干预，以丰富他们长大后的活动能力和社会参与度。

脑性瘫痪儿童的康复是一个引人入胜的研究领域，但同时也面临很多无法完全解释的问题和挑战，但仍是康复毕业生进入儿科专业的主要关注领域。他们带着自己的知识和热情，为年长儿和青少年在新的体育活动、娱乐、运动和技术领域的发展做出贡献。

所有这些实际工作都将推动和见证本书的出版，因为它代表了治疗脑性瘫痪儿童的方法学基石。它是目前本领域最新、最先进的技术贡献。同行们谨慎细心地选择、记录、组织和分享他们的奉献和专业经验时应做到"没有任何事被遗漏或遗忘"，正如各位著者在书中所做的那样。

Adrienne Davidson
Rehabilitation Department
Meyer Children's Hospital
Florence, Italy
University of Florence
Florence, Italy

十分荣幸担任此书的推荐者，该书是所有著者的专业知识及对一代又一代治疗师、医生丰富示教经验的结晶。2000 年，我曾参加过其中一个项目，当时我刚开始对患儿康复产生兴趣，这段宝贵经历对我之后的职业活动产生了重要影响。

作为一名 20 世纪 70—80 年代的医学生，在我所接受的教育中，医患关系的本质是"家长式"的，与 ICF 的生物 – 心理 – 社会模式大相径庭。

例如，我参加的课程为针对患儿的全视角模式，前期观察和后期治疗所用工具都被视为患儿生活环境中的组成部分。根据 ICF 的定义，在此情况下，环境不仅指患儿周围的物理环境，还包括给予儿童护理的社区。各位著者为大家介绍了针对患儿及其家庭的康复新方法，使我收获良多，对此我一直心怀感激。

不同脑性瘫痪儿童康复指南中都会不约而同地标明："让患儿接受治疗意味着治疗师向家庭申请许可进入一种特殊关系，并陪伴和支持患儿神经发育的过程。治疗师不应将自己强加于亲子关系中，而是在分享共同的目标并逐步实现的康复过程获得'信任授权'。"

通过这种途径，当患儿在首次见面接受检查时，不管患儿能力如何，检查者都十分乐于了解患儿并与之建立关系，无论患儿或父母，都会因被尊重而备感安心。

如今，很多著作提供了新的、详尽的有关正常运动发育及主要运动障碍的知识。这些知识解释和发布了发病机制相关问题、基于时下神经影像学和神经生理学新技术的新诊断工具，并说明了基于循证的治疗趋势。然而，少有著作以具体实用的方式处理相关主题，以便让读者更好地观察实践并解决可能出现的问题，更少有著作提供实用建议。

本书填补了文献空白，完美结合了既具备丰富经验又有专业热情的作者们的智慧，是一部可以随时阅读和查疑的专著！

Daniela Morelli
Santa Lucia Foundation IRCCS
Rome, Italy

Cerebral Palsy: A Practical Guide for Rehabilitation Professionals 专业性很强，包含了针对不同类型脑性瘫痪患儿的全新功能评定，并针对康复计划的制订和实施等方面进行了系统阐述。

我们推荐使用本书来指导脑性瘫痪患儿的评定和治疗，并用于治疗师学术培训和作为日常临床实践的参考工具。

Marjorie Woollacott
Department of Human Physiology and Institute of Neuroscience
University of Oregon
Eugene, OR, USA

Anne Shumway-Cook
Department of Rehabilitation Medicine
University of Washington
Seattle, WA, USA

译者前言

人民健康是民族昌盛和国家富强的重要标志，也是广大人民群众的共同追求。近二十年来，在各级党委政府和社会各界共同推动下，我国儿童康复事业取得长足发展，儿童康复评定新理念和诊疗新技术大量涌现，康复机构数量与服务质量快速提升，人才培养体系逐渐完善，跨领域、多学科、广覆盖的康复服务体系基本建立，给广大患儿带来了福音，有力促进了社会进步。

但我们也要清醒地看到，与西方发达国家相比，我国儿童康复事业起步较晚，基础相对薄弱，特别是在儿童康复治疗师队伍建设方面，现有人才培养体系还不够健全，只有少数医学院校和职业院校开展正规患儿康复治疗师教育，并且缺乏系统、成熟的专业教材和培养方案。受此影响，我国儿童康复治疗师无论在培养规模还是质量方面都难以满足社会需求，由此导致患儿康复机构从业人员素质参差不齐、治疗方法与疗效评定不规范、不同质等问题日益突出，这已成为制约我国儿童康复事业高质量发展的重要瓶颈。

为快速破解国内这种现状，受中国科学技术出版社委托，我们组织相关专业人员共同翻译推出了这部在国际患儿康复领域享有较高声誉著作 *Cerebral Palsy: A Practical Guide for Rehabilitation Professionals* 的中文版。通过翻译原著我们惊奇地发现，这部看似写给儿童康复治疗师的工作指南，其方法和思路对儿童康复医生、护士、儿童社区和医院服务领域、不同学术研究和培训领域的康复专业人员、特殊教育者及家长都具有很大的帮助和指导意义。本书可读性很强，包含了最全、最新的针对不同类型脑性瘫痪患儿功能评定、方案制订和康复计划实施等方面的内容。不仅可以用来指导脑性瘫痪患儿评定和治疗的治疗师学术培训，还可作为日常临床实践的参考工具。

参与翻译本书的译者均来自临床一线，他们把日常工作中的体会和心得融入了本书的翻译过程中，以期与同行分享，在此对他们的无私付出表示衷心的感谢。期望本书能够为我国儿童康复治疗工作的推动与开展起到一定的促进作用。

由于中外术语规范及语言表述习惯有所不同，中文翻译版中可能存在一些疏漏或未能充分反映原著者本意之处。敬请读者不吝指出，以便今后更正。

重庆医科大学附属儿童医院　肖　农

原书前言

本书由治疗师完成撰写，旨在与同行分享作者 50 年执业生涯中关于脑性瘫痪的临床治疗经验。作者从 2 年前准备写这本书开始到现在，都清楚地认识到撰写本书面临的两难境地：描述各项技术时要么显得过于"死板"，要么显得过于经验主义和不成体系。因此在本书即将正式出版时，作者深感更大的挑战和责任。

目前，脑性瘫痪的康复治疗需要同时基于科学证据和临床专家意见，治疗师本人在日常工作中直接与患儿及其父母、照护人接触，在此实践过程中学习总结的实用干预策略也可进一步提升康复治疗技术。这一领域的正规教育尚未在国际上达成共识，治疗师一般根据个人的教育经历，对层出不穷的康复治疗技术选择其一使用或随意组合使用。

正如本书所强调的，康复治疗方法和技术是一种工具，我们需要以理性且灵活的方式去学习、理解、讨论、评价和使用这种工具。然而，这些方法和技术会随时间推移而改变，但对治疗师的关键要求始终如一，即以开放的心态和合理的临床推理处理患儿和家长的整体需求。

本书的主要著者是在神经发育治疗领域具有丰富经验的认证培训师，并坚信本领域的开拓者 Berta Bobath 倡导的基本理念在当今依然十分适用。虽然有人试图将 Bobath 技术视为几条陈旧僵化的"铁律"并束之高阁，但著者认为这种做法并不可行，甚至是不公平的。正因如此，著者多年来将 Bobath 的基本理念进一步发展和丰富并呈现在书中。

Berta 自己要求她的学员将有特殊需要的患儿视作一个年轻个体，以全方位和个体化的理念来对他们进行康复治疗，而不是以预先安排的标准化流程进行治疗。这与本书要传递给读者的关键理念是一致的。

本书主要阐释年幼脑性瘫痪患者的相关问题，一些持续至青少年期的问题也一并进行说明。患儿始终是康复项目的核心，家庭成员作为康复小组的成员应全程积极参与。为了便于指导治疗师根据患儿个体的功能潜力、需求及发育阶段选择治疗方案，作者根据临床经验和科学证据，在本书的前几章各分析了一个脑性瘫痪的病理类型和相应的治疗目标。本书还尤其关注旨在改善患儿生活自理能力的感觉 – 运动活动和上肢功能性使用的相关内容。接下来的几章对常见于脑性瘫痪患儿的喂养、交流、视觉功能障碍等问题给出了康复实践建议。另外，本书还特别关注软组织的康复治疗，并在第 7 章进行了阐释，以便成年脑性瘫痪患者仍可从中获益。本书的最后一章介绍了最新的康复设备，它们已经作为不可或缺的辅助工具在患儿康复中长期扮演重要角色。

我们是不是已经解决了书中所提出的挑战和愿景呢？自编撰本书开始至今著者一直在思考这个问题，答案只能交由读者评判。同时，我们也希望看到更多优秀同行给出的答案。

Psiche Giannoni
Liliana Zerbino
Genoa, Italy

致 谢

我们怀着感激之情，将本书献给我们职业生涯中遇见的所有患儿及其家人。他们让我们更好地理解其问题所在，提高了我们的从业经验。

我们还要感谢我们的前辈大家做出的极其重要的贡献，他们不仅分享了专业知识，还教会我们保持好奇心，并敦促我们不断更新思想，避免将我们的工作局限于单一的技术或康复方案。

我们还要特别感谢 Pietro Morasso，他支持我们总结了在康复领域很有应用潜力的技术工具的最新状况。

我们还要感谢 Robert Hollman 基金会和 Riccarda Barbieri 团队的全力合作。

此外，我们还要感谢 Adrienne Davidson，他与 Tina Gericke 一起以极高的准确性和专业能力审阅这份书稿，并为终稿提出了非常好的建议。

最后，我们感谢 Gigi Degli Abbati 和 Serena Danieli，他们手绘了本书所有图片，其强烈的表现力使得画中的患儿栩栩如生，使本书堪比一部美术作品。

补 充 说 明

书中参考文献条目众多，为方便读者查阅，已将本书参考文献更新至网络，读者可扫描右侧二维码，关注出版社"焦点医学"官方微信，后台回复"9787523604465"，即可获取。

目　录

第1章　患儿评定指南与临床推理
Child Evaluation Guide and Clinical Reasoning

Liliana Zerbino　Psiche Giannoni　著

张　婷　译　　黎　义　周炫孜　廖朝颖　詹佳宏　校

治疗师在开始的几次观察和治疗课程中应致力于了解患儿和他们的家庭。可以观察患儿与环境的交互情况，包括他们看、移动、听、与不熟悉的人交流的能力，以及自我安慰的策略。

对患儿进行治疗意味着治疗师在请求患儿家长"同意"他们进入一段特许的关系，并在患儿神经发育的过程中对他们进行陪伴和支持。治疗师不应强行介入亲子关系，而应在与患儿和家长共同工作的过程中提出共同的目标及相应的康复方案，从而赢得"信任授权"（图1–1）。

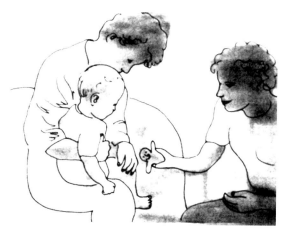

▲ 图1–1　会见患儿及患儿母亲

第一次与患有神经发育问题的患儿（即使患儿是婴儿）面对面交流的治疗师，需要重视患儿之前的经历。因为周围的人和环境可能已经影响了患儿和家庭的短期生活体验。例如，对于曾在新生儿重症监护室长期住院的早产儿或经历了难产的新生儿，住保温箱的经历和诊断性测试均可能对患儿施加影响。经历难产的家庭常常担心患儿的健康和未来，并有一种普遍的茫然感（Negri，2014）。

治疗师应积极地思考患儿的潜能，并且应努力理解和强化患儿的独特性，包括他们的情感、情绪、感知模式、理解和表达自己的能力、适应性行为和运动问题。本书提出的理论参考模型是专门针对临床实践的整体性方法，不仅强调多学科干预的必要性，而且强调患儿和治疗师之间的互动过程（Bobath，1963；WHO，2007；Mayston，2016）。

在所有康复阶段，评定都应作为检查工具持续监测和支持康复机构中的治疗过程。"……评定是一个持续的过程，涉及远期将会出现的重要可变因素……。治疗师应试图找出主要问题所在，以及是否可以做出改变"（Davies，2000）。

治疗师首先需要关注一些要素：起初，他们用格式塔疗法在整体环境中同时观察患儿（Perls等，1951），然后他们通过头脑风暴寻找一些特定要素，将情境和行为联系起来，并自问自答，如以下内容。

- 患儿与他人建立了什么样的关系？他们有任何可参考的依据吗？
- 他们喜欢和需要什么样的"接触"？什么样的接触是他们不能容忍且厌烦的？
- 他们已经学会使用哪些沟通策略？

- 他们采用什么样的感知方式了解环境？
- 他们已经学习并适时使用了哪些功能？
- 他们目前的独立程度如何？

……

康复治疗旨在解决问题：治疗师必须在仔细观察患儿的过程中思考所有的"为什么"，并利用他们所有的知识、经验和创造力寻找可能的解决方案。

治疗师提出的问题主要涉及两个研究领域：①互动流程领域；②自发性运动技能和功能领域。

一、互动流程领域

从治疗师见到患儿及其父母的那一刻起，他们就有机会从两者的交流关系及姿势的选择／人体动力学中发现并关注一些潜在因素。他们观察患儿可以做什么，他们表达基本需求或情绪时使用什么策略，以及传递这些信息的方式。

患儿会通过看向母亲、哭泣、叫喊、肌张力／姿势的改变（如患儿会通过在母亲的怀里变得僵直来表达"不，我不想要"）来吸引母亲的注意。大一点的患儿可以使用其他方式来进行交流，如使用言语。如果是面对面交流，患儿还可以使用微表情和眼神，结合言语使用相应的手势，增加肌张力等。

受 2005 年 Crittenden 的 CARE 指数（CARE-Index）的启发，建议对照护者和患儿均进行观察，以避免治疗师对产妇护理质量以及对父母的其他任何形象进行肤浅的推测。以下观察均直接针对两者。

- 面部表情：母亲在笑吗？表情有什么变化吗？患儿对微笑有反应吗？患儿是否有眼神回避？母亲在提出活动建议时患儿是否表情严肃地认真听？
- 声音表现：母亲是否通过甜美和律动的语言或哼唱与患儿交流？是否与患儿的年龄、状态和情绪相符？患儿是否通过发声进行回应？患儿注意力集中吗？
- 姿势和身体接触：患儿是如何被抱在怀里的？患儿是否把头转向谈话者？他（她）是否像一个婴儿一样被完全地拥抱？拥抱时两者的身体是否习惯彼此？拥抱时患儿是否表现出明显的肢体僵硬或松软？或者他们都很放松？母亲是否仍然会尝试完全抱住他（她）？
- 情感表达：患儿的母亲是否表达了将其抱在怀里的喜悦？
- 角色转换的节奏：在提出新建议之前，母亲是否会给患儿时间来准备回答？母亲是否通过融洽的轮流作答来鼓励患儿？患儿是否会接受成年人的建议？母亲是否会抚摸患儿并与患儿说悄悄话？患儿是否参与了这些快乐的活动并延长了目光、触觉和声音互动的时间？患儿是否能够发起和进行交流？
- 活动选择：母亲向患儿建议进行什么活动或游戏？适合患儿的年龄吗？会使患儿愉快吗？患儿接受游戏并作出回应吗？患儿是否表现出兴趣？

在第一次会面时，治疗师可以让父母带一些家里的东西和患儿喜欢的玩具，通常这种做法是很有用的。这样，治疗师可以进一步了解患儿的技能，并能够更好地理解父母自己是如何看待自己的孩子的。

治疗师应始终以"对话者"的身份与患儿接触，无论如何妥协，都应该是一个能够组织互动过程的角色，即使是通过自己最微弱的信号来进行。治疗师在进行评定时或在未来进行治疗时，必须注意父母和患儿之间的互动，仔细捕捉任何沟通线索，不仅要准备好去促进技能的获得，也要促进沟通和表达性对话的达成。"治疗师的行为不仅是一种技术行为，同时也是一种关系行为"（Palazzoli Selvini，1987）。

此外，治疗师的这种对关系模式的引导及给予患儿的尊重也可以对患儿的家庭起到示范作用。有时候这些家庭会面临很多家庭关系方面的困惑，如失去自发的亲子关系，这时父母常认为是由患儿无法沟通造成的。

以家庭为中心的模式

在康复过程中，以家庭为中心的模式是指治疗师与整个家庭一起改善患儿的神经发育问题和生活质量，这要求治疗师充分认同和支持患儿的父母，将他们视为最了解自己孩子需求和能力的专家。从伙伴关系的角度来看，家庭参与治疗方案是至关重要的，因为家庭成员可以与专业人员合作，就患儿和家庭接受的服务和干预做出知情决策（Law等，2003；King 和 Chiarello，2014）。当我们认识到每个家庭都是独特的且将长期影响患儿的一生，并且父母是最了解自己孩子的专家，我们与家庭合作的目的就应该是提高所有家庭成员的生活质量。

治疗师分析患儿所采用的言语和非言语的交流方式，发现它们的关系和演化，并试图结合不同的家庭文化体验来理解他们。患儿的言语信息和非言语信息及其与环境的联系也应被治疗师仔细识别，因为它们都是患儿给出的有价值的讯息（见第 12 章）。

（一）非言语交流

非言语交流是表达情感、态度和冲突的重要手段。

此类交流方式具有以下功能。

- 对社会环境的即时控制（例如，治疗师通过观察患儿的面部、身体姿势、叹气等，可以立即了解患儿是否感到无聊或与他们意见不一致；同样，患儿可以通过同样的途径尝试了解治疗师的想法）。
- 对言语进一步支持（例如，治疗师可以通过微笑和点头的非言语交流方式表示同意）。
- 替代言语交流，为言语交流提供替代模式。

在非言语交流的过程中，可以使用以下示意方式。

1. 视觉交流

视觉交流在人际态度的交流和关系的建立方面起到了重要作用。它与言语和手势交流密切相关。视觉交流可以获取对方的反应信息，可作为一种建立联系的问候语，以及表明一个人是否理解了对方所表达的意思。治疗师应评定患儿对视觉交流的使用情况，观察面对面交流时的双方目光交接所传递的信息，如回忆、逃避、视觉捕捉、共同注意、和睦等。视觉系统是在亲子最初交流过程中最常用的系统之一。它在促进形成相互依恋关系方面起到关键作用（Fazzi 等，2012）。脑性瘫痪患儿通常存在明显的视力障碍，如不能环顾四周，从而给人留下拒绝或对他人漠不关心的印象。

治疗师应清楚他所治疗的患儿的视觉系统缺陷，这一点至关重要。他们需要仔细检查每个患儿的视觉功能，并与视觉康复专业人员分享他们的观察结果（见第 11 章）。

2. 面部表情模仿

面部表情是人类情感的表现形式，他们传达着各种类型的情感，如快乐的微笑、恐惧、忧虑和"焦虑的脸"。患儿和所有婴幼儿一样，通过模仿面部表情来吸引成年人的注意（见第 12 章）。在正常情况下，婴幼儿可以通过面部肌肉的复杂整合活动做出高度分化的复杂表情；而在病理情况下，可能因为缺乏面部表情模仿或面部表情调节不良，使得患儿的交流信号难以被理解。

3. 手势

手部运动具有强烈的表现力，在简短的交流

任务中非常有用，甚至可以被视为第二语言。手势与特定的文化实践有关，因此学习和使用起来有很强的异质性。手势还与情感状态有关，在口头交流中可能具有特定的意义。这些手势符号可以有精确的含义（如打招呼时点头表示"你好"），说明／强调单词（如讲述匹诺曹的故事时用手势表示长鼻子），以及表达情绪（如捏紧拳头表达愤怒）。但是，残障人士如脑性瘫痪（cerebral palsy，CP）患儿往往缺乏必要的灵活性。

4. 肢体语言

与成人一样，患儿的姿势也可随着情绪状态的变化而变化。治疗师需要解释脑性瘫痪患儿的肌张力变化所代表的情绪和运动表达。通常，这些患儿选择姿势和动作的能力有限，因此很难理解他们想通过肢体语言表达什么。例如，一个坐在轮椅上的患儿通过使肢体硬性伸展，可能在表达欢乐或痛苦，也可能是表达接受或拒绝，造成对话者很难解读信息。

5. 肢体空间

一个人占据一定空间并进入另一个空间的方式是具有意义的。例如，如果患儿对一个成年人（或其他儿童）不感兴趣或没有产生共鸣，他们会"保持距离"。人的身体在人际空间中的方位可以表达他们之间的关系：合作者、熟人、亲密关系、上下级等。身体在空间中的运动和位置是创造不同的个人、个人周围和个人外部空间关系的常用方式。

（二）言语交流

语言是一种交流手段，具有两个重要功能。

(1) 相互交流，前提是说和听的人给单词赋予的含义相同。

(2) 简单化思想和行为。

词语是具有意义的。它们被用来表示不同类型的物体，表达一系列的感觉和相关的想法。脑性瘫痪患儿经常使用过多的词语，一则可以借此逃避被安排的任务，二则言语对于他们来说可能

是组织和控制周围环境的最佳方式。

不仅脑性瘫痪患儿经常使用过多的语言，治疗师也可利用这一方法来避免沉默或发出命令，从而主导交流。

所有治疗师都应关注交流这一块，并与其他康复工作者密切联系，包括语言治疗师等专业人士及辅助沟通团队（见第12章）。康复团队对脑性瘫痪患儿进行交流能力干预的共同目标是避免他们的沟通障碍造成其社会参与减少和对认知和个性发展产生不利影响。

二、自发运动技能与功能领域

（一）新生儿和婴儿

神经和功能评定是在传统神经系统体格检查的基础上，进行各种诱发反应，并观察中枢神经系统内在的自发运动，以及进行各种神经发育评定。过去的几十年，已经有许多针对早产儿或足月儿生后第1年的神经系统体格检查方案被提出（André-Thomas 和 Saint-Anne Dargassies，1952；Amiel-Tison，1968；Prechtl 和 Beintema，1964；Touwen，1976；Milani Comparetti 和 Gidoni，1967；Milani Comparetti，1982；Prechtl，1990，2001；Dubowitz 和 Dubowitz，1981；Dubowitz 等，2005；Romeo 等，2016；Picciolini 等，2016）。

需要特别提及的是 Brazelton（1973）和 Als（Als 等，1982；Als，1986，2009），他们对理解新生儿对外界的反应及评定其行为、发育和神经功能做出了巨大贡献。

Brazelton 的方法基于这样一种理论，即新生儿是非常有能力的个体，在出生时就已经拥有了自己复杂的行为技能。因此 Brazelton 设计了新生儿行为评定量表（Neonatal Behavioral Assessment Scale，NBAS），这是一种检查者－患儿－父母交互式评定，在检查者的支持下，让新生儿在其行为组织中展现出"最佳表现"。该量表的使用增强了对新生儿行为特征的理解，关注了新生儿与环境的关系，并有助于父母理解其子女的行为。

Als 创造了"协同理论",强调观察早产儿行为的重要性,并提出了尊重和适应新生儿及其家庭需求的个性化和发展性的援助计划。之后,她又提出了新生儿个体化发展护理和评定计划(Neonatal Individualized Developmental Care and Assessment Program,NIDCAP),旨在减轻新生儿的压力,并让父母参与新生儿的早期护理。

Prechtl 提出的方案是基于对早产儿和足月儿从出生到 4 月龄的自发运动的观察。这些运动被 Prechtl 定义为"全身运动"(general movements,GM)。如果检查者发现了异常的 GM,就会认为检查对象可能存在中枢神经系统异常所导致的运动功能障碍(Ferrari 等,2016)。

(二)幼儿和学龄前期儿童

评定开始于观察患儿的一种功能状态(如吃饼干、脱毛衣、穿鞋子等)或自发的玩耍(如患儿在房间里看到一个洋娃娃,观察它,拿走它,照顾它睡觉等)。治疗师需要注意到患儿动作的质量和多样性,以及构成他们动作基础的可能的心理过程。

物理治疗师必须通过直接观察和间接收集信息(如询问家人和老师、观看视频片段等)来评定患儿的行为。治疗师必须记住的不是患儿的生理年龄,而是他们已经学会的、正在学习的或有缺陷的功能性技能。

以下列举的一些特殊的观察领域有助于加深对患儿的了解和理解,并有助于制订治疗计划。

1. 穿衣

治疗师观察患儿已经掌握了穿衣和脱衣技能的哪些组成部分,以及它们在运动启动中是如何结合的(例如,患儿是否能够将一只或两只手臂从毛衣袖子中取出,他们是否需要帮助才能将毛衣盖过头顶,他们是否能够脱下鞋子)。治疗师需要记住,从神经发育的角度来看,在日常生活中独立完成穿脱衣物可以在 4 岁或 5 岁左右实现,虽然这些功能性能力与家庭教育方式密切相关。

参考家庭成员的态度,治疗师可以逐步建议各种运动顺序和最佳姿势(例如,患儿可以坐着、站着或仰卧着穿脱裤子,坐着或站着脱鞋)。

2. 个人卫生和如厕

(1)自我照顾:患儿逐渐学会在家庭环境及教育机构(如日托中心、游戏小组、幼儿园)中保持个人卫生,完成生理活动,并做到符合社会对于清洁程度的期望。掌握诸如洗脸、刷牙、泡澡和淋浴等复杂任务是一个漫长的过程,涉及到在提高灵活性和上肢选择性运动的同时,逐步学习和练习中级技能(例如,患儿先学会洗手,再学会洗脸和刷牙)。

(2)如厕训练:患儿获得控制括约肌的能力是一件微妙的事情,同样也是一个基于文化和教育的问题,因此治疗师需要了解和尊重家庭的参考模型。上幼儿园通常是获得这项技能的阶段,因此通常在 3 岁左右进行如厕训练。

对于有神经障碍的患儿,治疗师不仅需要在患儿获得控制括约肌的能力方面进行支持,还需要对婴儿及年龄较大的患儿和青少年的最佳如厕姿势和设施进行指导支持。

3. 营养

在喂养方面,从 6 月龄左右奶量减少并添加辅食开始,患儿逐渐学习自我进食。通常情况下,除了掌握使用叉子和刀子切坚硬的食物的能力外,正常儿童在 3 岁左右就能独立进食。

哺喂和自我进食是发育的里程碑,在精神运动发育障碍患儿中需要治疗支持。物理治疗师和言语治疗师观察父母选择的喂养患儿的方式,评定患儿的姿势控制水平、口腔运动功能和眼 – 手 – 口协调能力,以及患儿和家人在家吃饭时进行的活动和仪式是很有用的。

当患儿大一些之后,还可以通过直接观察患儿在学校的用餐时间或家长提供的视频片段来进行评定。治疗师需要评定患儿的姿势、椅子的类型、桌子的大小、拿勺子的方式、喂食动作的运动控制和协调、双手的分化活动。

评定食物的各种特性也很重要，包括味道、气味和外观。有严重功能障碍的患儿的主菜通常是将所有食材混合在一起的，味道、气味和颜色都难以分辨。食物的稠度是另一个需要评定的因素。太稀的食物会造成麻烦，而太干的食物可能会导致吞咽困难（见第 10 章）。

正如 Affolter Modell（Affolter，1981，2004）所建议的那样，对于自我进食技能的干预包括使用触觉 – 运动觉信息指导患儿上肢运动（见第 6 章）。与成年人或年长的兄弟姐妹玩喂食游戏，以及假装喂食玩偶，都可以促进学习这一功能。

4.环境中的运动

发育正常的儿童会逐渐掌握独立移动的能力。他们可以通过运动去接受感觉输入，促进身体觉察，了解环境特征及自身与外部世界之间的时空关系。儿童在出生时抗重力能力很弱，但在 12～18 个月的时间里，他们很快可以学会翻身、腹爬、滚动、四点位爬、站立，直至直立行走，接下来是上下楼梯、跑、跳和向前跳。

在对脑性瘫痪患儿进行运动评定时，治疗师不仅需要观察患儿所达到的功能水平，还需要观察为达到预期目标而采取的运动和认知策略，同时需要观察患儿在与家长分离的过程中调节情绪和情感的行为。有时，患儿可以通过使用辅助设备来提高其功能能力，有时这是实现目标的唯一途径。有时可以临时使用设备来解决特定环境中的问题，如在家时移动可以靠行走，而去体育场时才使用轮椅。

治疗师需要考虑以下内容。

(1) 患儿的抗重力能力，如哪些转移他们可以独立完成，哪些需要帮助，以及在不同复杂程度的任务中他们的肌张力是如何变化的。

(2) 患儿适应周围环境的感觉运动能力，如减速、暂停、转向、穿越障碍，以及他们如何应对大型、嘈杂和拥挤的空间，不同类型的地形及风雨等气候条件。

（三）学龄期儿童、青春期及向成人期过渡

入学对脑性瘫痪患儿的要求很高，无论是对于患儿自身、家庭成员、教师还是整个康复团队来说，都是一个特殊的阶段。自此，患儿的生活将不仅着眼于玩耍，而且需要着眼于学习写作和阅读，而且要注重使他们在外部环境中更加独立。

康复团队需要在入学前很久就开始考虑这种情况，并开始应对各种挑战。由于患儿最重要的、可达到的神经运动发育里程碑或多或少都是在出生后的前 5 年获得的，他们需要关注患儿及其家庭目前出现的功能需求（Latash 和 Anson，1996）。这并不意味着应该忽视对基本的姿势运动的要求。相反，在整个患儿中期和青少年时期仍然需要仔细注意姿势调整等方面的问题，以防止软组织病变和疼痛。

评定应由多学科团队参与，根据国际功能、残疾和健康分类（WHO，2007），包括以下方面。

1.认知水平

确定患儿的认知优势和需要改进的方面。这并不是给患儿贴标签，而是为了了解他们的潜力，并与教师和教育学家合作，去克服任何与学习困难有关的问题。认知评定主要包括语言理解、感知推理、工作记忆和处理信息的速度。

2.运动能力和需求

治疗师需要检查学校建筑的通道和障碍物，并评定患儿应对他们的能力。

核实患儿是否可以在帮助下或独立在教室内和其他学校环境中移动是有必要的。他们是否能够从校门口移动到教室，然后移动到书桌？他们能从教室移动到厕所、食堂和游戏区吗？

团队应评定姿势护理计划的必要性，以验证是否有指征干预患儿在上学期间的姿势。例如，减少坐的时间以避免髋部和膝部肌肉收缩，但同时允许患儿继续参与课堂活动。

3.有声沟通能力

当患儿无法进行有效的声音 / 语言交流时，

需要找到一种替代策略来支持患儿、老师和同伴之间的联系。例如，建议建立一个交流板、语音生成设备等（见第 12 章）。

4. 写作 / 阅读能力

检查学校的椅子是否适合患儿，是否有助于他们的写作和阅读活动。

检查患儿是否能有效地使用书写工具，如铅笔或电子设备，以及纸质书或电子文本是否更适合阅读（见第 12 章和第 13 章）。

5. 休闲 / 娱乐需求

患有脑性瘫痪的儿童和青少年与所有身体健全的人一样，需要参与休闲活动并从中受益，以改善他们的健康和幸福感（Palisano 等，2011；Shikako-Thomas 等，2014）。

幸运的是，现在有一些娱乐和体育活动可供有特殊需要的年轻人选择。治疗师应该了解这些活动，并帮助青少年及其家庭选择最适合的活动。主要目的是促进他们的社会关系和身体健康。许多活动兼顾了娱乐和治疗，如多项研究表明，骑马既好玩又能改善姿势对线和平衡（Martín-Valero 等，2018；Mutoh 等，2019）。水上活动对这些患儿也有很多好处，无论他们是处于婴儿期、幼儿期还是青少年期，都有助于他们体验较小重力环境下的运动和不同的感官输入（Gorter 和 Currie，2011；Ballaz 等，2011）。

当患有脑性瘫痪的青少年被引入就业岗位时，移动能力和功能能力问题会再次出现。此时需要针对他们所涉及的任务，包括克服建筑物障碍和使用工作器具，重新对他们的功能和行为进行评定。脑性瘫痪成人、老年患者及治疗师很有可能借助技术手段找到适应性解决方案（见第 13 章）。

正如所有正在走向成年的青少年一样，患有脑性瘫痪的青少年也会有许多相同的心理问题，其中一些可能更具挑战性，如他们不同的外表和性成熟相关问题。在这方面，比较明智的做法可能是转介这些青少年接受合格的咨询和（或）心理援助。

脑性瘫痪成人患者还可能面临运动减少和骨骼肌肉畸形加重导致的疲劳和疼痛（Sienko，2018；Pizzighello 等，2019；Fosdahl 等，2020）。常年对其身体状况进行监测和评定非常重要，据此提供所有必要的维护和预防干预措施，以保持理想的生活质量（Bottos 等，2001；Livingston 等，2007；Opheim 等，2009；Makris 等，2019；Gjesdal 等，2020；van der Slot 等，2020）（见第 6 章和第 7 章）。

三、临床推理

在医疗保健领域，临床推理（clinical reasoning，CR）被定义为与临床实践相关的思维和决策过程（Barrows 和 Tamblyn，1980）。很显然，没有一个统一的模板可以应用于所有临床情况，应独立地关注特定的应用领域，如诊断、预后或康复。

在康复领域，CR 的主要目的是引导治疗师首先对治疗对象及其功能潜力进行仔细评定，然后制订明确的符合个人特定需求的计划。

此外，CR 超越了对单一康复方法的简单应用。这意味着治疗师在决策过程中要使用批判性和分析性思维过程，而不是被动或自动遵循任何单一的治疗范式、趋势或干预常规去取代可靠的合理的循证指南（NICE 2017，2019）和基于问题解决的灵活的干预方法。CR 不是对某一个理论的简单应用，尽管任何一种理论模型所提供的基础无疑可以提高专业人员的实践经验，但单凭一种理论永远无法保证 CR 的质量。

事实上，在临床实践中，CR 是一个多方面的过程，需要多个成员相互合作。特别是在治疗脑性瘫痪患儿时，治疗师不仅要与患儿、父母、其他家庭成员和护理人员建立密切关系，还应与患儿的医疗团队建立密切关系。该团队应根据医学诊断共同确定最大功能预后和康复项目的目标，对各种干预措施的结果进行必要的验证和测量。CR 可以让治疗师在进行其特定干预工作时持续采取以解决问题为导向的方法，以确保所实施的治疗行动具有意义，并与之前观察、评定和反思的所有内容保持一致。

CR 指导康复专业人员制定一套基本行动，可总结如下。

1. 病史采集。

2. 临床和客观评价。

3. 分析并确定目标。

4. 直接和间接治疗干预。

5. 定期重新评定和验证治疗效果。

6. 更新目标和治疗计划。

7. 根据病情适时安排出院。

图 1-2 更详细地显示了该过程。

假设 - 演绎法是在物理治疗实践中特别有用的一个 CR 理论模型（Jones，1995；Higgs 和 Jones，1995；Jones 等，2000），许多康复方案都引用了该模型。然而，CR 也受到许多外部和内部因素的影响。外部因素包括接受治疗的人及其家人、个人的需求、期望和基本价值观，而内部因素则涉及专业人员的专业知识、个人推理和临床经验。CR 还包括对假设的制订和反思。毫无疑问，专业人员的个人知识和培训对 CR 流程有很大影响。然而，决定高质量 CR 的不仅是知识量，还有在特定临床情况下有效应用知识的能

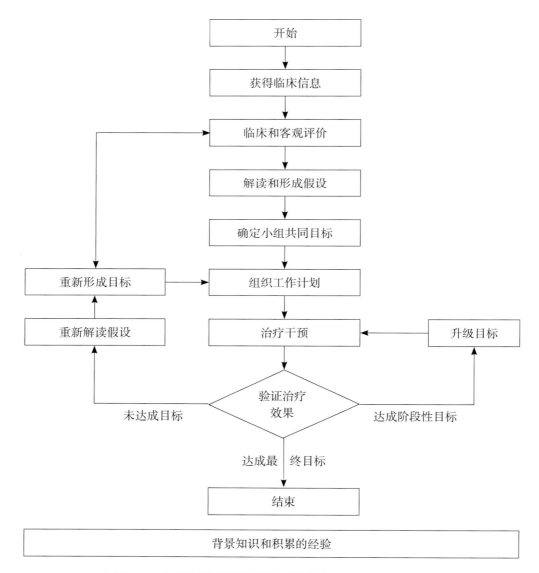

▲ 图 1-2 临床推理过程的流程图（图片由 Pietro Morasso 提供）

力。因此，与经验较少的同事相比，经验丰富的治疗师有更多的专业知识和智慧可借鉴，并可能制定出更准确、更有针对性的干预假设（Doody和 McAteer，2002）。当然，前提是他们要以开放的心态和灵活的态度来应用自己的经验，避免任何教条主义的立场和态度。

关于采集病史、观察和评定的细节将在下文中讨论，对不同形式的脑性瘫痪的特点、具体问题和实用建议将在后文中进行阐释。

（一）患儿观察和评定大纲

在采集病史后，治疗师开始观察患儿，关注并理解他们的发展潜力和康复需求。首先，他们要求患儿完成与现实生活和功能性情境相关的简单任务，这些任务需要事先与他们或家长达成一致。在评定开始时可以结合评定的内容提出一个功能性任务，例如，可以通过说"请脱下毛衣好吗？"来要求患儿完成脱衣服的功能性任务。

治疗师应该观察以下内容。

- 患儿做了什么（what）。
  - 认知关系能力：患儿是否理解口头语言？他们需要通过手势及模仿表情进行强调吗？他们把这个词联系起来了吗？他们是否将"毛衣"一词与所穿的衣服联系在一起？他们会用眼睛预测这个手势吗？他们需要帮助吗？
  - 适应技能：患儿是否找到一个或多个解决方案来完成任务？他们能简化任务吗？他们是否选择了有利的姿势？他们是否能够在环境变化时调整策略？
- 考虑环境类型、患儿与环境的互动及可供选择使用的动作，患儿如何（how）执行任务？
  - 姿势选择：患儿能独坐吗？坐姿有哪些特点？患儿能独站吗？地板有哪些特点？患儿需要帮助吗？
  - 身体不同部位与坐姿系统之间的相互作

用：患儿是否将脚放在地面上？身体各部分的对线情况？是否有任何平衡反应？他们有自主的骨盆运动吗？骨盆带是否有旋转？
  - 感觉通路的使用：患儿是否在没有视觉反馈的情况下保持姿势控制（如当毛衣越过他们的头时）？他们害怕摔倒吗？他们是否控制自己周围的空间？
  - 上肢的使用：患儿上肢近端是否有足够的稳定性？他们如何接近物体？手眼协调如何？是否存在双手摸索？他们是否有上肢远端选择性运动？哪些部位？他们的行为和年龄相符吗？

考虑到病理学的特定特征，治疗师会提出以下一些问题。

- 为什么（why）患儿会做出某些选择而排斥其他选择？
  - 患儿在保持坐姿的同时脱下毛衣，核心稳定性和平衡反应较差，即他们伸直躯干，向后移动重心，双脚不能有效承重。

可能的原因包括以下内容。

① 视觉和（或）前庭功能障碍。
② 肌张力不足。
③ 选择性骨盆运动功能差。
④ 本体感觉障碍，如足部的本体感觉。
⑤ 软组织挛缩 / 收缩 / 改变。
⑥ 存在不自主运动。
⑦ 外界支持设施不足。
⑧ ……

（二）评定量表

治疗师应使用选定的临床量表仔细评定患儿的功能潜力和康复需求。这些量表应在与患儿初次会面后选定，然后在整个干预过程中使用，以验证治疗结果。

在使用临床量表进行评定时，也可考虑 ICF-CY 的适应证。治疗师选择临床量表时应考虑反映在身体结构与功能、活动和参与三个分类领域的内容和目标。

表 1-1 显示了用于评定患有脑性瘫痪的儿童或青少年的临床量表。其中一些涉及障碍功能损害的评定；一些量表更侧重于功能性活动，其他量表（此处用符号 * 标记）涉及这两个领域。关于脑性瘫痪的特定形式或特定方面的其他量表在分析特定病理形式的内容中进行了阐述。

评定技术

临床量表是评定患儿潜力不可或缺的测量工具，毫无疑问，治疗师应该使用它们。然而，临床量表必然包含一些主观因素，以及其基本客观标准，最终评定分数也可能受解读者的影响。因此，如果可能，使用基于计算机技术的评定工具也具有一定价值，可以获得纯粹客观和可重复的测量结果。

第 13 章进一步阐述了这一特定主题。

（三）康复治疗的目标

在确定干预计划时，治疗师应整合功能性和任务导向的目标，并提出适当的活动，让患儿在治疗期间可以立即实现这些目标。

当然，康复项目应基于三个主要参与者之间的密切合作、融合及共同的目标（图 1-3）。

表 1-1　脑性瘫痪的量表和评定工具

评定障碍的量表

其目的是检测以下方面的障碍

- 关节活动度（range of movement，RoM）（工具）
  - 被动关节活动度（passive range of movement，PRoM）
  - 主动关节活动度（active range of movement，ARoM）
- 选择性运动控制
  - 下肢选择性运动控制评定（Selective Control Assessment of the Lower Extremity，SCALE）（Fowler 等，2009）
  - 上肢选择性运动控制评定（Selective Control of the Upper Extremity Scale，SCUES）（Wagner 等，2016）
- 肌力
  - 最大主动等长收缩（Maximum Voluntary Isometric Contraction，MVIC）/ 最大主动收缩（Maximum Voluntary Contraction，MVC）（工具）
  - 最大主动收缩（MVC）（工具）
  - 徒手肌力测试（Manual Muscle Test，MMT）（Manikowska 等，2018）
- 肌张力
  - 改良 Tardieu 量表（Modified Tardieu Scale，MTS）（Haugh 等，2006）
  - 改良 Ashworth 量表（Modified Ashworth Scale，MAS）（Bohannon 和 Smith，1987）
  - 高肌张力评定工具（Hypertonia Assessment Tool，HAT）（Jethwa 等，2010）
- 感觉和知觉
  - 感觉整合与实践测试（Sensory Integration 和 Praxis Test，SIPT）（Ayres，1989）
  - 改良 Nottingham 感觉评定（Revised Nottingham Sensation Assessment，rNSA），成人版（Lincoln 等，1998）
  - Fugl-Meyer 量表（上肢，手）（Fugl-Meyer Assessment，FMA-UE，sect.H）（Fugl-Meyer 等，1975）

评定活动的量表

其目的是评定以下方面的功能水平

- 粗大运动
  - 粗大运动功能分级（Gross Motor Function Classification，GMFC）*（Russell 等，2000）
  - Beyley 婴幼儿发育量表 ™（第四版）（Bayley Scales of Infant and Toddler Development™，Fourth Edition，Bayley™-4）（Bayley 和 Aylward，2019）
  - 目标成就量表（Goal Attainment Scaling，GAS）（Kiresuk 和 Sherman，1968；King 等，2000）

（续表）

- 能力低下儿童评定量表（Pediatric Evaluation of Disability Inventory，PEDI）（Haley 等，1992）
- 儿童功能独立性评定量表（Wee-Functional Independence Measure，WeeFIM）（Ottenbacher 等，2000）
- 神经感觉运动发育评定（Neurosensory Motor Developmental Assessment，NSMDA）（Burns 等，1989a，b）
- Fugl-Meyer 量表（上肢）（Fugl-Meyer Assessment—Upper Extremities，FMA-UE）*（Fasoli 等，2009）
- Fugl-Meyer 量表（下肢）（Fugl-Meyer Assessment—Lower Extremities，FMA-LE）*（Balzer 等，2016）

- 平衡与伸展
  - 儿童伸展测试（Pediatric Reach Test，PRT）（Bartlett 和 Birmingham，2003）
  - 功能性伸展测试（Functional Reach Test，FRT）（Donohoe 等，1994）
  - 躯干控制分段评定（Segmental Assessment of Trunk Control，SATCo）（Butler 等，2010）
  - 坐姿和伸展控制测试（Seated Postural and Reaching Control test，SP&R-co）（Santamaria 等，2020）
  - 儿童平衡测试（Pediatric Balance Scale，PBS）（Franjoine 等，2003）
  - 躯干损伤量表（Trunk Impairment Scale，TIS）（Sæther 和 Jørgensen，2011）
  - 躯干控制评定量表（Trunk Control Measurement Scale，TCMS）（Heyrman 等，2011）

- 行走
  - "起立 – 行走"计时测试（Timed Up and Go，TUG）（Williams 等，2005）（工具）
  - 1 分钟步行测试（1–Minute Walk Test 1，MWT）（McDowell 等，2005）（工具）
  - 改良 6 分钟步行距离测试（Modified 6–Minute Walk Distance，6MVD）（Geiger 等，2007）（工具）
  - Edinburgh 视觉步态评分（Edinburgh Visual Gait Score，EVGS）（Read 等，2003）
  - 动态步态指数（Dynamic Gait Index，DGI）（Evkaya 等，2020）
  - 功能评定问卷（22 项技能）［The Functional Assessment Questionnaire（FAQ）22–item skill set］（Gorton 3rd 等，2011）

- 手灵活和感知
  - 手功能分级系统（Manual Ability Classification System，MACS，Mini-MACS）（Eliasson 等，2006，2017）
  - 上肢技巧质量量表（Quality of Upper Extremity Skills Test，QUEST）*（DeMatteo 等，1992）
  - ABILHAND-Kids（Arnould 等，2004）
  - Box 和 Block 测试（Box and Block Test，BBT）（Mathiowetz 等，1985；Jongbloed-Pereboom 等，2013）
  - 辅助手部评定（Assisting Hand Assessment，AHA）（Krumlinde-Sundholm 和 Eliasson，2003）
  - 婴儿手功能评定（Hand Assessment for Infants，HAI）（Krumlinde-Sundholm 等，2017）
  - Melboume 单侧上肢功能评定量表（Melbourne Assessment of Unilateral Upper）（Krumlinde-Sundholm 和 Eliasson，2003）
  - 肢体功能（MUUL 和 MA2）[Limb Function（MUUL and MA2）]（Randall 等，1999，2008）
  - 手部操作测试（In-Hand Manipulation Test，IMT）（Breslin 和 Exner，1999）
  - Tyneside 钉板试验（Tyneside Pegboard Test，TPT）（Basu 等，2018）
  - Jebsen-Taylor 手功能测试（Jebsen-Taylor Hand Function Test，JTHFT）（Tofani 等，2020）
  - 手臂选择性控制测试（Test of Arm Selective Control，TASC）（Sukal-Moulton 等，2018）
  - 双手精细运动功能（Bimanual Fine Motor Function，BFMF 2）（Elvrum 等，2017）
  - 上肢运动研究测试（Action Research Arm Test，ARAT）：13 岁及以上（Lyle，1981）
  - Besta 量表（Besta Scale）（Rosa-Rizzotto 等，2014）

- 交流
  - 交流功能分级系统（Communication Function Classification System，CFCS）（Hidecker 等，2011）

评定参与的量表

其目的是评定个人在日常生活和社会生活中的主观感受。评定需要患儿的自我报告或家长代理报告，具体需要视患儿的实际年龄、认知水平和评定的内容而定

- 生活质量的满意度
  - 儿童生存质量测定量表（Pediatric Quality of Life Inventory，PedsQL™ 4.0）（Varni 等，2001）

（续表）

- 儿童健康问卷（Child Health Questionnaire，CHQ）（Landgraf 等，1998）
- 儿童生活质量问卷（Quality of Life Questionnaire for Children，CP QOL-Child），主要照护者问卷（Primary Caregiver Questionnaire）（4—12 岁）（https://www.ausacpdm.org.au/research/cpqol）（Gilson 等，2014）
- 儿童生活质量问卷（Quality of Life Questionnaire for Children，CP QOL-Child），儿童问卷（Child Report Questionnaire）（5—19 岁）
- 青少年生活质量问卷（Quality of Life Questionnaire for Adolescent，CP QOL-Teen），主要照护者问卷（Primary Caregiver Questionnaire）
- 青少年生活质量问卷（Quality of Life Questionnaire for Adolescent，CP QOL-Teen），青少年问卷（Adolescent Self-Report Questionnaire）

• 自我评定
- 加拿大作业表现量表（Canadian Occupational Performance Measure，COPM）（Cusick 等，2007）
- 儿童 / 青少年肩部调查（Pediatric/Adolescent Shoulder Survey，PASS）（Edmonds 等，2017）
- 手臂、肩、手的快速残疾评定（Quick Disability of the Arm，Shoulder and Hand，*Quick* DASH），老年人、青少年 / 成人（Gummesson 等，2006）
- 下肢功能指数（Lower Limb Functional Index，LLFI），老年人、青少年 / 成人（Gabel 等，2012）
- 上肢功能指数（Upper Extremity Functional Index，UEFI），老年人、青少年 / 成人（Stratford 等，2001）
- Craig 残疾评定和报告技术（Craig Handicap Assessment and Reporting Technique，CHART），从 18 岁开始（Whiteneck 等，1992）
- 社区融入问卷（Community Integration Questionnaire），老年人、青少年 / 成人（Willer 等，1994）

• 疼痛
- 非沟通儿童疼痛检查表 - 修订版（Non-communicating Children's Pain Checklist—Revised，NCCPC-R）（Breau 等，2002）
- 简明疼痛问卷（简版）（Brief Pain Inventory，BPI，short form）（Tyler 等，2002）

- 患儿。
- 父母、家庭成员和照料者。
- 治疗师和其他专业人员。

图 1-3 是一个示意图，说明了所有参与者的特定角色。

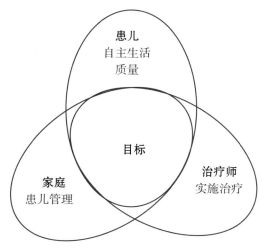

▲ 图 1-3 在患儿、父母和治疗师之间分享共同目标

- 患儿应努力变得成熟，努力克服疾病造成的困难。
- 家庭应完成抚养、照顾、养育和教育有特殊需要的患儿的任务。
- 治疗师是患儿与环境之间关系的促进者，促进他们学习技能以适应新的环境。

康复系统里的每个人都有一个特定的角色并与其他人进行互动，通过一段时间的努力达成一个总体的目标而非即时的目标。这个总体的目标是让每个患儿获得尽可能高的自主能力和生活质量。

制定和共享目标意味着患儿、家庭和治疗师之间的良好的沟通和共同期望的共享。治疗方案应该是实际的、精确的且书写规范的。功能预后和干预的实际结果不能是大体和模糊的意向声明和主观愿望。

康复治疗的目标应该是对即将获得的成果的

精确计划，并且需要对某些特定的子目标进行阐述，举例如下。

- 短期目标：根据突出的主要问题，治疗师立即实施个性化治疗，以改善患儿的适应性行为。
- 中期目标：患儿、家庭和康复团队对于计划的功能目标达成共识，并在短期内实现。
- 长期目标：主要基于功能预后评定，多学科团队为患儿制定"人生规划"，预测他生命中最重要的里程碑，如教育和娱乐、整形外科干预、就业等。

Berta Bobath 早在 1963 年就指出，康复项目的计划目标应包括以下内容。

- 功能性：目标应注重解决患儿在日常生活中的实际需要。因此，所获得的技能应该是对于在不同时间和环境中完成功能性任务能起到关键作用的，并且应该对改善患儿的生活质量有非常重要的影响。
- 现实性：目标与患儿的真实潜力相比是合适的和可实现的。因此不能太容易，也不能太难，让患儿在挑战达成目标时不至于让他们因为无法实现目标感到沮丧。通常，不适合患儿真正潜力的目标就是错误的干预目标。
- 可调整性：治疗师可以根据治疗过程中获得的结果的持续验证重新校准目标，并根据患儿的实际功能情况进行更新。这意味着，如果治疗师没有观察到患儿对治疗有任何反

应，应重新进行更深入的临床推理并重新制订新的计划。问题产生的原因可能是一开始的分析没有发现最关键的问题，或者因为在治疗过程中患儿的情况和发育水平发生了意料之外的改变。

根据 Doran（1981）对管理领域的指示，目前强调康复项目中要追求的目标也应该是"SMART"，其首字母分别代表目标是具体的（specific）、可测量的（measurable）、可实现的（achievable）、相关的（relevant）和有时限的（time-bound）（Bovend' Eerdt 等，2009；Bexelius 等，2018）。与 Bobath 之前考虑的目标相比，"SMART"目标多强调了两个要素，包括"可测量的"（即通过临床量表或其他客观的评定工具来量化患儿的潜力和进步）和"有时限的"（即实现预期结果的时间）。

此外，一些作者在"SMART"中增加了新的项目，变成了至今常被引用的"SMARTER"。在不同的语境下，新增字母会被赋予不同的意义，在康复语境中可以解释为将康复活动构建成完整的生态圈（ecological）并具有可回溯性（reviewed）。

要记住，在制定目标时，治疗师应始终牢记患儿的背景及其认知、情感和功能成熟度，并了解家长和老师的教育方式。2012 年，Rosenbaum 和 Gorter 强调了所有患儿都处于一种不断成长的状态。因此，患儿应被看作不断发育的个体，在活动和参与的各个发展阶段快速变化。

第2章 双侧痉挛型脑性瘫痪
The Child with Bilateral Spastic Cerebral Palsy

Psiche Giannoni　Liliana Zerbino　著

黎　义　周炫孜　廖朝颖　译　　张艺馨　钟雪飞　张　婷　黄昭莹　校

依据欧洲脑性瘫痪监测组织（Surveillance of Cerebral Palsy in Europe，SCPE）发布的脑性瘫痪定义（Krägeloh-Mann 等，1994；Cans 等，2007，2008；Rosenbaum 等，2007；Günel 等，2014），双侧痉挛型脑性瘫痪（bilateral spastic cerebral palsy，BSCP）表现为全身肌张力增高，虽然全身各部位受累程度可不同，但往往一侧比另一侧严重，下肢比上肢严重。

在临床实践中，一些从业者使用痉挛来指代上运动神经元综合征（upper motor neuron syndrome，UMNS）的许多特征。然而许多研究也指出 UMNS 还具有肌无力（即肌肉产生力量的能力降低）并伴随肌张力改变，肌肉运动速度、准确性、灵活性和耐力降低的特征（Ivanhoe 和 Reistetter，2004；Segal，2018）。

基于上述问题，我们有必要对脑性瘫痪（cerebral palcy，CP）中可观察到的特征进行更为普遍而广泛的探讨。正常运动模式下，当单个肢体准备活动时，身体其他部分同时活动并通过整合，以完成目标动作。肢体运动之前的预期姿势调整和对侧身体的补偿性调整，可以在不失去平衡的情况下维持动作（Santos 等，2010；Xie 和 Wang，2019）。然而脑瘫患儿缺乏这种有效的相互作用调节（Liu 等，2007；Girolami 等，2011），表现为运动模式无效、功能受损且费力。

由于 UMNS 的不同体征所导致的运动功能受限，需要神经系统组织新的代偿策略来克服

（Levin 等，2009）。因此当运动功能严重受损的患儿仍然需要执行任务时，这些代偿策略本身是积极的，但同时也可能相当大程度地限制患儿对其他新鲜事物的学习（Nudo 和 Milliken，1996；Nudo 等，1996，2001；Eyre 等，2001；Martin 等，2007；Eyre，2007；Johnston，2009），对于一个还有很多事物需要学习的患儿来说，这会成为消极学习，即所谓的"不良使用"（Alaverdashvili 等，2008；Raghavan，2015）。

因此，治疗师对患儿进行有针对性的训练时应首先注意他们抗重力的姿势反应和力学对线，然后应用个性化的解决方法为患儿提出可靠的功能任务，鼓励他们重复许多不同但相似的任务，而不是提供先入为主的解决方案。正如 1967 年 Bernstein 所写，根据 Schmidt 模式理论（Schmidt，1975，1988），"有计划的反复训练而非简单的重复训练"可以影响神经系统，不仅使患者获得更多省力和实用的技能，还可以改善泛化过程。通过这种方式，可以避免患儿习得利用使身体力线错位增加、减少运动范围、增加远端肌肉僵硬程度的"不良"运动模式。

一、严重双侧痉挛型脑性瘫痪

BSCP 涉及身体的所有部位，与其他类型脑性瘫痪不同，不仅是因为其活动非常有限，还因为患儿无法获得抗重力能力和维持不同的功能性姿势。这些患儿多被归为 GMFCS Ⅳ～Ⅴ级

（Palisano 等，1997）。

严重的神经损伤导致的肌张力持续和过度增高，以及伴发的许多其他相关问题，限制了患儿正确接收和处理外界信息并做出充分的正确反应，以致难以与周围环境互动。

患儿运动能力差，因此只能用有限和刻板的动作来与环境互动。过多的环境感官刺激反而让他们感到疲惫，所以他们逐渐隔绝大量外界信息，并通过减少接受外界刺激来减弱与环境的联系，从而形成一个封闭和刻板的环路。由于头部控制不佳、头 – 眼协调未经训练，因此患儿经常依靠听觉而非视觉来完成一些动作，并且由于无法用手探索也导致了触觉输入缺失。年长患儿甚至无法完成一个简单而有节奏的蹬踢动作，这对腹部肌群的训练很重要，因而导致原本较弱的运动和与环境互动的能力进一步减弱。

另一方面，考虑到医疗资源有限，对患儿轰炸式治疗，使他们接受超负荷治疗，是一个巨大的错误，因为在这种情况下，患有严重 BSCP 的患儿无法充分感知和选择合适的运动和训练。

这些与环境互动的困难不仅在 BSCP 中很见，而且在所有其他的运动能力差为特征的脑瘫中都很常见，例如在肌张力很低的患儿中（见第 4 章）。

患有严重 BSCP 的患儿特点
运动特征
- 难以抵抗重力及保持平衡。
- 非常有限且刻板的运动能力。

肌肉僵硬
- 痉挛或肌张力增高。

身体部位受累
- 具有不同程度的功能障碍。

肌张力亢进 vs. 痉挛
- 在评定、处理和治疗患有脑瘫的患儿时，治疗师需要鉴别正常肌张力、肌张力亢进和痉挛。

- 肌张力是肌肉的活动水平，其力学特性以肌肉硬度 N/m 表示和测量。一个人可以在重力环境下保持一定的姿势并自由活动时，我们认为他的肌张力是"正常"的。

- 肌张力亢进是肌肉张力过高的一种状态，导致关节周围的肌肉同步异常激活。检查时需被动活动关节并感受阻力；它没有速度依赖性，可以伴或不伴痉挛。

- 痉挛仍然被定义为"一种运动障碍，其特征是肌张力增高和腱反射亢进，这是由牵张反射的兴奋性增高引起的，是上运动神经元损伤综合征的一个组成部分"（Lance，1980）。这是最被接受和认可的定义。治疗师可以将痉挛识别为对突然和被动运动的阻力增加，因为它是速度依赖性的，而肌张力亢进则不是。此外，痉挛总是具有高张力的特性，但肌张力亢进不一定是痉挛引起的。

很多时候，当姿势稳定性差的患儿试图保持姿势或移动肢体时，由于身体其他部位相互协调性差，导致肢体僵硬程度增加。

此外，治疗师可以通过调整合适的身体力线来影响患儿肌张力，为更合适的抗重力站立奠定基础；也可通过功能训练改善患儿肌张力。同时，现在可以通过药物或手术来干预痉挛，其中最常见的是肉毒毒素注射、巴氯芬泵和选择性背根神经切断术。

（一）重度双侧痉挛型脑性瘫痪的自然病程

胎儿期脑室周围和皮质下白质的病变是 BSCP 最常见的发病机制。这导致患儿不仅存在运动功能损害，而且还存在其他相关病症，如小头畸形、癫痫发作、视觉和认知缺陷等。

因为可以早期观察到不良和刻板运动行为，严重 BSCP 可以在生后不久即被临床诊断，即使在早产新生儿中也是如此（Prechtl 等，1993；

Ferrari 等，2002）。患儿全身运动评定将这些运动描述为"不流畅""不优雅"和"缺乏协调"，有时在严重脑损伤的患儿身上，非专业人士也可以直觉地捕捉到这些异常。

这些患儿自主性的运动功能预后非常差。因为即使早期开始治疗，营养和呼吸问题、肌肉骨骼畸形等损伤和继发性并发症也可能随着时间的推移而增加（Sato，2020）。由于这些原因，医疗和康复护理需要从患儿时期一直持续到成年。

软组织挛缩和关节畸形对运动功能的限制非常显著，因此早期干预时就需要考虑这些因素。这些局限性是由于患儿在没有适当支撑的情况下活动和摆出不同姿势，和在患儿情绪激动时，身体所有部位都会出现持续的痉挛或肌张力增高（图 2-1）。患儿每次运动尝试不仅受到肌肉僵硬的干扰，而且还受到反射的干扰，如迷路紧张反射和对称性紧张性颈反射（与头部运动有关）、惊吓反应（阻碍抗重力运动）和不对称紧张性颈反射（asymmetric tonic neck reflex，ATNR），这可能导致肌张力障碍患儿的姿势错位和畸形，如髋关节发育不良或半脱位（Shrader 等，2019）。

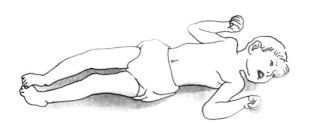

▲ 图 2-1 肌肉僵直的患儿

患有严重 BSCP 的患儿具有非常固定的姿势行为，即整体运动协同作用和几乎恒定模式（Bobath 和 Bobath，1975；Ferrari 等，2019）。当患儿仰卧时，伸展肌群的协同作用会增强，而在俯卧时，屈肌协同作用会增强，但如果迷路紧张反射仍然存在，下肢可以伸展。

- 伸肌协同作用优势运动行为，主要在仰卧位（图 2-2）。

  - 伸肌张力过高，肺部经常处于强迫吸气状态。
  - 头部控制不佳，嘴巴张开。
  - 肩膀回缩，手指位置异常。
  - 下肢伸展，足底屈曲和（或）踝关节外翻。

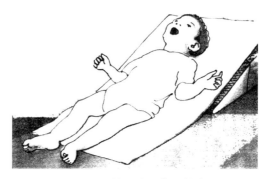

▲ 图 2-2 伸肌协同作用的患儿

患儿试图对重力做出反应时，身体的某些部位都会伸展，有时会有全身很大程度的伸展，甚至在俯卧位时也会伸展。运动行为通常受到反射的制约，如不对称紧张性颈反射。

- 屈肌协同作用优势运动行为，主要在俯卧位（图 2-3）。

  - 头部和脊柱弯曲。
  - 肩膀向前下移位，手臂弯曲于身体下方。
  - 臀部和膝盖弯曲，但存在强烈的紧张性迷路反射的情况下可能会伸展。

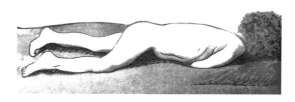

▲ 图 2-3 屈肌协同作用的患儿

这个患儿好像被包裹在襁褓里一样安静，极少尝试改变体位并与环境互动。运动性非常差。几乎没有主动运动。

以下是最常用于重度损伤患儿的评定工具和临床评定，具体临床量表详见表 1-1。

- 单关节的关节活动度（Range of Movement，

RoM）和主动关节活动度（Active Range of Movement，ARoM）测量。

- 粗大运动功能分级系统（Gross Motor Function Classification System，GMFCS）。
- 改良 Tardieu 量表（Modified Tardieu Scale，MTS）和改良 Ashworth 量表（Modified Ashworth Scale，MAS）用于评定肌张力增高和挛缩。

（二）实用建议

管理和治疗这种重型脑性瘫痪的目标首先是通过对患儿、父母和照顾者的教育来实现患儿的身心健康。毫无疑问，主要目的是尽可能提高患儿的生活质量，而不仅仅是获得抵抗重力的能力。

首先，有必要与父母合作完成与患儿日常护理有关的活动：喂养、睡觉、洗漱穿衣、位置移动、姿势改变（特别是坐姿）和慢性便秘（Bormley，2014；Rivi 等，2014）。

康复计划的目标必须是可以实现的，无论多么小，它们应该与解决实际问题及实现可行和有用的运动技能有关。

治疗师干预的不同目的

- 对于患儿（自主性和生活质量）
- 改善呼吸功能。
- 口腔控制功能（吞咽、咀嚼、闭合嘴唇等）。
- 促进营养：接受不同稠度和口味的食物。
- 鼓励主动运动和与环境互动。
- 建议不同的姿势转换，而不仅仅是仰卧。
- 使用语言 / 非语言沟通策略。
- 对于父母和照顾者（患儿管理）
- 为父母提供能够改善患儿日常照料方式的建议和支持（如个人卫生、穿衣、姿势转换等）。
- 建议帮助患儿在家中和室外选取适当的体位。

- 在照顾患儿时，提倡适当的人体工程学行为，如避免父母背部疼痛。
- 简化喂养的流程，以提高其基本能力，如咀嚼 / 吞咽。
- 建议使用非语言双向沟通的策略：凝视，面部模仿，声音，触摸等。
- 对于治疗过程
- 鼓励患儿的主动性。
- 选择并完成简单而有意义的运动行为。
- 选择适当和多样化的体位。
- 尽可能长时间地保持肌肉、关节和结缔组织的原有特征（见第 7 章）。
- 护理鼻腔和口腔，以改善呼吸和喂养（见第 10 章）。
- 选择合适的功能辅助工具和矫形器。
- 选择改善言语和非言语交流的策略（见第 12 章）。

1. 仰卧位

对于严重受损的患儿，功能预后不佳。大部分时间是仰卧位治疗，其目的主要是预防内科并发症（如呼吸系统疾病）和外科并发症（如肋骨回缩或胸廓畸形等）。

【建议】

- 构建一个满足患儿需求的环境。
  - 优化环境中的感官输入（调节声音、背景噪音、光源、"氛围"），以便使他们感到放松，集中注意力，乐于倾听和互动。
  - 将患儿放在一个稳定的、中等柔软的支撑面上，让他们感到舒适，但也能感知支撑面。
  - 提供枕头、楔形垫或 U 形枕头，以限制和促进头部的运动和控制（避免过度伸展或弯曲）。
- 引入一些替代动作来控制伸肌协同作用。
  - 抱着患儿以放松背侧肌群，抵消脊柱的伸展并改善两侧肩胛带的力线。
- 逐渐使下肢屈曲，让患儿有时间放松并适应姿势变化（图2-4）。

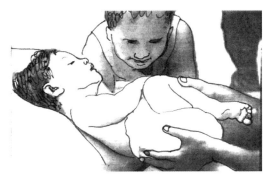

▲ 图 2-4　松解背侧肌群组织

- 增强有节奏的呼吸，强调呼气而非吸气。
  - 轻轻地将手放在患儿的肋骨上，从下肋骨稍加压力向肚脐移动，诱导有节奏的呼吸运动。
  - 调整好有节奏的呼吸后（图2-5），放松躯干上部僵直的肌肉，促使患儿的头部更容易向中线移动，同时促进远端肢体运动（如手摸嘴、手摸脸、一些手眼协调等）。

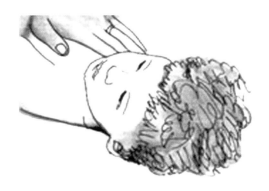

▲ 图 2-5　诱发有节奏的呼吸

  - 鼓励患儿将呼气与发声相结合（如在游戏中主动发声和停顿交替）。

【注意】
- 患有严重 BSCP 的患儿通常有呼吸系统问题，需要特定的专业医疗干预和呼吸物理治疗，并向父母提供日常管理的指导（Ersöz

等，2006；Marpole 等，2020；Gibson 等，2021）。

2. 仰卧位，具有伸肌协同作用

对于一个不常运动的患儿来说，姿势转换很困难，提供日常体验使他们能够感知更多的感官信息非常重要。

【建议】
- 让患儿感知不同于平时的其他类型的感官输入。
  - 首先，将头部对准中线，并检查骨盆是否可以后倾。
  - 尽量放松背侧肌肉，以降低躯干下部、颈部和肩胛带的僵硬，并以此作为稳定的参考点。
  - 先抬起患儿的骨盆，将他们的重量转移到躯干上部，然后逐渐将骨盆向肩部转移。在准备回到初始位置时，持续注意患儿身体的反应和可被移动的范围。
  - 躯干上部承重可以释放患儿的手臂，追视，并进行一些手口运动（图2-6）。

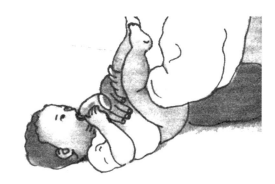

▲ 图 2-6　肩部承重

  - 然后，骨盆稍微向侧面倾斜，并在同一面展示有趣的内容（父母的脸、玩具等）。可以诱使患儿转移兴趣并试图朝这个方向移动。

【注意】
- 治疗师应促进和鼓励患儿的主动性，而不是替他们移动身体。

- 为了增强和互动者的关系，提出包括以下内容的游戏活动非常重要。
  - 视觉功能（追视、追物和探索环境）。
  - 对身体的了解（探索自己和他人的身体部位，如父母的脸）。
  - 交流（通过模仿声音、发声和有意义的停顿等来游戏）。
  - 运动（玩自己的身体，享受运动的乐趣等）。

3. 仰卧位，具有屈肌协同作用

对于固定在屈曲姿势中的患儿来说，感受身体的不同部位和关节的不同活动度是非常重要的。

【建议】

- 逐步调动身体关节活动度受限的部位，以增加活动范围并改变患儿的全身姿势力学对线。
  - 患儿仰卧位，使用楔形垫代替枕头，以防多个关节固定在屈曲位置。
  - 首先调动肩胛带。
  - 轻轻感受并评定肩关节 RoM 和盂肱关节对运动的抵抗力，然后是肘关节和其他远端关节部位。
  - 开始放松，并轻轻拉伸胸肌，将手臂外展外旋。
  - 根据肩胛带调动头部。
  - 检查现在颈部运动是否更灵活，以允许头部有正确的力学对线。
  - 放松并轻轻拉伸上斜方肌、斜角肌和胸锁乳突肌。
  - 托住患儿的枕骨，对颈椎进行轻微的被动分离。
  - 让患儿感受到一些新的动作，如头部的侧向旋转，并通过这种全新的体验来探索封闭的环境。
  - 保持之前的姿势，并要求患儿主动闭上嘴唇（如果鼻腔畅通的话）。
  - 努力实现更大的胸腔扩张，但这次强调是吸气而不是呼气。
  - 调动骨盆带和下肢。
  - 感受并评定腘绳肌、内收肌、股直肌和髂腰肌被动运动时的 RoM 和阻力。
  - 努力减少髋关节屈曲并增加其伸展的 RoM，然后促进股骨的外展外旋。
  - 放松并牵伸大小腿后部及足底的肌肉，然后通过向心运动激活股四头肌作为伸膝肌群来保持腿部伸展。
- 在患儿尽可能地配合下帮助其转移到侧卧位。
  - 活动肩胛带以提高其移动 / 被移动的能力。
  - 感受并评定盂肱关节的 RoM 和阻力，其次为肘关节和其他远端部位的关节。
  - 为了使关节更灵活，可帮助患儿用手体验触觉或本体感觉的运动，但需避免过度募集导致肩关节回到固定状态。
  - 准备并保持支撑侧髋关节伸展，使对侧大腿更自由地移动（图 2-7）。

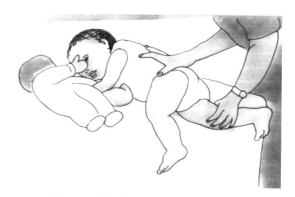

▲ 图 2-7　髋关节伸展侧的转移和体位转换

  - 让患儿将上侧腿向前移动，尽可能尝试达到俯卧位，同时始终保持支撑侧髋关节的伸展。

【注意】

- 关节松动，即使是被动的，也是适合且有利于重症患儿的，但在关节松动之后，必须进行一些简单的主动和（或）主动协同运动，而不是仅限于被动运动（Fragala 等，2003 年；Pin 等，2006）。

为了达到这些目标，需要实现以下内容。

- 给患儿时间去感受和适应其他可能的转移，如仰卧位转向俯卧位。
- 尽可能长时间地保持肌肉的黏弹性。
- 努力防止和延缓挛缩。

此外，软组织松动术可以改善患儿由于活动受限而出现的血液循环问题。在运动中，要求患儿适应身体和感官的接触，并提高对触觉的耐受度，否则他们的神经系统可能会认为这是具有伤害性的。

软组织松动术也是一项可以委托给父母在家里完成的任务，鼓励其与患儿建立关系和沟通。

4. 俯卧位

移动严重的 BSCP 患儿并改变其姿势是非常重要的。每天有一段俯卧时间是非常有用的（除了睡眠期，因为俯卧不安全），因为俯卧具有以下功能。

- 预防 / 延缓关节（主要是髋部）的挛缩。
- 提供不同的感官信息。
- 改善肺通气。
- 引发一些抗重力反应。

俯卧位对有严重屈肌协同作用的患儿非常有用，因为该体位可诱导患儿产生一些抗重力反应并减少头部、肩胛带和脊柱的过度屈曲。

与屈曲位的患儿相比，如果将其俯卧位放在楔形垫上，使之关节同时保持充分地屈曲和伸展（例如，肩胛带屈曲，髋部伸展并伴随一定程度的下肢外展外旋），那俯卧位对具有伸肌协同作用的患儿也是有用的。

【建议】

- 找一个合适的支撑，让患儿可以保持俯卧姿势。
    - 将患儿俯卧放在楔形垫上（高度必须对应于患儿腋窝和肘部之间的距离）（图 2-8）。
    - 屈曲肩膀，将手臂放在垫子前面，并诱导患儿将躯干重量放于前臂。
    - 通过对患儿的肩胛带和肱骨施加轻微的压

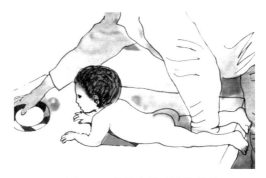

▲ 图 2-8　前臂支撑俯卧的患儿

力来增强负重，并通过感受前臂和双手的真实重量来验证。

- 确认髋关节处于伸展。
- 轻微外展并外旋患儿的下肢，可使用垫子或卷好的毛巾，以抵消可能由臀部伸展引起的下肢张力增加。
- 鼓励患儿保持头部直立，让其对周围重要人物 / 事物保持兴趣，如看着父母的脸或喜欢的玩具。
- 选择合适的距离和高度，从而避免头部过度伸展。
- 通过使患儿上肢参与不同任务（伸手、够物、探索），对侧上肢负责承重来帮助其进行负重侧转移。

【注意】

- 吸引患儿注意力的游戏情景不应太单调，也不应是毫无意义的，如反复地玩拨浪鼓。建议让患儿参与简单的运动 - 认知 - 交流任务。此外，还应筛选游戏，避免玩具过多和杂乱导致患儿难以集中注意力。

5. 在俯卧式站立架上

患有严重脑性瘫痪的患儿可以从使用俯卧位站立系统中受益（图 2-9）。不同的姿势为患儿提供了新的触觉、本体觉、视觉和前庭觉输入，诱导一些头部矫正，并且可以促进上肢参与简单的活动。适当使用俯卧站立架可以鼓励患儿参与和环境互动（人、家庭活动、玩具和游戏、教育干预等），并有助于保持更好的身体力学对线，防止 / 延迟肌肉挛缩（Pin，2007；Paleg 等，2013）。

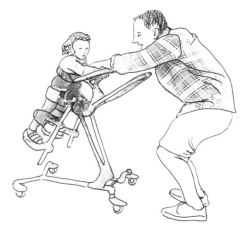

▲ 图 2-9　俯卧式站立架

【建议】

• 首先，让患儿准备好使用俯卧站立架。

- 让患儿以仰卧位或俯卧位的姿势活动（对于蹒跚学步的患儿，可在治疗师的腿上），以便使复杂关节获得更大的关节活动范围。

- 慢慢地把患儿靠近架子，帮助他们了解将要进行的活动。这种参与会让患儿放松，并有时间适应变化。

- 在转移过程中，以相同的姿势抱着患儿，以保持在仰卧位或俯卧位中维持的关节伸展。

- 架子的倾斜范围可允许上半身少量的运动，但不能引发不必要的协同效应，而是尽可能地控制它们。患儿可能很难适应一个严重倾斜的架子，这可能会促使他们保持屈曲。另一方面，最小的倾斜需要相当大的抗重力反应，而这很可能是其不能完成的。

- 在骨盆水平放置腰带或其他支撑物，以抵消髋关节屈曲并保持伸展。确保患儿舒适，并根据损伤程度，将各种支持保持在最低限度，因为过度支持反而导致不会激

活患儿主动抗重力姿势反应。

- 确认前面的桌子是否处于患儿的胸骨水平以下，以允许头部、肩胛带和盂肱关节自由移动。

- 下肢轻微外展外旋，尽量伸展膝盖，但不要过伸。可以使用膝盖支撑垫、脚后外侧放松和脚踝绑带来保持位置。

- 如果俯卧站立活动导致患儿躯干上部过度强直，可以在肩胛带区域再次松解，以抵消颈部、肩胛骨和肩关节周围的肌肉僵硬，并促进头部矫正、脊柱伸展和手臂的一些简单的活动。

• 促进眼 – 头 – 上肢活动。

- 在站立架前面放一个凹陷的桌子，这样患儿就可以支撑前臂并抬头。

- 在前面有看护人或玩具，激励患儿伸手并移动手臂。

【注意】

• 如果患儿运动功能受损严重，则不适合使用俯卧站立架，引入时间需要推迟。为了引入更多的姿势，治疗师可以将患儿横躺在膝盖上或将患儿留在父母的怀里（图 2-10）。

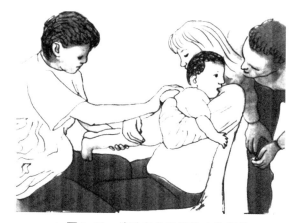

▲ 图 2-10　俯卧在父母怀抱中的患儿

6. 侧翻

在 BSCP 中，侧卧姿势的完成和维持要求患儿保持在仰卧和俯卧之间，这意味着其需要用身体来控制伸展和屈曲的协同作用。治疗师需要创

造环境条件，让患儿积极地尝试，并尽可能不费力地保持姿势。

在仔细评定肩胛和骨盆带之间的力学对线和运动后，重要的是要鼓励患儿从仰卧到两侧卧位的转换，以便体验来自不同感觉器官的各种感受。当移动到侧面时，承重面的感觉传递到身体下侧的支撑面，然后开始保持身体稳定，而上侧肢体可以自由地做主动运动。如果患儿学会这种体位转换，对他们和父母来说都是有实用价值的，例如，在夜间使用这种翻身运动来改变自己在床上的位置。

从侧卧回到仰卧也很重要，需要非常注意，详见后文。

【注意】

- 在臀部和膝盖被动屈曲时进行快速的侧向转移，治疗师很容易将患儿滚动到一侧。然而，这种方式并没有给患儿时间去理解和感受动作，也没有时间去尝试积极参与。在所有体位转换中，给患儿时间进行协作至关重要。照顾者需要始终承担"帮助者"的角色，而不是"完成者"，并为患儿执行功能任务提供最佳方式。

【建议】

- 仰卧→侧卧的准备。
  - 首先，检查患儿肩胛带和躯干上部的肌肉僵硬情况（见仰卧位准备）（图 2-11）。
  - 松解将要侧翻半侧的躯干肌肉，伸展髋关节保持与垫子接触，以避免影响随后

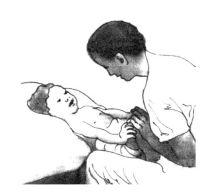

▲ 图 2-11　躯干上部肌肉僵硬的松解

的翻动。

- 将一只手放在患儿的肩胛骨上，另一只手在胸骨上轻轻按压，让患儿往侧边翻转时更舒服。
- 给患儿时间适应新的本体感觉。
- 激励患儿积极地向目标移动（如伸手触摸父母、玩具等），并等待他们尝试旋转头部和肩胛带。
- 促进骨盆腰部跟随上身躯干的旋转，感受臀部的重量转移和上侧臀部的前移。

【注意】

- 一个屈曲的患儿可能会在屈曲时使用协同效应来尝试移动躯干和四肢。在这种情况下，治疗师不能像上面建议的那样促进肩胛带的屈曲，而是要扩大旋转侧肩部的范围，这样身体就可以更自由地向前移动（图 2-12）。

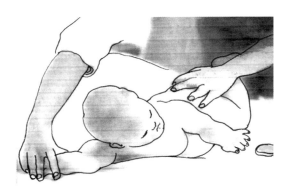

▲ 图 2-12　无屈曲协同作用下的翻至俯卧

7. 从侧卧到仰卧

一个身体健全的患儿会不停地活动，并以各种方式尝试玩耍。治疗师需要为运动能力差的患儿提供同样的机会，始终牢记患儿的功能潜力水平。

【建议】

- 让患儿从侧卧翻回仰卧位。
  - 在开始转移到仰卧位之前，帮助患儿感觉他们的躯干是稳定的，这样他们就可以尝试让骨盆和臀部向后移动。肌张力增高的

患儿不太可能下肢先向后运动，他们只可以身体整体翻转。

– 鼓励患儿以下肢作为首发部位开始向后运动，而身体的其余部分将紧随其后。

– 如有必要，最好在下肢外展和髋关节伸展的体位下，引导并鼓励患儿一步步翻身。

【注意】

• 从侧卧到仰卧的运动至关重要，因为患儿可能首先使用头部的伸展来返回仰卧位，但这通常会导致惊吓反应（图 2–13）。

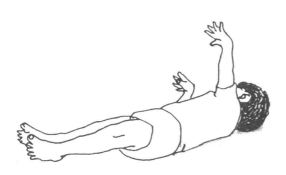

▲ 图 2–13　有伸展协同作用下的回翻至仰卧位

8. 坐在椅子上：具有伸肌协同作用的患儿

患有严重 BSCP 的患儿极有可能只能保持坐姿，但不能独立坐起来。出于以下几个原因，让他们体验这种抗重力姿势至关重要。

• 头部重要感觉器官集中，包括视觉和前庭系统，它们可以提供信息以调节复杂的抗重力位置。

• 脚放在地上或脚垫上时，可感觉到触觉刺激和重力支撑。当双脚无支撑时，则不会感觉到。

• 患儿坐着时，更广阔的环境视野促进其与周围环境中人和物体的更好关系和更丰富的体验，有利于他们的认知和关系发展。

• 在白天的姿势改变可以改善患儿的自主神经功能。

由于严重残疾患儿一天中的大部分时间都是坐着的，因此他们必须有一个根据他们的基本需要量身定做的舒适的座椅系统，能够充分的

贴合身体并保证充分的力线对齐（Angsupaisal，2015）。因此，治疗师需要非常仔细地选择一把大小合适的椅子（座位的高度、宽度和深度、靠背的高度等）。需要考虑患儿的体型大小和与他们的损伤类型相关的特征。

除了姿势之外，还值得注意的是，患儿坐着时会做哪些活动，包括社交、吃饭、看电视等。

此外，合适的椅子对照顾者有利，因为它有助于管理患儿。但是，患儿不应该在白天长时间坐着，照顾者必须定时改变他们的体位。

【建议】

• 椅子的主要特点。

– 测量（在坐姿下进行）。

○ 座椅深度，从髋关节后测沿大腿后侧至膝盖的距离再减去约 5cm。

○ 座椅宽度，双侧髋部最宽距离，加上大约 5cm，考虑衣物厚度。

– 一个大小合适的座椅，给患儿一种"安全的边界"的感觉。最好不要使用临时垫子来填补空隙，以避免不稳定性。

– 如果计划用上臂从事简单的活动，靠背应该是垂直的，或者最多稍微向后倾斜。如果它向后倾斜太多，可能会迫使患儿不断地将头部和躯干向前移动。重心线应穿过骨盆，而不是在骨盆后面。

– 为了获得良好的骨盆定位，使用带有定制座椅或三点式安全带的椅子更好，可以将大腿进行一定程度的外展，并避免使用横向安全带或不舒服的分隔器。

– 患儿的脚需要与脚踏接触，椅子的靠背不能向后倾斜太多，因为这不利于他们负重。

– 因为通常靠背表面同后头部的持续触觉刺激会使患儿背后伸，最好有一个不超过肩膀高度的靠背。如果严重损伤需要支撑来调整头部，最好使用控制头部而不是颈背部的头枕。

- 前桌或嵌入式托盘可帮助患儿保持更好的力学对线，并用作扶手。
- 这种姿势可以帮助患儿看到他们的手，感觉到桌子上的接触，甚至还可以从事简单的活动。
- 可以引导患儿张开手掌触摸和简单的伸手。
- 托盘上的手臂将患儿的重心（centre of mass，CoM）前移，使患儿保持更好和更主动的姿势。

【注意】

- 上面的建议针对的是最佳体位计划，但通常不允许对严重损伤的患儿这样做。对于有明显的伸肌协同作用的患儿，主要目的限于抵消这种协同作用，因此有必要采用更倾斜的椅子来诱导髋关节和膝关节的屈曲。因此，在这种情况下，治疗师有必要对软组织进行治疗，以延缓肌肉挛缩。

9. 坐在椅子上：具有屈肌协同作用的患儿

具有明显屈肌协同作用的患儿很难保持躯干直立以抵抗重力，这也是由肩胛带和骨盆带周围的肌肉僵硬引起的。髋部既不能充分伸展也不能充分屈曲，前倾的肩膀不能支撑伸臂的动作。

患儿之所以保持这种姿势，是为了保持骨盆的前倾，从而有助于促进脊柱的矫正和对头、躯干的主动控制。

- 与具有伸肌协同作用的儿童椅相比，具有屈肌协同作用的儿童椅有着不同特性。
  - 首先，努力使患儿的骨盆前倾和髋关节屈曲。
  - 如果有必要，可以用胶带把楔形垫绑紧，并将垫子最高的一侧向座椅靠背倾斜，以在腰椎水平形成一个生理曲线，或者用一个成形的腰垫保持背部挺直。
- 对于有伸肌协同作用的患儿，凹台的高度应允许屈曲的患儿保持前臂和手与支撑面接触，以加强姿势控制。

- 桌子不宜离患儿太近，避免躯干向后倾斜，因为这与之前激活躯干前倾促进直立的控制是矛盾的。
- 如果患儿头部和躯干抵抗重力的控制非常不稳定，可以使用商用或手工制作的安全带辅助。

10. 辅助站立

对于严重的 BSCP 患儿，直立姿势的目标并不是让患儿拥有功能性抗重力能力，而是为患儿提供各种环境刺激，在现有能力之外，激起一些新的立直反应。

为了达到这些结果，治疗师需要营造一个积极的环境，以获得患儿的积极反应。

在开始直立姿势之前，必须锻炼身体的各软组织，做好使身体各部位能积极保持抗重力姿势的准备，这包括松解收缩的肌肉和激活拉伸的肌肉。

【建议】

- 让患儿为姿势改变做好准备。
  - 评定主要关节的 RoM，以确定哪些肌肉缩短，哪些肌肉被过度拉伸。这两种情况都限制了关节的运动范围。
  - 放松收缩的肌肉（只要经过仔细的特异的评定，任何"技术"都可以使用，记住要在姿势性肌肉维持直立姿势后很快做好准备）。这些肌肉需要用来支撑体重并提供一些主动的抗重力反应。
- 将患儿转移到垂直位置。
  - 注意保持软组织松解的治疗效果。将患儿直接从前一个位置转移到直立位置，然后给他们时间适应并做出一些积极的反应。从水平姿势到站立姿势的转移，姿势变化是相当剧烈的，所以要避免快速进行，因为这可能会放大患儿的感知反应，就像患儿被置于俯卧站立架上一样。
  - 从后面抱住患儿，将脚放在地上，并保证髋部和躯干仍然处在伸展位置。

- 避免仅仅被动地支撑患儿，要促进双脚负重，并制订一些有趣的活动，如与父母或兄弟姐妹一起玩耍（图 2-14）。

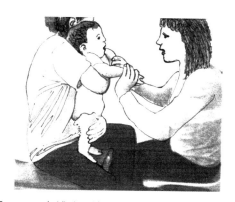

▲ 图 2-14　在辅助下站在父母面前的重度 BSCP 患儿

- 将患儿转移到俯卧站立架上：放置在患儿前面的支撑台可以帮助他们应对简单的活动，如用手在点读板上指点。

【注意】

- 桌子的高度至关重要：对于严重屈肌协同的患儿，桌子应略高于通常指示的高度，目的是促进头部和躯干的主动立直反应。另一方面，对于具有伸肌协同作用的患儿来说，将桌子的高度略低于平时是合适的，以便与身体向后伸展形成对比。

二、中度运动障碍的四肢瘫痪

与肌张力非常高的患儿相比，肌张力中度增高的患儿可以更容易地适应并组织他们的行为来解决功能性问题。这些患儿中的大多数被归类为 GMFCS Ⅱ ～ Ⅲ级。

虽然治疗师必须通过限制过高的肌张力以促进这些患儿的运动功能，但他们需要考虑上级运动神经元受损的表现之一是肌肉无力，这是控制姿势影响肌肉的主要因素。由于肌无力，许多 BSCP 患儿的核心稳定性差（Hodges，1999），难以维持躯干下部的姿势肌，通常还受到感知障碍的限制。虽然这些患儿有足够的动力移动，并且采用代偿策略可以从一种姿势转移到另一种姿

势，但是在核心肌肉无力的情况下发力可能会增加身体远端部位的僵直。

对于这些患儿来说，以直立的姿势解决功能性运动问题更加困难，如在坐姿下玩耍，该体位下他们的支撑面（base of support，BoS）较小，就需要更高的躯干稳定性。另外站立与仰卧位和俯卧位相比，其 BoS 更小，CoM 更高。

从一个位置到另一个位置的转移不仅需要患儿能够稳定地对抗重力，而且还要能够整合来自视觉、前庭、触觉和本体感觉系统的信息。通过正反馈学习过程，患儿创造并保留了他们感官体验的"信息包"，这改变了他们尝试解决问题的方法，从而增加他们的功能性策略。在此基础上，治疗师需要针对患儿的有效潜力提出解决问题的个性化建议，这些建议应该是有趣的，且具有改善功能的价值。

> **中度 BSCP 损伤运动患儿的特征**
> **运动**
> - 完成任务的运动能力很差。
> - 难以获得抗重力的能力（保持平衡）→ 缺乏运动。
> **肌肉僵硬**
> - 姿势肌肉无力。
> - 肌肉僵硬程度增加，主要在身体的远端部位。
> - 混合类型的脑性瘫痪也表现出肌张力障碍。
> **身体部位**
> - 身体的所有部分都受累，但严重程度不同。

（一）四肢瘫痪和中度运动障碍的自然病程

1. 仰卧位

患儿在躯干下部水平的姿势肌活动募集减少。他们将难以建立有效的核心稳定性，从而难以感知到自己的身体与支撑表面的接触。当身体的核心不稳定时，四肢的运动质量将受到限制。

与身体健全的婴儿利用踢蹬的乐趣来加强腹部肌肉不同，核心稳定性差的患儿很难完成良好的节奏性连贯蹬踢。因此，任何移动的尝试都需要更大的努力，从而导致身体远端部位的僵硬。

能力较差的患儿运动模式变化有限，并且在伸展或屈曲运动时具有更刻板的协同作用。这种行为，加上骨盆的力线改变，可能导致髋关节的移位（Shrader 等，2019）。患儿难以改变其运动行为，并大部分时间保持脊柱伸展，也受 ATNR 的制约（图 2-15）。这种姿势会加剧患儿躯体的力线改变，并影响其对身体图式的认识。

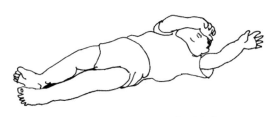

▲ 图 2-15　仰卧位的典型姿势

在第一阶段，肩胛带后缩，肩关节内旋和肘关节处屈曲。功能性伸手的尝试发生在从伸展到屈曲的抛物线运动中，整个手臂进行"刮"的动作，而不是简单地将手臂伸向物体。

2. 侧躺

与严重损伤的情况相比，这种患儿有更多的主动性运动，但尝试主动运动会增加肌肉僵硬（由于最初的力线改变）和需要更多努力。

当转移到侧卧时，患儿很难分别旋转肩胛带和骨盆带，向前移动肩膀并将手臂向中线伸展，甚至他们的下肢也难以改变重复的屈曲-伸展模式（图 2-16）。通常，年龄小的患儿试图翻到一侧时，头部和下肢不容易远离支撑面。另一方面，年龄较大的患儿使用更经济的策略，即采用头部诱导的伸展动作将自己整体推向侧躺位（图 2-17）。

3. 俯卧位

与仰卧位相比，俯卧位对患儿没有吸引力，因为它需要更多的努力来解决向上运动控制的问题。当患儿试图抬起头时，他们很难伸展肩胛带，并且上肢不能有效地向前移动以支撑体重（图 2-18）。完成任务的巨大努力会导致身体所有其他部位的僵硬增加，并阻碍运动的主动性和流畅性。

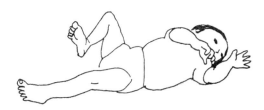

▲ 图 2-16　具有屈曲-伸展模式的患儿

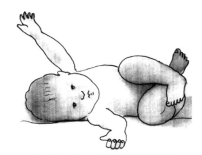

▲ 图 2-17　整体转移到侧面

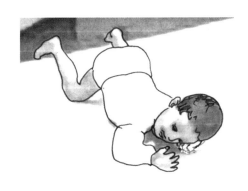

▲ 图 2-18　俯卧位，手臂支撑不良

在这种情况下肩胛骨和手臂之间的关节活动度降低，旋转肌活动不充分，并且科德曼肩-肱节律受到限制。当抬头不直、肩膀不能充分伸展时，脊柱和骨盆带不能被激活，下肢不能外展外旋以有效地承受重量并将重量从一侧转移到另一侧。因此，患儿平衡性很差。

4. 坐姿

支持性坐姿很早就开始，既是为了实际需要

（如被喂养），也是为了促进与环境的互动。损伤较小的患儿很容易适应抗重力姿势，而损伤较重的患儿则有更大的困难。所有这些运动都需要自行调整，以维持骨盆在支撑面上的重心。代偿策略是有用的，例如用手支撑或将躯干上部进一步向前倾斜，同时头部和肩部伸展，下肢的内旋内收（图 2-19）。

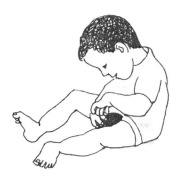

▲ 图 2-20　半屈坐位，双手操作困难

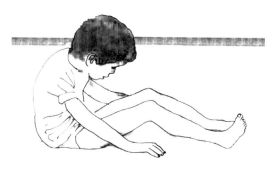

▲ 图 2-19　骨盆后倾的坐姿

这种策略在某种程度上是有用的，因为它可以防止患儿摔倒，但也因为不稳定、僵硬、半弯曲的姿势阻止他们完成更多动作。骨盆后倾时，头部和躯干的立直反应和主动运动是不可能实现的。从长远来看，这会固化为一种代偿策略，阻止了坐位时抗重力能力的优化。

在这种半屈曲的坐姿下，患儿也无法移动头部进行视觉上的探索并与周围环境互动，而这恰恰是坐位的两个主要功能优势。任何试图移动头部或伸手去拿玩具的尝试都会导致 CoM 的移动，患儿无法做出充分和即时的平衡反应。他们很快知道，最好不要尝试，并尽可能保持静止。即使抬起头只是为了看，集中注意力或看着一个人在房间里走动，这对他们来说也是非常困难的。

上肢成为维持骨盆重心而不是伸手和抓握的工具。避免摔倒的另一个折中方案是用一只手抓住稳定的支撑（椅子的边缘，有时是他们的裤子），而另一只手抓住一个物体。双手操作和实践技能的发展都受到严重的限制（图 2-20）。

有技巧的脑瘫患儿有更多的运动主动性，这

有时会让人忽略潜在的和持久的肌肉无力，特别是在躯干下部，阻碍了躯干控制抗重力的发展。

后侧姿势肌和腹横肌不能正常工作，不能产生良好的骨盆前倾和脊柱肌肉的激活和强化。在半屈曲状态下，髂腰肌保持持久收缩以固定髋关节，并稳定体位（图 2-21）。躯干的稳定性是通过驼背姿势保持，这对患儿来说是很累的，一旦有靠背，他们就会扑倒在靠背上。这种坐位补偿会导致肩胛带和骨盆带的主动关节活动度逐渐减少，以及上肢用于双手活动的能力逐渐减退。

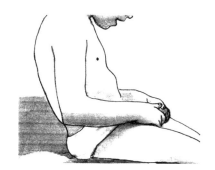

▲ 图 2-21　髂腰肌参与维持坐姿

久坐的优点
- 体验直立的姿势。
- 更好地参与和与环境互动。

久坐的缺点
- 代偿策略固化。
- 肌张力增高，以维持抗重力姿势。
- 关节活动范围逐渐缩小。

5. 跪姿

具有中度 BSCP 的患儿可以达到功能性跪姿，但几乎没有可变模式。从坐姿转换到跪姿是使用代偿策略、不良力线和躯干矫正完成的。一旦跪下，这个患儿将跪在他们的脚跟之间，并且通常是不对称的，以保持 CoM 在尽可能宽的 BoS 内。即使这个姿势影响脊柱下侧的伸展，但这可以保持平衡，并使用手进行游戏和其他练习活动（图2-22）。髋部和膝盖屈曲固定、踝关节跖屈，这些将导致肌肉挛缩。患有中度 BSCP 的患儿通常不会从半跪到站立。

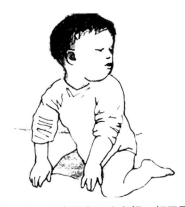

▲ 图 2-22 儿童坐在双脚之间，躯干不旋转

跪姿的好处

- 改善环境的可视范围。
- 促进双手活动。
- 提高实践能力。
- 与周围环境互动。

跪姿的缺点

- 腿部弯曲时的静态位置。
- 功能性差且不利的位置补偿。
- 肌肉僵硬增加，主要在骨盆带和下肢。
- RoM 进一步减少，主要在骨盆带和下肢关节。

6. 四点位

如果患儿可以向前倾，并在手臂上支撑一些重量，他们就会设法从跪位转换到四点位，但该体位髋部屈曲，腿部参与少。为了在四点位下移动，他们利用头部的屈伸运动，并通过双腿一起向前移动，而不是交替移动。最熟练的患儿在不用上肢支撑的情况下成功地移动，并以袋鼠腹爬的方式向前移动。

该运动的重复将导致髋部和膝盖的屈曲增加，足被持续锁在跖屈位。运动模式匮乏增加了下肢所有肌群的僵硬，特别是小腿三头肌。

四点位的优势

- 在邻近环境中独立移动。
- 促进个体运动主动性。
- 空间组织能力的成熟。
- 更多地参与日常互动活动。

四点位的缺点

- 过度使用补偿姿势。
- 肌肉僵硬和挛缩/回缩的风险增加。
- 进一步减少主要关节的 RoM。

7. 站立

由于缺乏足够的平衡技能、完全的脚部支撑和对地面的感知，患儿必须使用替代策略来站立（图 2-23）。他们用手臂向上提拉直立的位置，然后用手和躯干保持直立支撑。

患儿在没有任何有效的抵抗重力能力或脚踝关节调整的情况下获得直立姿势（踝策略）。姿势不稳导致患儿采用其他站立策略，即下肢屈

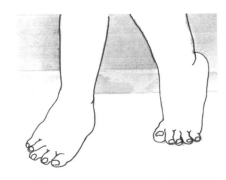

▲ 图 2-23 用前脚掌支撑，缺少 BoS

曲－内收来稳定身体并降低 CoM，而不是双足支撑、髋部伸展、躯干的立直反应和多变的运动模式。

如果由于小腿三头肌后缩而出现固定的跖屈，患儿将膝过伸使双脚与地面接触，以获得更多的承重面。

在站立时，轻度四肢瘫痪的患儿与双瘫患儿具有许多相同的特征，但表现出更多的头部和肩部补偿，以及肩胛带和骨盆带的力线改变。

站立的缺点

- 肌肉僵硬和下肢肌肉（小腿三头肌、髂腰肌、腘绳肌和内收肌）可能挛缩／回缩。

---

8. 步行

因为下肢远端运动功能不佳，脚踝和脚部没有足够的平衡反应，患儿很少能有效地行走，并且只能在脚前部进行承重，导致 BoS 大幅减少。

骨盆在三个空间平面上有限的主动运动、骨盆带和肩胛带之间缺乏旋转进一步恶化了行走顺序：当一条腿支撑重量时，另一条腿快速向前移动，髋关节不旋转，而只有骨盆旋转（图 2-24）。患儿向前走时，全身的侧向转移明显，在负重阶段有短暂停顿。

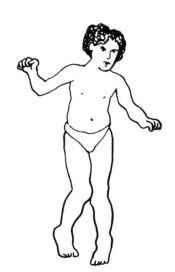

▲ 图 2-24　屈髋行走但髋关节不旋转

步行的优点

- 在环境中独立运动的经验。

步行的缺点

- 降低不同主要关节的自由度（digrees of freedom，DoF）。
- 难以调节行走速度。
- 习得无变化和不准确的行走模式。

（二）实用建议

中度四肢瘫痪的患儿也可以达到一定的功能水平，包括功能性抗重力姿势。每个患儿都有自己的潜力，功能预后会有所不同。因此，治疗计划需要个性化。

重要的是，患儿在很小的时候也经历不同的抗重力姿势，包括站立，即使他们没有独立达到完成这些姿势的所有要求。从出生的第 1 年起，他们需要机会使头部处于直立位置，处理视觉和前庭感觉信息，并体验通过腿到脚的触觉和本体负重感（Takusaki 等，2016）。

功能性康复计划实现功能独立性不需要遵循一条刻板的道路，而应是个性化和多样化的。例如，先在轻松和熟悉的环境中独立行走，然后在更困难的环境中使用拐杖或轮椅等辅具。

治疗师的不同目标

- 对于患儿（自主性和生活质量）
- 根据环境需求，在不同水平获得多样化的适应性技能。
- 改善感知注意力和处理感官信息。
- 日常功能的自主性。
- 人际交往的自主性（如沟通策略、学校参与等）。

- 对于父母和照顾者（日常管理）
- 了解患儿的潜力、困难和当前问题。
- 学习和调整最合适的日常护理，以满足患儿的需求。
- 支持在手术、药物、实操治疗环节、矫形器和特定设备的使用等治疗选择方面促进患儿的独立性和建立伙伴关系。
- 对于治疗过程
- 患儿对不同抗重力水平的姿势适应（基于功能预后），特别强调获得运动技能。
- 募集运动单位以改善肌无力。
- 运动、感觉和感知系统的集成。
- 软组织护理，以防止或延缓关节和筋膜的不良改变。
- 锻炼认知－实践技能。
- 通过团队规划干预措施来预防/减少畸形：矫形器，设备，药物，手术。
- 上肢功能评定以促进书写技能。
- 确定促进日常功能的策略。

1. 将患儿抱在父母怀里

将患儿抱在父母怀里是一种简单自然的日常活动，对双方都有好处，特别是对于所有患有脑性瘫痪的新生儿和儿童。

- 通过相互触摸和身体接触，为所有参与者提供幸福感。
- 促进采用安慰方式。
- 促进患儿和父母的身体姿势适应。
- 促进患儿的感官、运动、沟通和社交发育。
- 促进与患儿的眼神接触。
- 便于与外部环境接触。

【建议】

- 建议父母以不同的方式抱患儿，并帮助他们了解最好的方法。
    - 在患儿骨盆支撑良好的情况下，父母立位使胸部紧贴患儿胸部，抱住患儿（图 2-25A）。

- 抬起臀部，将患儿以"树袋熊"姿势抬起，双腿跨坐在父母的身上（图 2-25B）。

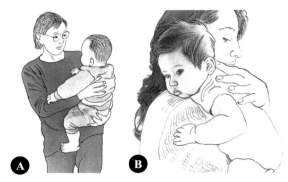

▲ 图 2-25 患儿胸部对胸部和"树袋熊"姿势

- 患儿前抱（图 2-26），髋部屈曲外展，肩胛带略微向前。

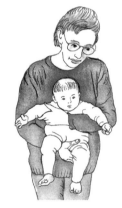

▲ 图 2-26 分开双腿的前抱式

- 父母坐着，患儿坐在腿上，支持患儿向外看时躯干的稳定性。
- 将患儿背在背包中或背在父母的身上。

【注意】

- "儿童背带"是使用吊带、包被或育儿袋等物品，以另一种方式促进亲子身体接触，有助于增加家长的舒适度（图 2-27）。治疗师可以鼓励父母和照顾者使用背带，并指导他们根据家庭喜好为患儿选择最佳方式。
- 建议开始治疗时将患儿抱在父母的怀里，这对双方都是最舒适和最受保护的情况。治疗师轻轻地进入这种亲子关系，与患儿接触，

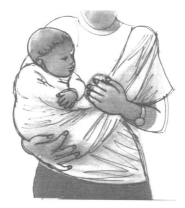

▲ 图 2-27　像袋鼠样包裹患儿

寻找眼神接触，头部 – 躯干伸直，上肢朝向中线，手 – 手接触等。

2. 仰卧位

虽然仰卧位是患儿睡觉的姿势，躺在患儿车里，或者在换尿布期间时的常用姿势，但可以根据所建议的活动目标以任何姿势开始治疗。

患儿可以从父母的怀抱坐到治疗师的膝盖上，以引入不同的运动、感官和相互作用的治疗活动。

【建议】

● 调整患儿身体部位，让他们感觉到伸展以外的其他姿势。

 – 轻轻拉长患儿的颈部，将他们的头部对准中线。

 – 弯曲下肢和髋部，向后倾斜骨盆。

 – 拉伸背部肌肉，让他们感觉到身体在肩膀上的重量，先在一侧，然后在另一侧。通过这种方式，减少肩胛带水平的肌肉僵硬，患儿可以更容易地将手臂向前移动。

● 建议不同的体位转换，以移动到仰卧位或从仰卧位移动。

 – 强调涉及患儿上肢的感觉信息和诱发眼 – 手 – 口 – 脚的协调。

根据患儿年龄选择以下内容。

 ○ 建议患儿在正前方触摸父母或者其他人的脸庞（图 2-28）。

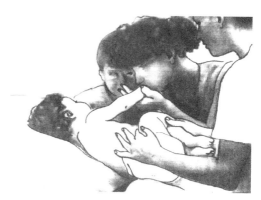

▲ 图 2-28　侧身触摸妈妈

 ○ 帮助患儿用手触摸和探索他们的嘴、脸和肚子。

 ○ 促进手 – 物体间的活动：伸手拿、抓、握、摇晃和玩玩具。

 ○ 促进双手的玩耍：用双手触摸、控制和探索玩具。

 ○ 促进手 – 脚的活动：用手寻找、玩耍赤裸的双足，并将其带到嘴部（图 2-29）。

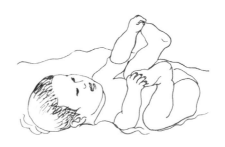

▲ 图 2-29　触摸和玩耍裸露的足部

 – 促进小腿的主动运动，如踢腿。

 ○ 确定身体各部位的对齐情况，以增加主要关节的 RoM。

 ○ 鼓励下肢整体和节段性屈曲 – 伸展 – 旋转的节律性运动。

3. 踢

主动蹬踢是未来抗重力运动的里程碑，因为它涉及腹横肌和腹直肌，使患儿能够组织基本的核心稳定性。此外，腿部屈 – 伸的规律性运动使人想起中枢模式发生器（central pattern generators，CPG）产生的节律性运动模式，这是将来行走的前提条件。此外，下肢规律的运动促进髋－股关节的良好生长和对齐。

一些抗重力姿势控制不佳的患儿更喜欢水平位置，因为他们可以避开重力问题更轻松地玩耍。然而，即使在这些姿势中，患儿也可以通过有节奏的蹬踢模式、俯卧、侧坐和后坐时的前臂支撑招募更多的运动单位，以抵抗重力。

肢体的运动需要激活身体的近端部分，进而通过循环推进，增强核心的稳定性诱发出远端运动功能。

【建议】

- 寻求有效且有力的蹬踢。
  - 观察患儿胸壁和膈肌的运动。如果肋骨较宽，呼吸较浅，则给予手法引导，以改善呼吸节奏，加强呼气。
  - 将一只手放在患儿的胸骨上，轻轻按压核心部位（图 2-30），或将双手横向放在肋骨下段上，对核心部位施加同样轻微的压力，以减小呼气时胸腔的宽度。

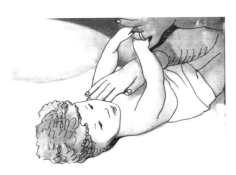

▲ 图 2-30　轻轻按压胸部可增强本体感觉

  - 通过手法指导，让患儿感受他们的呼吸。躯干后部的本体感觉输入可以促进身体锚定到支撑表面，从而使患儿能够更好地蹬踢，更自由地移动身体远端。
  - 为进一步加强核心力量，在蹬踢时稍微抬起患儿的骨盆，这样可以改善膈肌呼吸和腹横肌的功能。
  - 例如，让患儿抬起头看其肚子上的玩具，以激活腹直肌。

【注意】

- 蹬踢也可以是一种愉快的游戏，激发患儿移动的欲望。有可能在专门训练这项活动后不久，患儿自己就掌握了这个动作，并用它来表达喜悦心情，吸引注意力和与亲人交流。

4. 侧卧和俯卧

在神经运动发育过程中，侧躺是患儿第一次独立改变姿势。第一次发生这种情况是偶然和无意识的：当患儿在空中移动他们的双腿时，最终会在重力作用下自发地倒向一侧，伴随骨盆的旋转，最终他们会发现自己躺在一边。之后，他们将能够主动旋转两侧腰部，并以完整的滚动姿势到达俯卧位。虽然这些动作在广泛而稳定的支持下相对容易发生，但对于运动障碍的患儿来说，却可能是一项复杂的任务，因为这需要头部、肩部，骨盆带和四肢的选择性运动来实现。

【建议】

- 设置生物力学条件，以便于患儿尽可能容易地移动身体的所有部位。
  - 确认没有阻碍自由运动的因素，如头部过度伸展或身体后部肌群过紧。
  - 确认患儿已经准备好使用其身体轴作为主动旋转的基础：在滚动过程中承受重量的身体一侧髋关节应该伸展，以便患儿不会因重力而被动俯卧。
  - 上臂部需要自由活动。必要时可手法增加外展，以便于移动。
- 通过在旁边用玩具或其他有吸引力的物品来诱导患儿转身，然后等待，让他们有时间开始转动。通过帮助促进其运动，避免患儿被动地转身。
  - 确认顺序是从头部旋转开始，并且患儿的眼睛始终注视着终点。
  - 鼓励其上臂先穿越身体中线。如有必要，通过在胸骨水平引入轻微的躯干屈曲来帮助身体转动，以促进肩部的向前运动。

- 确认大腿和髋关节也可以自由移动，并且不会卡在内收位置。为此，有必要积极锻炼腹斜肌、臀中肌、臀大肌和阔筋膜张肌。
- 给患儿时间，让他们享受侧卧这种中间姿势和屈伸腿部的玩耍方式，然后他们可能会主动翻滚至卧位（图 2-31）。

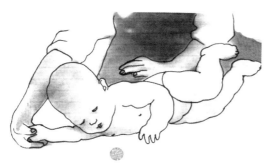

▲ 图 2-31　协助从侧卧位滚动到俯卧位

- 根据患儿在侧卧和俯卧时的任务，帮助其手臂移动到适当方向及手的参与。如果任务是伸手去拿玩具或靠在前臂上，手臂和手的动作会有所不同。然而，要执行这两项任务，首先必须使用肩部的外旋肌，然后是前臂的三头肌和旋后肌等手臂肌肉。

【注意】
- 治疗师需要不断关注患儿与环境互动的愿望和意图，以便能够通过改变环境条件等方式，促进其实现目标。
- 治疗师应提供便利，让患儿自己尝试，找到完成任务的自适应策略，重复动作并学习。

5. 将家长手臂中的患儿移动至膝上俯卧

成年人将脑瘫患儿从一个位置移动到另一个位置（即"搬运"）的方式非常重要。治疗师需要教育父母和其护理人员，让他们了解在移动患儿时要始终使用适当的方式。

【建议】
- 以下是如何将患儿转移到家长大腿上呈俯卧姿势的示例。

- 将一只手臂横向置于患儿肩部下方，另一只手臂置于骨盆下方。
- 确认髋部已伸展，然后慢慢将患儿转向一侧，并将其横向放在家长的大腿上。
- 握住肩关节外侧，完成向俯卧位的旋转。成人的一条腿应位于患儿胸骨的水平，而另一条腿应位于患儿髋关节水平，髋关节应处于伸展位置。
- 一旦处于俯卧位，鼓励患儿进行涉及上肢的活动（如伸手去拿玩具、注视和触摸父母等），这将激活躯干伸展、脊柱伸直和髋部伸展。

【注意】
- 成年人膝上的俯卧位是一个非常有用的起点，可以将患儿转移到其他位置，而不会引起不必要的髋关节屈曲。
- 举例如下。
  - 将患儿直接转移至站立位。
  - 转动患儿两侧腰部至坐立位。
  - 穿衣和脱衣（图 2-32）。

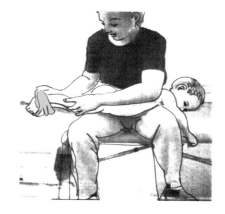

▲ 图 2-32　将患儿放在成年人膝部脱衣服

6. 俯卧位

当患儿处于俯卧位时，他们必须解决重力引起的问题。患儿必须抬起头，靠在前臂上，将重心从一侧转移到另一侧，有时是为了腾出一条手臂来玩耍。这个姿势还需要保持身体其他部位的伸展，尤其是髋部，这对于以后的有效站立至关重要。

【建议】

- 准备好让患儿用前臂支撑，这样他们就可以保持头部和躯干伸展。
  - 确定肩胛带活动的自由度，尤其是肩胛骨。如果其受限，可以手法放松胸大肌，以改善肩胛骨在胸腔上的滑动。
  - 确定肩胛骨和肱骨之间是否存在令人满意的 Codman 节律，并因此释放内旋肌（如肩胛下肌）和激活外旋肌。

【注意】

- 和所有手法治疗一样，治疗师对特定的肌肉治疗需要有关节活动度和肌肉张力的视觉和触觉信息，因此患儿应脱掉衣服，以方便观察。
- 提出需要负重交替转换的活动，以腹部为轴线并在肩胛带和骨盆带之间旋转。
  - 确认肩胛带没有弯曲，脊柱和骨盆伸展，下肢外展并略微向外旋转，以便让患儿感到稳定。
  - 从患儿的肩部向肱骨轴线上施加轻微的压力，以强调前臂的负重感。
  - 确认并在必要时协助患儿用张开的双手到达俯卧位。手是接收感觉信息的基本来源，也是稳定身体的工具（见第 6 章）。
  - 用手在伸展的臂部轻柔按压。
- 需要激活稳定性 / 移动性的功能性任务。
  - 向前伸展一只手臂以接触玩具（图 2-33）。
  - 以腹部为中心旋转，然后移动以触及侧面的物体。

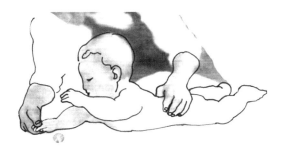

▲ 图 2-33　一只前臂支撑并伸手拿玩具

- 转换为坐姿，首先将 CoM 向后转移，然后以一侧臀部为轴心，推动手臂并伸展躯干。如果合适，建议使用上肢支撑回到俯卧位。

【注意】

- 当治疗师对患儿身体的某个部位施加轻微的手部压力时，他们会将感知注意力转移到该部分，这也成为患儿的稳定参考点，使他们在用身体其他部位尝试新活动时更有信心。这种类型手法方法与手部按压技术不同，手部按压技术旨在促进低张患儿姿势肌的收缩（见第 4 章）。

7. 转至坐位

从仰卧位到坐位的转移需要腹外斜肌和腹内斜肌的活动，而脑性瘫痪患儿的活动性通常较低。

【建议】

- 主动从仰卧位转至坐位。
  - 用手轻微稳定一侧髋关节，并作为轴心以旋转和伸展躯干。
  - 另一只手放在对侧肩胛骨后面，帮助患儿的肩膀向前移动并越过中线。
  - 在患儿侧向旋转之前，确认他们已准备好并有力量移动到坐姿，手完全张开接触物体表面；必要时应为其有效支撑提供便利。
  - 鼓励对侧肩部和上臂越过中线。首先用前臂支撑，然后伸展双臂，同时躯干伸直。
  - 如果患儿对某些活动感兴趣，不论是自发的还是家长建议的，让他们在转移过程的中间位置暂停下来。
  - 需要注意的是，这种转换还涉及下肢，它们在平衡中起着非常重要的作用（图 2-34）。
  - 在位置转换结束后，确认身体部位是否对合。

【注意】

- 治疗师们应该根据患儿的积极参与程度，尽

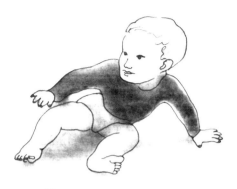

▲ 图 2-34　用手支撑转移到坐位

可能地减少用手去引导。其目的是影响和引导患儿主动做出更多功能性的运动，而非代替患儿采取行动。

- 治疗师应选择引导患儿去主动参与，过多的动手指导可能会对患儿造成感知上的干扰。

8. 坐位

坐位时，CoM 较仰卧位增高，而 BoS 较其减小。

在重度脑性瘫痪中，合适的姿势支撑独坐是治疗的功能性目标，也是 ADL 和训练上肢精细动作最有用的位置。在可能的情况下，让患儿学会独立地转换到坐姿和从坐姿转换为其他体位是很重要的，意味着他们能够通过躯干、骨盆和手臂的选择性运动从较高或较低的位置进行转换。

在辅助患儿坐时，治疗目标不仅是能使其独立坐下，还要在坐位上移动和完成功能性任务。

患儿长时间坐位将来可能会出现髂腰肌和股直肌挛缩 / 回缩的风险。运动会增加肌肉的收缩性、延展性和力量，因此鼓励患儿积极活动很重要。

在中度障碍的患儿中，坐姿干预应使用凳子和长凳，而不是带靠背或扶手的椅子。这些活动将促进够物和双手活动，增强上肢、躯干和下肢的肌肉力量，并为站立做准备。

坐姿可以通过各种姿势转换来实现。根据年龄和能力，患儿将学习其他体位与坐位相互转换，治疗师应根据他们的选择来寻找最合适的策略。

转换到坐位和独立坐姿包含以下过程。

- 从仰卧位→用一只手臂支撑，躯干旋转和直立。
- 从俯卧位→两臂向上推，躯干伸展和旋转。
- 四点位→侧坐位到坐位，躯干旋转（图 2-35）。

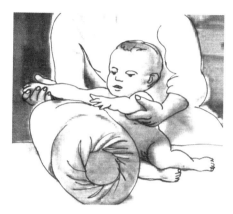

▲ 图 2-35　侧身转换坐姿

- 从跪位→躯干旋转从半跪到半站立。
- 从站立→根据座位的位置和高度，决定有 / 无躯干旋转。
- 从站立→坐在长凳的一角，跨坐或转移到另一个座位。
- ……

【建议】

- 准备最适合患儿坐下和活动的环境。
  - 座椅表面宽阔、防滑且硬度适中。
  - 长凳或凳子的高度应为膝盖到脚跟的距离，患儿的脚能支撑在地板上。
  - 确认重心在支撑面上方，并且头部和躯干是直立的（图 2-36）。这可以在骨盆最小程度前倾的情况下实现。
  - 确认下肢活动的自由度。特别是当患儿处于长时间坐位时，应放松内收肌和腘绳肌，以获得更宽的支撑和更广的髋关节 RoM。
  - 如果患儿坐在凳子或长凳上，可以通过轻轻按压小腿，增强脚在地板上的感觉。
  - 通过小腿负重，为患儿有效地转移到站立做好准备。

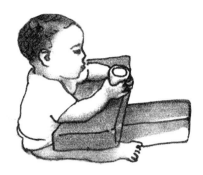

▲ 图 2-36 便于躯干直立的坐姿

○ 当患儿处于舒适的环境中时，应尝试不同纹理的表面（光滑 / 粗糙、湿 / 干、热 / 冷、软 / 硬、有 / 无边缘等），让其体验脚部丰富的远端触觉（图 2-37）。

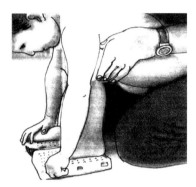

▲ 图 2-37 手脚的感觉输入

• 体验不同的坐姿（图 2-38）。

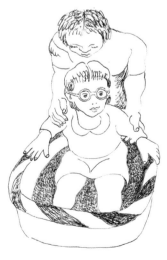

▲ 图 2-38 坐在一个盒子里

经许可转载，引自 European Bobath Tutors Assoc

【注意】

• 某些条件对于患儿保持独立坐姿和参与活动（如环顾四周和玩玩具等）至关重要。
  – 重要的是，患儿要赤脚或穿鞋，而不是只穿袜子支撑在稳定的地面上。
  – 骨盆能前后倾斜，头部和躯干要适当对齐，以及能控制直立。

• 触觉体验是多感官的，为了避免让患儿感到困惑，触觉需要与功能任务相匹配。例如，主要目标是向足部提供感官输入以加强对身体的感知，或在运动过程中让腿部负重，以便患儿能更积极有效地参与转移。

• 对于许多功能性任务，如涉及上肢的 ADL 时（如在学校用餐），患儿需要长时间保持坐姿，这些都需要躯干的稳定性。患有 BSCP 的患儿有不同程度的躯干损伤，因此上肢的充分使用也受到保持姿势控制能力的影响。正如 Butler 等在 2010 年报道的那样，评定每个患儿需要支撑平面的有效性，例如，在肩部 / 腋窝 / 肩胛骨下缘 / 下肋骨处是否需要使用各种支撑带、稳定垫或提供个性化的座位，以保持躯干有效直立。

• 治疗师必须考虑到一些特殊的情况，如患儿有前庭功能障碍，需提出不会诱发这种病理过程的适当干预措施。例如，治疗师可以让患儿跨坐在一个滚轴上，感受平衡反应，或者可以让患儿做小的左右侧重心转移活动，练习前庭对运动的适应（图 2-39）。

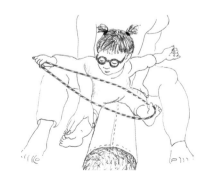

▲ 图 2-39 患儿坐于不稳定的滚筒上

经许可转载，引自 European Bobath Tutors Assoc

9. 坐位：核心稳定性和上肢功能之间的联系

坐位时能平衡好重心的患儿，即使在移动和使用身体远端部位时也能保持稳定。然而，在核心不稳定且躯干控制能力较差的患儿中，头部也无法完全保持稳定，会引起视觉不固定，最终导致精细运动困难。

为了提高患儿的抗重力能力，确定骨盆在矢状面和冠状面上处于适当的位置、躯干伸直和良好的足部支撑都非常重要，所有这些都可以促进上半身更有效的运动。

【建议】

● 对患儿躯干伸直的锻炼。
  - 让患儿坐在没有背部支撑的稳定面上，并让其脚部可支撑在地面上。
  - 在患儿腰椎周围系上一条宽的弹力带，可以很好地在短时间内增强他们躯干下部稳定性的感知（图 2-40）。

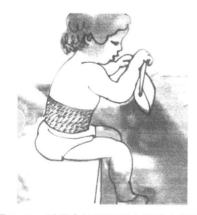

▲ 图 2-40 采用宽的腰部弹力带稳定躯干下部

  - 在患儿臀部下方放置一个小楔垫（一侧高不超过 6cm），以便于骨盆向前倾斜。
● 促进骨盆更具选择性的运动。
  - 患儿在一个平面上或治疗师腿上久坐。
  ○ 一只手放在他们的前胸水平处作为一个稳定点，另一只手放在背部的腰椎水平处，以诱导躯干立直反应（图 2-41）。
  ○ 提出适当的、个性化的需要重心转移的活动，以便患儿能以一侧臀部为支点旋

转躯干，使对侧肢体［腿和（或）手臂］能更自由地移动。
  - 患儿坐在凳子上。
  ○ 确认患儿的脚能很好地与地面接触；对膝盖施加手法压力，通过胫骨轴线到足部，可以增强有效的负重。
  ○ 让患儿体验骨盆在矢状面上的倾斜运动，将重量从一侧转移到另一侧（图 2-42）。

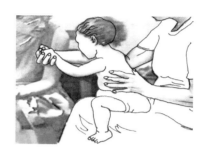

▲ 图 2-41 本体感觉输入诱导躯干直立

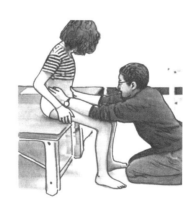

▲ 图 2-42 坐位时倾斜骨盆

  ○ 建议在躯干保持笔直且肩胛带、骨盆带旋转时，进行上肢的活动（图 2-43）。

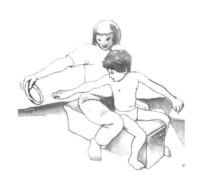

▲ 图 2-43 躯干直立时左右旋转

- 让患儿参与需要眼 – 手协调的活动。
  - 建议患儿在没有支撑的情况下保持躯干伸直，进行单 / 双手活动（图 2-36 ）。
  ○ 穿衣、脱衣、梳理玩偶。
  ○ 把娃娃的衣服挂起来。
  ○ 在空气中画画。
  ○ 玩模仿游戏。
  ○ ……
  - 视觉与手势相结合。
  ○ 在房间里寻找一个隐藏的物体并指出它。
  ○ 将有图案的表格挂在墙上，玩 Bingo 游戏。
  ○ 需要视觉和手势的顺序训练。
  ○ ……
- 在躯干和腿部保持稳定的情况下，让患儿参与涉及上肢的功能性和游戏性的活动。
  - 促进不同高度的手臂运动，即使在旋转的情况下，也能使 CoM 上升并保持躯干稳定（图 2-44 ）。

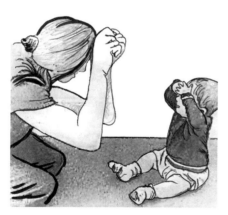

▲ 图 2-44　躯干稳定时的上肢运动

【注意】

- 如果患儿坐位时前面有支撑物，那么保持躯干持续直立的需求就完全不同了。对于肌无力和对重力姿势控制不佳的患儿，将躯干和（或）前臂靠在支撑物上并同时使用双手无疑是保持直立姿势的最简单的解决方案。然而，这是在不涉及姿势肌的情况下完成的，并且下肢没有真正的负重。

功能性坐姿的建议如下。

- 为便于骨盆向前倾斜。
  ○ 使用凳子、长凳或没有靠背的椅子。
  ○ 具有不同倾斜度的座面或小楔块，用于将重心向前传递。
  ○ 座椅表面的防滑垫。
- 为便于保持躯干的立直反应。
  ○ 在患儿面前放置带有可调节倾斜度的桌子。
  ○ 患儿脚下设置防滑垫。

10. 没有脚支撑的坐位

从姿势控制的角度来看，有无足部支撑的坐姿是非常不同的。由于双脚之间的平均距离，足部支撑显著增加了身体的承重基础。它提供了一个远端稳定点，改善了头部和躯干的立直反应，增强了患儿的核心稳定性及其执行选择性远端运动的能力。没有脚支撑的坐姿需要不同的技巧，而且更累，因为 BoS 更小且不明确，因此需要调动更多的肌肉来保持平衡。

所有没有足部支撑的坐姿活动都需要更多的平衡技巧和核心稳定性。

【建议】

- 允许患儿在坐位时，在不同的足部支撑条件下，如在稳定或不稳定表面上进行各种动态活动，以练习平衡反应。
  - 在转移重心的过程中，确认患儿的骨盆是否可以在矢状面和冠状面上倾斜，并让他们有足够的时间感知和适应新的姿势。
  - 移动身体远端同时保持平衡的活动。
  ○ 转动头部观察周围环境。
  ○ 前倾或侧身拿起玩具，然后摆弄它。
  ○ 抬起一只脚，另一条腿稳定身体，如脱袜子（图 2-45 ）。
  ○ ……

11. 在小型健身球上

为促成动态立直反应，治疗师可以让患儿趴在一个小球上，创造一个移动的环境，以加强患儿的后部肌肉链，增加髋部伸展，以及体验前足触地（图 2-46）。

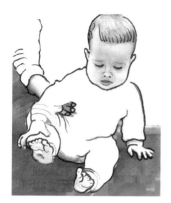

▲ 图 2-45　小支撑面和平衡反应

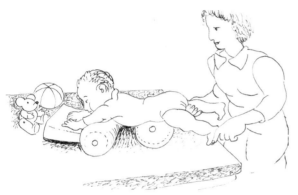

▲ 图 2-46　患儿球和患儿滚筒

经许可转载，引自 European Bobath Tutors Assoc

【建议】

• 准备一个安全适宜的环境。
  - 将健身球放在一个不会打滑的表面，以便安全移动。
  - 在患儿周围创造一个有限的环境，以便支撑空间感知意识。
  - 将患儿转移到球上之前，在前面安排人（如父母）以确保安全。

• 将患儿从俯卧位转移到直立位。
  - 将患儿俯卧在球上，以有利于躯干上部伸展和手臂向前移动。
  - 进行能诱导头部、躯干扶正和髋部伸展的活动。
  - 握住患儿大腿的同时，促进髋部进一步伸

展，使下肢轻微外展并向外旋转。
  - 轻轻地向后滚动球，慢慢将患儿的脚落到地板上（如果在过渡过程中支撑在治疗师的大腿上，效果会更好）。中途短暂停顿，让患儿感觉到负重逐渐增加（图 2-47）。

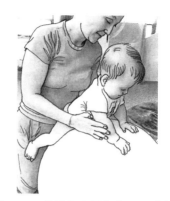

▲ 图 2-47　使腿部和足部负重以准备站立

  - 让双脚或一只脚先接触地板，为在地面上完全支撑做好准备。
  - 在球前侧有保护的情况下，鼓励患儿完全站立起来。

12. 在大型健身球上

对于一些胆大的患儿，建议使用更大的球来促进站立姿势的转移，因为它可以让他们的体验更加动态和有趣，从而改善平衡能力。

这可能被认为是一种与患儿功能需求无关的治疗技术。然而，有能力的治疗师可以轻松地将患儿的兴趣和有针对性的活动结合起来，以改善姿势反应和肌肉募集。

治疗师需要考虑到球的移动性，并知道患儿最初可能害怕与球互动。为了让患儿获得信心，治疗师需要让患儿先玩它、触摸它、推挤它、扔它等，让他们感到安全。如果他们仍然感到害怕，则不建议进行球上活动。

虽然在健身球上活动可以产生不同的体验和进行一个位置到另一个位置的多次转移，但患儿在健身球上进行的训练主要有两个目标：一是改善头部和躯干的基本立直反应和平衡反应（为此，球应缓慢移动），二是增强更多的动态平衡反应

（这种情况下，球将快速移动）。

【建议】

- 将患儿转移到球上。
  - 转移患儿的方法与从家长手臂转移到俯卧位的方法相同：肩胛带和髋关节应伸展，下肢外展并略微向外旋转。
  - 有些患儿在站立时，可以开始与放在他们面前的固定的球互动。
- 努力实现主动地头部直立控制、后部肌肉链的参与和平衡反应。
  - 移动球以打开患儿下肢的运动链，然后非常小心地向各个方向滚动，以诱导患儿所需的平衡反应（图 2-48）。

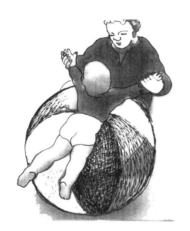

▲ 图 2-48　在健身球上促进髋部伸展和平衡反应

13. 跪

对于 BSCP 患儿来说，跪姿很困难，因为它需要在屈膝的同时伸髋。此外，在这种情况下，他们只能使用髋策略而不能使用踝策略。

对患有中度 BSCP 的四肢瘫和双瘫患儿，建议采用跪姿。

- 在这种姿势下，增强臀大肌和腹肌来提高骨盆带的稳定性非常必要。
- 提供稳定的支撑以增强躯干控制，同时保持髋关节伸展，增加肩关节的 RoM，改善上肢活动。
- 准备从半跪过渡到站立。

为实现这些特定目标，患儿跪下时不应将躯干或手臂靠在支撑面上（如桌子）。

【建议】

- 鼓励臀大肌最大程度参与活动及主动地躯干立直反应。
  - 确保患儿的脚离开垫子或其他支撑表面，以便进行一些胫跗关节运动。
  - 确认骨盆通过臀大肌和腹横肌向后倾斜，以获得适当的姿势对齐。
  - 提出患儿上肢参与的任务，即使在平面旋转或移动时，也需同时保持躯干的稳定平衡，例如，用两只手拿和摆弄玩具、拍打气球、抓住在空中移动的围巾等（图 2-49）。

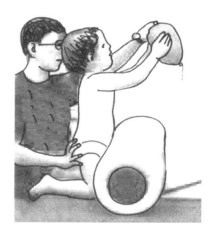

▲ 图 2-49　移动上肢时稳定骨盆带

【注意】

- 通常，长时间保持跪姿患儿会感到不适，因为他们会出现由股四头肌和髌腱力引起的"高髌骨"，而这些力是通过半屈膝站立和行走而增加的（Lenhart 等，2017）。
- 为克服骨盆带缺乏稳定性，患儿通过在半屈曲位固定髋部、扩大支撑面、降低 CoM 和减少身体轴向摇晃，维持跪位平衡。因此，明智的方法是努力提高骨盆带的稳定性和髋关节的伸展度，以避免产生这种可能影响将来行走质量的代偿策略。

14. 坐姿转为站姿

从坐姿和蹲姿转为站姿的能力对于日常功能性运动活动至关重要。坐位转为站位（sit to stand，STS）对脑性瘫痪患儿的要求非常高，因为他们需要控制身体各个部位（包括水平面和矢状面）的运动引起的不稳定力。在转换过程中：①踝背屈，双脚踩在地板上向后推动；②髋部弯曲，直立躯干在胫骨前肌的作用下向前移动；③由于三个关节（脚踝、膝盖和髋部）的伸肌协调活动，躯干的直立运动会使患儿站立起来。在此过程中，足和踝的积极准备也很重要。

治疗师需要努力训练这个从坐到站的基本序列，通过重复来改善平衡，并通过同心和离心运动来强化薄弱的肌肉（Shepherd，2014）。此外，还应要求患儿通过功能性的改变来完成这项任务：通过把脚放在不同的位置，从不同高度的座位上站起来；在安静和嘈杂的环境中，控制视觉的参与下，拿着物品从蹲位转换到半跪等（Khemlani 等，1999；Medeiros 等，2015；Jeon 等，2019）。2014 年，Pavão 等报道了执行 STS 如何强烈影响脑瘫患儿的功能水平，并强调了由于下肢的本体感觉障碍，转移对他们非常有必要（Gaul-Aláčová 等，2003）。

【建议】

- 准备转移的起始条件。
  - 确认座椅的正确高度和宽度：患儿的脚需要与地板完全接触。
  - 如果还没有计划站立和走路，患儿应该赤脚，不要穿袜子。
  - 两脚之间的距离应为患儿骨盆的宽度。
  - 注意患儿脚的牢固接触和位置，以提供稳定的上推力。
  - 评定并在必要时调整上半身的姿势，以保证躯干的直立伸展和骨盆的前倾。
  - 促进足部向后移动时踝关节活动性和距骨关节的对齐，离心运动激活比目鱼肌、向心运动激活胫骨前肌。STS 转移之前，踝关节的 RoM 应小于 90°。
  - 在躯干向前移动之前，确认骨盆在矢状面和冠状面上能进行适当活动。
- 促进三个关节的前移和最终伸展。
  - 通过增强踝背屈向前施加轻微牵引力和向下的垂直压力，将 CoM 移动到脚上（图 2-50）。

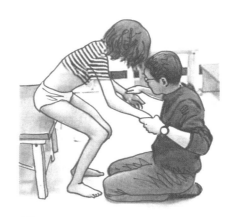

▲ 图 2-50　由坐到站，把重心转移到脚上

  - 通过躯干立直促进髋部伸展，紧接着连续伸膝，来影响立直阶段。
  - 通过激活股周肌群来稳定膝关节。

【注意】

- 在 STS 时，治疗师应记住肌肉激活的时序性以便治疗时的有效激活。另一方面，在转换过程中，治疗师也需要偶尔让患儿暂停，适应和保持这个姿势，以便增强患儿对这种转移的感知觉。这种转移的能力使患儿能够处理许多功能性问题：从一个座位转移到另一个座位，在不同的高度伸手拿东西，脱/穿衣服，一般来说，上肢的功能范围更广泛（图 2-51）。
- 有时，家长的腿会错误地放在患儿的膝盖前面，而没有让他们向前移动膝盖并将 CoM 转移到脚上。这将导致身体过度向上伸展，CoM 位于 BoS 之外。因此，向患儿父母和看护者展示在这种转移中如何正确帮助患儿是非常重要的。

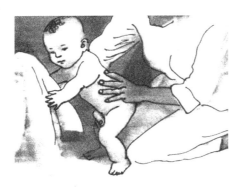

▲ 图 2-51　由中间坐姿转移到站姿

15. 回到坐姿

从感知和肌肉的角度来看，回到坐姿（back-to-sit，BTS）的转移并不是由坐到站顺序的反转，这里有一个运动控制感知的问题。因为患儿在下降过程中没有对最终目标（座椅）的视觉引导，导致他们可能害怕摔倒。同样，当闭着眼睛执行系列动作时，脑瘫患儿在 STS 期间的姿势摆动更大（Pavão 等，2018）。

与 STS 相比，BTS 中有更多的肌肉离心运动，如股四头肌和小腿三头肌。为了保持躯干稳定，他们运动更慢，并且躯干前倾减少（Papaxanthis 等，2003）。

【建议】
- 准备坐下的起始条件。
  - 如果第一次进行转换，通过向患儿展示座椅、臀部可以坐下的位置等，让他们做好准备。
  - 确认对躯干的预期调整是否能有效地控制下降的阶段。
  - 确认骨盆是否可以在矢状面上倾斜，以保证膝盖弯曲。
- BTS 顺序。
  - 在第一次尝试中，通过用手保护住骨盆处来安抚患儿，弯曲膝盖并降低 CoM，以强调足上的垂直压力。
  - 在有能力的患儿中，减少手法引导，仅沿股骨轴线施加压力以弯曲膝盖并降低 CoM。

- 同时，监测使躯干向前移动的竖脊肌的离心运动。
- 引导患儿慢慢降低身体，控制股四头肌和小腿三头肌的离心运动，保持双足与地板的良好接触。
- 患儿向后移动臀部并坐下。

16. 转为站立位

站起来的方式有很多种，包括从低位和高位站立。正确的做法是让患儿自己去经历多种不同的转换方式，并学会适应。

治疗师不应强制加入预先准备的行为动作，而应鼓励患儿的主动性，因为每一次经历都提供了一个很好的机会来尝试和学习如何解决功能性问题。

【建议】
- 支持患儿以不同方式主动站起来。
  - 从不同高度、宽度和光滑度的座位上站起来。
  - 从滚筒、球和其他移动支架上站起来。
  - 在躯干旋转 / 不旋转的情况下，从桌子或其他较高表面上下来，然后站起来（图 2-52）。

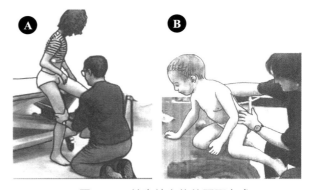

▲ 图 2-52　转为站立位的不同方式

  - 从蹲或半跪的姿势站起来（见第 2 章和第 3 章）。
  - ……
【注意】
- 若使用辅助工具（站立架、棍子、肘拐杖等）帮助患儿保持直立姿势，则应该进行仔细的评定，并考虑仅在非常特定的情况下才予以使用。因为它们限制了在站立时感觉 - 运动体验的可变性和主动适应反应的需求。然而，这些辅助工具可用于预防或抵消患儿持续僵硬的下肢关节可能出现的肌肉萎缩和活动度降低。在这些情况下，治疗师需要用上半身的主动需求来平衡下肢的有限参与。

17. 站立位

维持一个有效的站立姿势需要双足与地面良好接触与核心稳定性。双足与地面良好接触后可通过踝策略控制直立位的身体摆动，由姿势肌参与维持主要关节的伸展和平衡，构成核心稳定性，可抗重力并提升感觉运动体验。

这些都不会发生在脑瘫患儿的身上，因肌肉无力无法满足适当的肌肉活动。因此导致抗重力控制力差。从生物力学的角度来看，解决这一问题的办法是"站着不动"，通过将髋部和腿部固定在屈曲位置来减少身体摆动并稳定姿势。

【建议】

- 通过在增加肩胛带 RoM 和髋部伸展，为良好的站立姿势做准备。
  - 确保躯干的线性加速度和肩胛伸展。
  - 如有必要，在治疗师的指导下调整肩胛骨的前伸，保持肩部外旋、肘部伸展和双手张开，以此促进上肢在身体侧向和后部的支撑。轻度的触觉接触可能会有所帮助（见第 6 章）。
  - 确定足部有效负重，这有助于感觉从脚底向中脑输入，并形成抗重力反应。
  - 让包括腹横肌和膈肌在内的所有核心稳定肌参与，以实现髋关节的更大伸展。促进臀大肌的有力收缩，以加强足部的负重，这有利于立直反应。
  - 记住膝伸直与髋的活动密切相关（髋伸展→膝伸展），然后通过募集股周肌群来稳定膝盖。

- 如果患儿最初难以独立抵抗重力保持直立，则需采取一些措施，让他们感受伸展髋部时轻微的重力转移运动。
  - 为了练习独自站立，让患儿站在房间的一角，使用墙壁作为肩和髋的感知参考点。患儿还可以通过他们的手背和沿着身体向外旋转的手臂接收一些感知输入。
  - 将患儿的骨盆靠在桌子边缘，桌子的高度与其臀部高度对齐，骨盆在冠状面移动时，保持臀部与桌子接触（图 2-53）。手臂外旋、肘部伸展和张开的双手组成的后部支撑将帮助患儿完成任务。

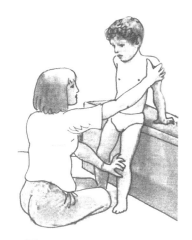

▲ 图 2-53　伸展辅助下的站立位

  - 重复之前的练习，并让患儿在矢状面上向前移动骨盆，与桌子边缘反复接触。
  - 如果患儿有感知觉问题，在他们的身体附近放置一些额外的支撑物并与其边缘接触，如站在两张桌子之间，患儿可以张开双手支撑自己移动。
  - 让患儿站在平胸骨高度的桌子前，将手臂以 90° 放在桌子上。由于患儿的躯干不斜靠在桌子上，引导他们进行骨盆的后倾运动，以便联合腹部肌肉，伸展髋部，提高核心稳定性。

- 努力保持站立时的稳定平衡。

- 不论在骨盆处有无移动性支撑物，建议进行在冠状平面上转移重量的游戏和功能性活动（如软球）。
- 鼓励患儿的上肢完成挑战性的动态活动（如接肥皂泡、打开小雨伞等），同时保持站立姿势的稳定平衡（图 2-54）。

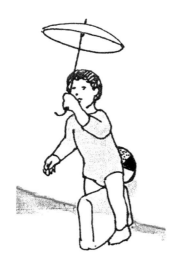

▲ 图 2-54　站立时上肢的动态活动

- 开展需要双手参与的上肢活动，并在两侧肩胛带和骨盆带之间进行一些旋转。

【注意】

- 治疗师应避免任何前面的支撑，因为前倾产生的大而稳定的支撑面会消除积极的立直和平衡反应。如果为手臂提供前部支撑，其表面的高度应与患儿的胸骨齐平。

18. 站立：核心

轻度损伤但核心肌肉运动单位募集不良的患儿，可以通过寻找特殊的代偿解决方案，克服长时间保持躯干抗重力的困难。

- 胸腰段脊柱过度前凸的固定。
- 骨盆前倾，髋部和腿部屈曲固定。

由于这些限制，骨盆在三个人体测量平面上的运动非常有限，这也是有效行走所必需的。上述代偿也同样见于双瘫患儿。

【建议】

- 评定骨盆在三个人体测量平面上的位置及骨盆带处的相对肌肉激活情况。
- 在认为最合适的位置（如仰卧或站立），放松胸腰束后部肌肉和屈髋肌。
- 在骨盆后倾的同时，利用触觉 – 本体感觉刺激使患儿腹部肌肉参与活动，特别是腹横肌和腹直肌（图 2-55）。

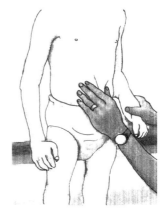

▲ 图 2-55　触觉 – 本体感觉输入，提高核心稳定性

- 以同样的方式，促进臀大肌和臀中肌的招募，以有效稳定髋关节伸展。

- 根据患儿的年龄和参与情况，通过具体活动训练他们在三个平面的力线上感受并积极进行骨盆运动。
  - 在矢状面上，通过腹横肌、腹直肌和臀肌的参与，让骨盆后倾，以获得更多的髋部伸展。此外，确认股周肌群的向心活动，以获得更好的下肢伸展和对齐。
  - 在冠状面上，开展需要重心横向移动和不同下肢负重的活动。此外，还包括加强臀中肌的单腿站立活动。
  - 在行走过程时，促进在水平面上进行躯干轻微旋转的骨盆活动。

19. 行走的基础

有足够运动技能的患儿在获得充分的平衡反应后，可以实现功能性和独立性行走。然而，治疗师需要帮助患儿在进行功能性行走之前，感受并适应在每个特定的、不同的步态阶段出现的感觉运动输入。即使以后患儿会 / 不会穿带矫形鞋，在训练的这个阶段，患儿最好能赤脚体验本体感觉。在其他时间，患儿应正常穿着鞋子与治疗师进行长时间的行走转移。

步行时需注意

（1）在水平面上：快速行走时特别注意肩胛带和骨盆带之间的旋转。对于有运动障碍的脑瘫患儿，其躯干和四肢关节的自由度有限。因此，骨盆在水平面上的旋转是通过移动整个身体来实现的，肩胛带和骨盆带之间没有旋转。

（2）在冠状面上：在摆动阶段，一侧骨盆向重力方向降低（4°～6°），对侧骨盆通过臀中肌接合来"保持"身体重量。对于脑瘫患儿，由于其对侧支撑腿缺乏稳定性，只有采用提升摆动肢体骨盆的方法来处理。

（3）在矢状面上：骨盆的倾角最小（3°～6°），并且不太明显。对于脑瘫患儿，需要阻止骨盆的过度前倾，并联合腹部肌肉，以便在开始行走之前具有更好的核心稳定性。

【建议】

- 确认是否存在以下有效步行的条件。
  - 身体不同部位的功能性对齐。
  - 保持躯干的直立伸展和骨盆的正确后倾，以获得足够的核心稳定性。
  - 患儿的双脚能有效支撑体重，移动期间在矢状面和冠状面也是如此。
  - 稳态平衡。
- 让患儿为步行序列做好准备。
  - 首先，让患儿先迈出支撑腿，对侧腿伸髋，准备进入摆动相。
  - 通过额外的手法感觉输入激活伸髋肌群，增加负重腿的髋部伸展。
  - 评定并重新调整对侧肢体的足部关节，特别是足跟、距骨和骰骨。在距骨-趾骨水平，确定大脚趾与地面接触的稳定性及第

五脚趾的外展情况。
  - 确认小腿三头肌的可用性，首先伸长，然后进行向心活动，将重心转移到大脚趾上，为迈步的推离阶段做好准备。
- 摆动相的开始。
  - 摆动初期在不抬起同侧骨盆的情况下，通过踝背屈提足并向前移动。如有必要，手动增强胫骨前肌的向心活动，或通过轻轻抓握脚的外部来促进踝背屈和外翻。抓住患儿的第五脚趾或从踝关节引导，可以同样促进背屈。
  - 在摆动初期，不应抬起骨盆；为了避免这种情况，应联合臀中肌，然后沿着股骨轴用手施加轻柔的压力。作为对伸长的弹性反应，股四头肌则必须缩短。
  - 确认对侧臀中肌的激活，以避免该侧骨盆塌陷。
  - 如有必要，协助摆动侧骨盆向前旋转。
- 支撑相的开始。
  - 良好的足跟接触需要持续的踝背屈，必要时促进此活动（图 2-56）。

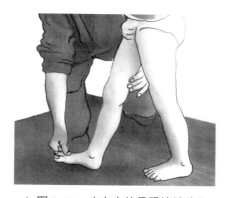

▲ 图 2-56　步态中的足跟接触阶段

  - 同时，促进骨盆前倾，以实现支撑腿上髋部的有效负重和伸展；必须使用双侧臀肌来支持躯干立直反应，同时股四头肌支撑膝关节。

【注意】

- 如果脑瘫患儿首先学会使用四脚手杖或低把

手的手推车移动，那么他们不太可能在没有辅助设备的情况下实现独立行走。这是因为这些辅助工具基底部有较大的范围，并且非常稳定。由于这些辅助工具不会翻倒，患儿可以靠在它们上获得重力支持，并无须躯干立直反应。而使用较大底座的单点或前臂拐杖或后置式助行器，则会得到完全不同的结果。

- 目前后置助行器比前置式使用更广泛。它具有许多优势，因为它可以引起更大的抗重力立直效果，髋关节伸展幅度也更大（图2-57）。然而，如果治疗师在患儿无法保持有效立直反应时过早引入这种助行器，则可能会诱发更为广泛的肌肉僵硬。此外，平衡能力差的患儿可能会使用上肢进行支撑，加重圆肩的形成，并可能在将来出现难以处理的肌肉挛缩。

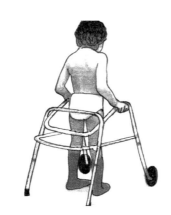

▲ 图 2-57 后置助行器和立直反应

20. 步行

治疗师是否应引导患儿前进或后退行走取决于许多因素和评定结果。

- 通常，脑瘫患儿表现为多数关节明显屈曲，髋关节、膝关节、踝关节、肩部和上肢的 RoM 降低。如果主要问题是骨盆和下肢在三个平面运动不良，治疗师则需要根据患儿正在进行的活动来引导骨盆带，而与关节位置无关。
- 另一方面，治疗师从后方用手指导患儿对上

半身伸展的感知和学习，这对肩胛带屈曲和躯干立直不良的患儿是有益的。

- 如果存在一些感知问题，如空间和（或）前庭功能障碍，患儿可能会害怕向前移动到一个空旷的空间，而当治疗师站在前面时，他们会感到更安全。因此，治疗师应时刻注意有感知觉障碍的患儿，并在他们面前创造一个合适的空间环境（不能太大和太空旷）。患儿的妈妈、爸爸或兄弟姐妹可以作为一个有趣和愉快的接近目标，引导患儿前行。

【建议】

- 让患儿参与能激活直立抗重力稳定性、广泛肌肉活动的站立运动。
  - 首先确认躯干、骨盆和下肢是否恰当对齐。
  - 从后面引导患儿躯干上部伸展和肩部外旋，然后让患儿双手拿着一个大的物体（如一个装有东西的托盘、一个大球或玩偶），让他们步行并将物体带到目的地（图2-58）。

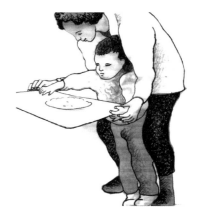

▲ 图 2-58 双手持物辅助步行

- 创造一个让患儿自信行走的环境（即使患儿有感知觉的问题）。
  - 将患儿放于两张平行的桌子间，距离略大于他们的臀部宽度。
  - 鼓励患儿双腿向前移动，同时用双手轻扶桌面：这可为手和髋部提供间歇性的触觉反馈。让患儿感到更安全，也让他们更容

易保持伸展的直立姿势。

- 在与上述相同情况下，训练患儿向后行走。
- 在其他不同情况的环境中行走，如在用椅子创造的狭长路径中，在长盒子或其他带有边缘的容器内和在略微向上倾斜的表面上。

- 患儿练习走路时使用各种辅助髋部伸展和稳定平衡的辅助工具，如带有垂直手柄的手杖。

【注意】

- 存在这样一个问题："在治疗期间，患儿应该穿鞋还是赤脚走路？"这取决于患儿的潜力和每个特定阶段的治疗目标。如果患儿需要更多本体感觉以此获得更多的选择性运动技能并改善他们的步态，则赤脚行走较有意义。
- 另一方面，如果治疗目标是在步行中执行更多的整体性功能性任务，如到达较远的目的地，或者上下台阶、越过小障碍等要求更高的活动，则让患儿穿鞋行走更合理和方便。

三、双侧瘫痪

在现有文献中，脑性瘫痪中双侧瘫痪的运动特征缺乏统一和明确地描述。为克服这个问题，2000 年欧洲脑性瘫痪监测组织建议描述身体最受影响的部位、明显的不对称性、头部和躯干的最终受累情况。许多学者更倾向于放弃"双瘫"这一术语（SCPE，2000；Colver 和 Sethumadhavan，2003；Hurvitz 和 Brown，2010），同时也有其他学者持反对意见（Cioni 等，2008；Ferrari 等，2008；Shevell，2010）。然而，如果认为身体某一部位明确的原发性损伤也会影响其他部位的功能，那么康复治疗应考虑患儿的整体功能。因此，损伤部位的描述对于康复治疗计划的制订并不是最重要的。

无论患儿正式诊断如何，康复治疗师都应评定患儿的潜力。指导治疗师临床推断的要素包括评定患儿已经获得的功能技能、确定他们在完成任务中的策略选择，以及确定患儿仍需获得的基本功能。

然而，通过仔细观察诊断为双瘫的患儿，并将其发育与四肢瘫痪患儿的发育进行比较，可明显看到双瘫患儿的功能演变是独特而明确的。起初，主要表现为局限于骨盆和下肢的运动障碍，但由于核心肌肉缺乏募集，身体下部和上部之间难以相互协调，身体上部会不断需要更多的功能适应。这些代偿使患儿在功能上表现与四肢瘫痪相似（Giannoni 和 Zerbino，2000），大多数情况下，它们被归类为 GMFCS Ⅰ ～ Ⅱ 级。

一些学者（Ferrari 和 Cioni，2010；Ferrari 等，2014；Damiano 等，2013；Alboresi 等，2020）基于某些特征的存在，强调了双瘫患儿可能存在感知觉障碍。

- 惊吓反应过度且阈值低。
- 上肢处于惊吓姿势。
- 避免眼神接触。
- 频繁眨眼和闭眼。
- 面部怪异表情。
- 冻结姿势。

其他研究表明，与四肢瘫患儿相比，双瘫患儿在视觉（Pagliano 等，2007；Ego 等，2015）、注意力和执行功能（Di Lieto 等，2017）方面也存在感知觉障碍（Ferrari 和 Cioni，2010），这主要是由脑室周围白质软化所致。

> **双瘫患儿主要特征**
> **运动**
> - 选择性功能性运动障碍，最初仅限于骨盆带和下肢。
> - 随后身体各部分的运动功能均受累，躯干下部和下肢受累更严重。
> **肌肉僵硬**
> - 初期局限于下肢的轻中度肌肉僵硬。
> - 后期由于抗重力功能需求，肌肉僵硬进行性恶化。

（一）双瘫的自然病程

1. 仰卧

当仰卧时，患儿通过视觉接触和积极参与日常互动，很容易与父母建立联系。患儿有蹬踢的运动模式，但缺乏生理上的流动性和可变性。下肢自发运动的减少导致无法加强腹肌力量，而这对于建立有效的核心稳定性至关重要。

患儿蹬踢有两种基本模式，一种是三个关节水平面上的整体屈曲，另一种则是整体伸展。一些研究指出，在这些患儿中，抬高腿部时并没有髋关节屈曲和膝关节伸展的联合模式，也没有膝关节和胫跗关节的单独运动，缺乏这些运动可能是脑性瘫痪损伤的特异诊断标志（Yokochi 等，1991；Jeng 等，2004；Fetters 等，2010）。

双瘫患儿蹬踢动作不协调，而且因为身体两侧不同程度运动障碍，蹬踢往往是不对称的。一条腿更多地屈曲和外展时，另一条腿则通过激活内旋肌、内收肌和踝伸肌来进行稳定（Bobath 和 Bobath，1975；Shepherd，2014）。这种不对称导致了骨盆在水平面和冠状面上的错位。早期，头部运动和上肢功能的使用几乎没有问题，因为它们尚未明显参与更多的抗重力姿势。事实上，头部可自由活动，上肢可移至中线，尽管可能由于两侧肩胛带之间关系的变化，一只手臂会比另一只移动得更少。

2. 侧卧

在仰卧状态下，患儿会以头部、手臂和肩膀为主要动力源，自发地侧身或翻滚，因为与下半身相比，头、手臂、肩膀有更丰富和更多变的运动能力。大腿将跟随动作，但由于其运动传递能力和流动性有限，大腿的运动几乎无选择性且肌肉僵硬程度增加。侧卧位有利于骨盆的主动运动和腿部上半部分的踢蹬，这加强了腹部、臀部、膝盖和足部肌肉，对未来运动能力形成很有益。双瘫患儿不太可能保持侧卧姿势，可能会变成俯卧。

3. 俯卧

如果患儿处于俯卧位，或自行转为俯卧位时，需要学会用前臂推动和支撑，向各个方向抬起和移动头部，将重心从一侧转移到另一侧，稳定一侧前臂，伸展另一侧前臂以达到一个支撑物，同时激活肩部外旋肌。由于髋部伸展不足，双瘫患儿很难用张开的双手支撑伸直的手臂从而向上推动并伸直躯干。

双瘫患儿平卧时下肢多不对称，主要是由骨盆带的力线改变造成的。由于髋部缺乏外展，因此无法在腹部完成旋转。相反，对此类患儿来说，使用整体屈曲方式推动前移更容易向前移动。这种推进模式的尝试会增加腿部和身体其他部位的僵硬程度（图 2-59）。

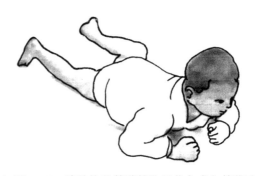

▲ 图 2-59　俯卧位以前臂整体屈曲方式向前移动

仰卧到侧卧和俯卧的优点

- 首次转移和改变位置。
- 与环境的不同关系。
- 伸手够物。
- 患儿和家庭的满足。
- 运动和感觉能力的成熟。

仰卧到侧卧和俯卧的缺点

- 简化策略的巩固。
- 姿势力线改变。
- 肌肉逐渐变得更僵硬，关节活动度也逐渐变小。
- 缺乏视觉控制和对环境的探索。
- 较大患儿的日常生活能力或人际交往经验受限。

4. 坐在地板上

由于患儿坐位维持好，所以很容易与环境互动。然而，如果没有足够的骨盆姿势控制，他们很难在腰骶关节处进行骨盆的选择性前/后倾斜和髋关节的屈曲伸展。由于俯卧位躯干伸肌活动有限，不利于良好的坐姿。

缺乏骨盆前倾限制了髋关节的充分屈曲，从而影响正确的坐姿，患儿开始过度使用髂腰肌和股直肌长头（图 2-21）。

在这种情况下，由于下肢不会外展，身体不能向前移动，所以患儿会前倾头部和肩胛带，保持臀部持续半屈曲，以避免向后跌倒。所有这些代偿都会增加整体僵硬程度。患儿会用一只手（通常是最熟练的手）来伸手抓物和操作，而另一只手放在坐立位置的表面，以扩大 BoS 稳定姿势。运动能力强的患儿可以使用双手，但会强化上述代偿。

坐在地板上的优点

- 保持头和躯干直立与环境接触。
- 更好地参与社交互动。

坐在地板上的缺点

- 姿势错位和代偿策略增加。
- 包括肩胛带在内的肌肉僵硬程度逐渐增加。
- 包括上半身在内的所有区域的关节活动度逐渐减少。
- 可能出现关节疼痛和软组织结构的改变。
- 外围空间的感知觉问题。

5. 以 "W" 姿势坐在地板上

随着上半身运动活动的增加，在地板上打发时间的患儿将开始以 "W" 姿势坐在脚后跟之间，以形成更宽的 BoS 来稳定躯干。这使得上肢和手可以空出来进行手的活动，此时躯干上部易于移动，但旋转受限；手臂难以越过中线，因此患儿的手的活动体验动作范围主要局限于前部空间。

此外，过度使用 "W" 坐姿会对髋关节、股骨和膝关节造成压力，从而导致疼痛。骨盆力线改变使患儿坐下时，一侧下肢内旋，另一侧下肢外旋，增加了全身肌肉的不平衡。另一种方法是坐着时两个股骨向内旋转。这两种姿势都会增加髋关节半脱位/脱位的风险，并可能导致未来踮脚走（图 2-60）。

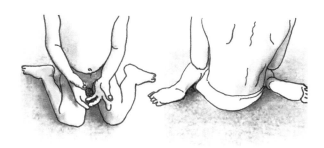

▲ 图 2-60　以 "W" 姿势坐在地板上

6. 坐在椅子上

当患儿坐在椅子上时，由于核心稳定性差及骨盆固定在半屈位，他们很难将 CoM 向前移动。因此，他们向后靠在靠背上，失去了双脚承重的优势（图 2-61）。骨盆的力线改变直接影响腿部的位置：在骨盆向后旋转的一侧，髋部更多地外旋，而在另一侧，髋部则是向内旋转。双脚似乎与地板接触，但实际上没有有效的重量支撑。患儿以这种方式坐着会逐渐限制其运动能力。

坐在椅子上的优点

- 与其他伙伴分享活动和游戏。
- 完成日常生活中的特定活动，如坐着时脱衣服/穿衣服。

坐在椅子上的缺点

- 双足负重不足。
- 过度使用髂腰肌和股直肌长头来保持坐姿。
- 姿势力线改变，包括肩胛带在内的肌肉僵硬程度逐渐增加。
- RoM 进行性降低、软组织内在特性改变。

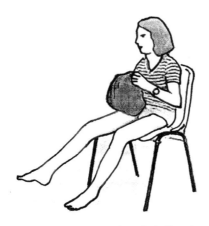

▲ 图 2-61　双脚不负重坐在椅子上

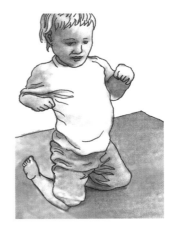

▲ 图 2-62　跪位时髋关节固定，半屈曲位和脊柱过度前凸的代偿姿势

7. 跪

髋关节伸展不足使患儿无法在躯干完全直立的情况下保持跪姿，并且骨盆的力线改变会导致不对称负重。髋部固定半屈曲和需要保持躯干上部伸展以实现上肢的使用，迫使患儿脊柱过度前凸进行代偿，进一步导致该水平 RoM 的丧失（图 2-62）。

此外，患儿不能用有节奏地交替腿部进行跪走，而是采用四肢着地类似兔子跳跃的方法进行移动（图 2-63）。

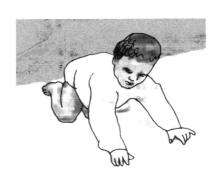

▲ 图 2-63　兔子跳

> **跪的优点**
> - 可以使用上肢进行操作。
> - 转移的过渡位置。
> - 通过转移探索环境。
>
> **跪的缺点**
> - 骨盆带和下肢选择性运动能力进一步丧失。
> - 腰椎更加前凸。
> - 肌肉僵硬程度增加和 RoM 减少。

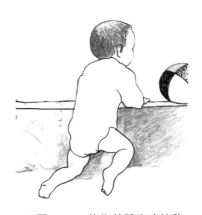

▲ 图 2-64　依靠前臂半跪转移

8. 从半跪到站立

双瘫患儿很难自发进行半跪，因此他们很难利用半跪转换到站立姿势。相反，为了站立他们完全靠前臂将向上拉起自己，同时拉起下肢（图 2-64）。

另一种从地板上站起来的方式是跐行转换。

患儿将手放在地板上，轻轻跳跃起来，然后快速移动，支撑在家具上。整个动作过程非常迅速，在将来，速度将成为在体位转换过程中绕过精度的一种习惯策略。

9. 站立

双瘫患儿可以通过下蹲或 STS 转移独立达到站立位置（见第 2 章）。一旦患儿站起来，下肢的负重是不对称的。骨盆更向后旋转的一侧肢体将具有主要的支撑作用，髋关节屈曲度更大，踝关节 RoM 和足部接触面更大。另一条腿将更加弯曲，只有前脚掌触地。因此，患儿发现自己只能部分完成功能性负重，同时还需要用手来支撑或悬挂。

> **站立的优点**
> - 获得直立姿势增加了上肢活动。
> - 完成一些小的、独立的围绕身体轴线的踏步。
> - 增加来自周围环境的新的感知觉输入。
>
> **站立的缺点**
> - 骨盆和下肢力线改变增加。
> - 在 BoS 减少的情况下维持平衡的代偿策略。
> - 增加包括上半身在内的肌肉僵硬程度。
> - 感知觉问题主要存在于身体后部空间。

10. 行走

双瘫患儿通常能够独立行走，或在矫形器和（或）辅助设备的帮助下行走。在 3—5 岁内获得行走技能，患儿 GMFS 评分很好且没有重大的视力和（或）智力问题时，可认为预后结局很好（Fedrizzi 等，2000）。

随着运动姿态已经发展到站立姿势，如果没有适当的治疗训练，患儿将很难进行协调、流畅的运动，恢复平衡的能力也会降低（Woollacott 和 Shumway-Cook，2005）。

髂腰肌和内收肌中可能已存在的回缩限制了髋关节的完全伸展，但将出现明显的补偿性脊柱前凸，以保持躯干直立并向前移动（Romkes 等，2007）。尤其是髋关节在水平面上缺乏足够的旋转，在向前行走时躯干在冠状面的过度移位保持了躯干直立和向前行走，并过度使用上肢作为平衡杆，类似于刚开始走路的幼儿所使用的姿势（Meyns 等，2011）。

对下肢而言，骨盆在三个平面上的力线改变会导致股骨内旋、膝盖弯曲（尤其是负重较轻的膝盖）和马蹄足（Ganjwala 和 Shah，2019）。脚后跟到脚尖的运动，对于足跟的有效接触和前脚掌的推进是必要的，这一运动的缺失会导致匆忙的、不精确的和疲劳的行走。此外，本体感觉障碍也会对运动产生负面影响。

Rodda 和 Graham 在 2001 年继续了 Sutherland 和 Davids 在 1993 年关于 CP 步态典型特征的研究，具体分析了双瘫患儿的行走特征，在矢状面上确定了以下四种形式。

（1）真性马蹄足：踝关节跖屈和小腿痉挛，膝盖和髋部伸展。

（2）跳跃步态：近端受累较明显，膝关节和髋关节屈曲，腘绳肌和屈髋肌群进一步痉挛；股直肌的活动常常导致膝关节僵硬。

（3）表观马蹄足：站立阶段髋关节和膝关节屈曲增加，踝关节背屈更明显。

（4）蹲伏步态：踝关节过度背屈，同时髋关节和膝关节屈曲。

很少有患儿在童年时期保持第一种形式的典型模式。跳跃步态更为常见，骨盆带和下肢屈曲。此外，在幼年时行跟腱延长术的患儿身上，蹲伏步态更为常见。

随着时间的推移，患有双瘫的青少年和成人可能会出现长骨扭转畸形，最常见的是股骨内侧扭转和胫骨外侧扭转。与之相关的是足部的肌腱挛缩和（或）回缩，以及足部扁平外翻 - 旋前畸形。由于这些原因，年长者需要同时接受肌肉和骨骼手术（Simon 等，2015；Putz 等，2016；Gatamov 等，2019）。

（二）实用建议

> 如前所述，从姿势动力学的角度来看，双瘫患儿与轻度四肢瘫痪患儿有许多共同点。然而，康复治疗师需要特别注意骨盆、踝关节，及任何可能对康复结果产生负面影响的感知觉障碍。

治疗师的不同治疗目标

- 对于患儿（功能独立性和生活质量）
  - 根据日常环境的需要获得各种能力（包括良好的抗重力平衡）。
  - 提高感知注意力并细化感官信息。
  - 日常活动中的功能自主性，必要时提供特定帮助。
- 对于父母和看护人（患儿管理）
  - 帮助认识患儿的潜力，并为获得新功能提供指导。
  - 帮助认识当前的困难和问题，并了解如何限制不恰当的代偿方式。
  - 关于患儿保育程序的建议和教育。
  - 分享适当的康复选择（矫形器、特定辅助器具、外科手术等）。
- 对于治疗期间
  - 患儿在包括步行在内的各种抗重力活动中的姿势适应。
  - 通过加强薄弱肌肉的力量，提高核心稳定性。
  - 解决感官问题，帮助患儿学会处理感知觉问题。
  - 组织实践和认知能力的培养。
  - 训练日常独立的功能策略。
  - 尽可能保持身体组织的固有特性。
  - 验证和更新康复计划，多学科团队合作评定矫形器、辅助器、手术、肉毒毒素治疗等。

1. 患儿及其父母

有早产史或自主神经系统障碍的患儿，其父母须承担患儿护理责任。

如今，所有脑瘫患儿的父母都能拥有专业的康复治疗师来指导他们对患儿进行最佳日常护理：将患儿抱在怀里、喂食、更换尿布、安慰等。治疗师将帮助他们了解自己的孩子，并学习

支持患儿人际关系和心理发展的方法。这包括与母亲和父亲进行一些简单、自然的互动活动、抚摸患儿、传递良好的接触体验和用肌张力的变化来传递信息，加强眼神接触，促进不同类型的感官交流（Provenzi 等，2020）。

【建议】

- 提出各种舒适的具有稳定感知参考点的姿势情境，以便患儿更好地了解周围环境。
  - 将患儿抱在父母的怀里，这同样适用于四肢瘫的患儿。
  - 仰卧，使用 U 形垫（图 2-65）。

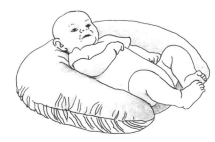

▲ 图 2-65 将患儿置于 U 形垫上

  - 趴在更衣台、游戏垫或楔形垫上。
  - 坐在姿势训练系统中，如有必要，配备足够的软垫。
- 引导父母轻轻移动和抚触患儿身体的各个部位，作为"小型体操互动"（见第 7 章）。
  - 患儿仰卧，移动骨盆，寻找更好的对齐方式。
  - 抚触、屈伸、外展髋部，屈曲和伸展下肢，活动脚踝和足部。
- 注意感官信息。
  - 用刺激性小的婴儿油轻轻按摩患儿（McClure，2017），特别是腹部和下肢。

【注意】

- 每天让患儿保持俯卧姿势一段时间是有益的，可使伸展的髋部接受本体感觉输入，使患儿能够锻炼到背部肌肉链的肌群，并促进上肢的支撑功能成熟，如趴在父母亲的胸前（图 2-66）。

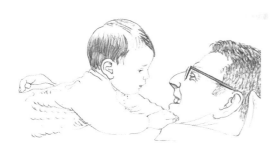

▲ 图 2-66 患儿俯卧于父母胸前

- 然而，俯卧位是睡眠的禁忌，因为俯卧会增加患儿猝死的风险，即患儿猝死综合征（sudden infant death syndrome，SIDS）（Hockenberry 和 Wilson，2019）。

2. 在仰卧 / 俯卧位的活动

起初，患有双瘫的患儿似乎具有良好的运动主动性，但在青少年后期，他们表现出通过或多或少的综合代偿策略获得功能性运动能力。治疗师可以运用这些实践知识来指导患儿使用不同策略的运动模式，从而扩展他们未来的功能性运动能力。

【建议】

- 开展活动和姿势转移，以激活较弱的肌肉（即腹横肌、腹外斜肌和腹内肌、臀大肌和中肌、竖脊肌）及躯干下部、骨盆和下肢肌肉的参与，以增强核心力量。
  - 仰卧时，用脚触摸和玩耍。
  - 蹬踢。
  - 侧身或保持半侧，强调骨盆带的参与。
  - 俯卧翻滚并返回俯卧位（涉及骨盆带，如前所述）。
  - 俯卧或仰卧。
  - 俯卧时以腹部为轴心旋转，诱发髋部外展。
  - 坐在滚轮上，爬过滚轮，跨坐。
  - 转换为直腿坐和侧坐。
  - 转为跪和半跪。
  - ……
- 使用俯卧位练习，以招募背侧肌群来保持骨盆的伸展。

- 让患儿俯卧在地毯 / 垫子和楔形垫 / 滚轮上，进行有趣的活动，鼓励他们在这种姿势下保持一段时间。
- 建议用上肢进行伸展或其他活动，以加强躯干立直反应（图 2-67）。

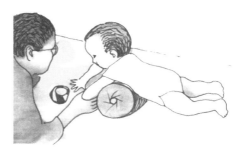

▲ 图 2-67 患儿俯卧在滚轮上活动

3. 臀桥运动

患儿可以参与类似于传统体操的运动活动，这需要完成更具选择性和精确性的动作，以增强前述的薄弱肌肉。

臀桥运动需要将患儿的注意力特别集中在骨盆和下肢，但躯干和上肢也需在臀桥运动中参与配合，以提高身体的稳定性。根据患儿的潜力和年龄，可以向他们提出许多替代臀桥的方法。

【建议】

- 让患儿处于适当的起始位置。
  - 让患儿仰卧，头下放一个小垫子。
  - 弯曲膝盖，并将双脚（不要穿袜子）放在垫子上，摆放位置相对于膝盖到地面的垂直线略微向前。
  - 确保足部与支撑面保持良好接触：如有必要，放松僵硬的肌肉（即小腿三头肌、胫骨后肌、腓肠肌内侧肌、踇短屈肌和长屈肌）和（或）激活其他肌肉（即胫骨前肌、腓骨肌、指展肌）。
  - 如有必要，沿小腿轴线施加轻微压力，以强调脚上负重的感觉。
- 放松背侧肌群，减少腰椎过度前凸，使骨盆后倾。

- 让患儿骨盆后倾，仅在必要时手法引导。
- 强调腹式呼吸的呼气阶段，同时引导患儿降低肋骨并保持与垫面接触的脊柱的伸长。
- 确保颈椎延长，放松肩胛带周围的肌肉（尤其是胸大肌和胸小肌），促进臀桥过程中上肢的参与。
- 确认前臂和手与垫子保持正确接触，因为它们有助于患儿在臀桥过程中保持平衡。
- 引导患儿进行骨盆主动后倾运动，然后在不过度使用前倾的情况下返回起始位置（图 2-68）。

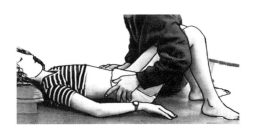

▲ 图 2-68　臀桥运动准备

- 监控臀桥的正确执行。
  - 确认骨盆是否可主动后倾。
  - 确认前臂和手与支撑面有效接触。
  - 让患儿主动后倾骨盆，然后将其从支撑面上抬起，使耻骨联合首先抬起，其余部分随后抬起。
  - 在抬起过程中，引导大腿向前移动，以帮助患儿有效地将重量转移到双足（图 2-69）。
  - 确保在转移结束时，两条腿垂直于地面；否则整个身体将被向后推，导致整体伸展和双足负重丧失。

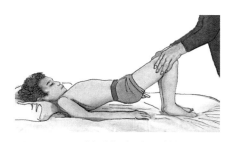

▲ 图 2-69　臀桥过程中对下肢的手法引导

- 让患儿回到起始位置，首先降低腰椎，最后将骨盆放在垫子上，同时呼气。

【注意】
- 治疗师不应在患儿抬起骨盆之前挡住他们的脚，因为这不利于完成臀桥，反而会导致身体向后推的错误动作。
- 根据患儿的潜力和年龄，提出臀桥的替代方案。

【建议】
- 随着骨盆抬高和臀部伸展，开展下肢负重的交替运动，类似于由中枢模式发生器引起的有节奏的运动，并辅以语言或音乐的帮助。
  - 建议进行单侧臀桥练习，保持一条腿膝盖弯曲，另一条腿在开放的运动链中，保持臀部和膝伸展。
  - 将臀桥练习与肩前屈和手臂抬高到 90° 相结合，如双手握球，这样可进一步牵动腹部肌肉。
  - 如果患儿完成得很好，在臀桥过程中可要求他们在水平面上在保持髋关节伸展的同时进行骨盆的选择性旋转。

4. 俯卧

同四肢瘫痪一样，在双瘫的情况下同样需要注意防止 / 限制骨盆在三个平面上可能的错位，以及由髂腰肌的长期过度活动引起的过度前倾。因此，治疗师有必要尽早解决这个问题，并在治疗过程之外，将游戏融入日常活动中，让患儿定期保持臀部伸展姿势，如俯卧位。

【建议】
- 组织建立能使患儿以俯卧位姿势玩耍的环境。
  - 验证髋关节活动度，必要时手法松解股二头肌长头，以便髋关节更多伸展和轻微外展。
  - 在患儿的胸下放置一个滚轮或小楔形垫，以便他们能够稳定地用前臂支撑自己。
  - 将玩具放在他们面前，以吸引他们的视觉注意，使他们抬起头来，从而激活躯干伸肌和臀大肌。玩具需要保持略高于患儿的视线水平，但不要太高，以免减轻上肢的负重。

- 引入头部和躯干旋转活动。
  - 移动患儿感兴趣的目标，确保其保持在患儿的视野内，以诱导重心向一侧移动，躯干主要在腰水平旋转。
  - 确保在进行这些旋转时，患儿的骨盆不会后移，而是保持臀部伸展和外展。

5. 坐

坐姿为治疗师提供了大量关于患儿骨盆及其与脊柱和下肢关系的信息。

当这种类型患儿坐在没有靠背的平面上时，如坐在长凳上，可以观察到骨盆在三个平面上均没有移动，CoM 的投影在 BoS 的后部边界处，脚上几乎没有支撑。体重在两侧分布不均，影响到下肢，下肢被迫处于两种不同的姿势：一侧肢体被动负重，另一肢体前脚掌着地，以这种方式扩大支撑面以应对姿势的不稳定。如果长时间保持，这种情况会增加肌肉和关节的僵硬程度。

当需要伸直躯干时，患儿的骨盆倾斜和主动的屈髋均不足以正确地完成该动作。如果需要在冠状面上移动，如抬起一条腿时，患儿会使躯干向后运动，并迫使通过上身前屈曲来保持平衡。由于所有这些原因，有必要训练患儿在三个平面上进行非常有选择性的骨盆运动。

【建议】

- 确认患儿在矢状面上有选择性移动骨盆的能力。
  - 在直接讨论骨盆的活动性之前，确保躯干的直立及骨盆带和下肢的适当负重。
  - 下肢准备好完成和维持负重，特别注意双足底的情况（见第 6 章和第 7 章）（图 2-70）。
  - 通过手法作用于腰骶关节，促进骨盆的前/后倾斜（图 2-42）。

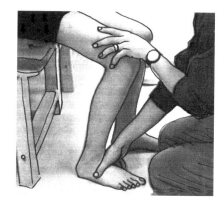

▲ 图 2-70　增强足部本体感觉

- 如有必要，在胸部提供一个手法稳定的参考点，大概位于胸骨的水平，使躯干保持静止，从而促进骨盆的主动和选择性运动，而不涉及身体其他部位。
- 引入需要骨盆向前和向后倾斜的动态情况，以便躯干有效直立，使双脚感知到不同的承重（图 2-71）。

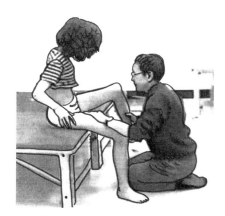

▲ 图 2-71　骨盆运动的动态适应

- 确保骨盆在冠状面的主动运动。
  - 观察骨盆如何适应运动，确保患儿不会失去躯干的直立性（图 2-72）。
  - 在没有上肢支撑的情况下，将重量转移到一侧（图 2-73）。
  - 同样保证头部和躯干的直立性，如有必要，激活腹斜肌和腹横肌，使一侧髋部成为主动支点，以减轻另一侧的负重。
  - 引入更具选择性的运动，如将一条腿交叉

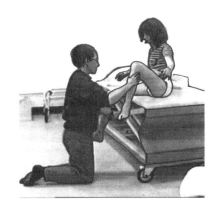

▲ 图 2-72　没有足部支撑的骨盆冠状位运动

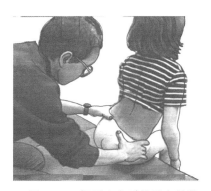

▲ 图 2-73　躯干直立时的重心转移

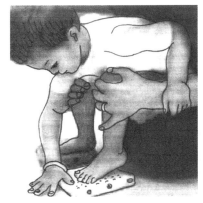

▲ 图 2-74　手足感知觉

在另一条腿上：患儿应首先将 CoM 转移到一侧臀部，向前旋转对侧骨盆，然后将另一条腿交叉。

- 分离下肢负重，有节奏地交替抬高一条腿和另一条腿。

• 确保骨盆在水平面上的主动运动。

- 为了加强腹斜肌力量，让患儿坐在没有腿部支撑的宽阔平面上，让他们前后移动臀部，有节奏地交替旋转骨盆。

【注意】

• 更好地感知足与地面的接触情况，有助于患儿逐渐提高对通过脚底到达的不同感觉输入的耐受阈值。通过模仿提供大量触觉和本体感觉输入的自然日常环境（如沙滩上的沙砾或鹅卵石、在草地上或在水里等），治疗师可以调整对足部的多种感觉输入来丰富治疗，如用湿海绵、装有鹅卵石、沙子、树皮等的容器（图 2-74）。

• 在治疗过程中重复进行特定的骨盆活动练习是不够的。经过一些练习后，这些新学到的动作需要整合到一系列更加动态、更加复杂的活动中去，包括姿势转换和日常功能体验，如坐下时脱/穿袜子和鞋子，或调整臀部下方的裙子。

• 双瘫患儿的康复治疗首先需要关注髋关节的伸展和骨盆的选择性运动。在康复治疗中，对于骨盆和髋关节的训练是获得功能性运动能力的重中之重，特别是在高效行走方面。为此，治疗师需要训练常规的日常活动，包括站立和跪姿。

6. 从半跪到站立

毫无疑问，从坐在地上的转换到站立无疑是患儿朝着直立姿势的最常见转换，这是患儿白天经常采用的姿势。为促进这种转换，治疗师可以遵循针对四肢瘫痪所提出的指导原则，同时借助患儿从姿势动力学角度来看能力更好的这一有利条件来开展治疗工作。

正如偏侧痉挛型脑性瘫痪（unilateral spastic cerebral palsy，USCP）患儿一样，双瘫患儿尝试半跪动作通常很困难。它需要对髋部进行选择性控制，每侧髋部需要处理不同的任务：骨盆在冠状面上移位后，一侧下肢需要伸髋屈膝以维持负重。同时，另一条腿具有更为动态的任务，这需要所有关节的良好屈曲、肢体的向前运动和站立时保持髋的稳定性。在整个过程中，躯干应保持直立。

【建议】

- 让患儿处于适当的起始位置。
  - 控制患儿跪下时髋关节伸展，促进臀大肌主动收缩。
  - 确认患儿髋关节活动度足够，可允许患儿在冠状面上转移其重量，通过臀中肌收缩保持髋的伸展。
- 促进下肢前伸。
  - 在患儿自发启动单腿前屈之前，建议在冠状面上进行小幅移动，以增强对侧肢体伸髋时的有效负重。
  - 引导患儿正确地向前移动下肢，使胫骨与地面垂直：首先活动臀中肌和髋关节内旋肌群，然后在转换结束时通过活动髋关节外旋肌群使大腿与髋对齐。
  - 建议患儿双上肢所涉及的活动均以开链形式进行，以增强核心稳定性和平衡能力。
  - 通过这些活动，让患儿做好将重量向前移动的准备，这是将来站立的先决条件。
- 促进最终由半跪转变为站立。
  - 强调下肢前屈的负重，必要时引导大腿向前移动。
  - 此外，用手帮助患儿激活股四头肌，并在髋和膝伸展的情况下到达站立位。
  - 同时控制对侧腿的摆动，使用以髂腰肌和股直肌为主的惯性动作完成运动序列，最后在髋部伸展的情况下实现站立。

【注意】

- 当患有双瘫的患儿在平衡不佳的情况下想要站起来时，他们通常会试图抓住一些东西。为了避免在治疗过程中出现这种情况，治疗师可以安排一些涉及患儿上肢的活动，如双手拿着一个大而轻的玩具，或伸手去拿更高的东西等。

7. 站立时俯卧躯干辅助支撑

在较大年龄患儿和青少年中，"从站立到俯卧躯干支撑站立再回到站立"序列训练（图 2-75）的主要目标是加强背侧肌群的伸肌，并改善躯干的直立性。为使运动序列尽可能活跃，最好在直立阶段让上肢积极参与。作为一种体操类型的运动，它适合对此有兴趣和愿意合作的青少年患者。

【建议】

- 设施准备。
  - 治疗台的高度应允许患儿的髋部弯曲至90°。
  - 让患儿赤脚站在桌子前面。
- 确认起始位置是否合适。
  - 控制身体的对齐方式和双脚在地板上的有效接触，如有必要，努力拉长紧绷的肌肉。
  - 患儿双手张开放在桌上，双臂伸直并略微外展。
  - 通过激活腹部肌肉，引导骨盆后倾。
  - 在腋窝高度用手握持，引导患儿拉长和伸展躯干。
- 开始顺序。
  - 握住患儿躯干上部，同时让患儿慢慢将自己的躯干上部下移位至桌面水平，期间保持躯干笔直。
  - 在下降过程中，让躯干进行小幅度的交替旋转，张开的手在支架上滑动，同时手臂略微外展。
  - 检查患儿是否可以将头转向一侧，如果可以，可在躯干下方加一个小枕头或楔形垫以保持舒适。
  - 由于躯干后部肌肉可能太紧和（或）太弱，因此可以先放松紧张的肌肉，然后激活和加强所有伸肌，以提高直立的表现。
  - 确认下肢在整个过程中始终保持笔直并且足部与地面保持主动接触，以拉长整组背侧肌群。然后让患儿练习交替屈膝（图2-75），同时继续保持双脚完全接触地板，使他们做好恢复直立姿势时的准备。

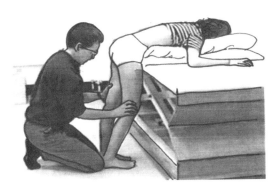

▲ 图 2-75　俯卧躯干站立时拉伸背侧肌群

- 准备恢复直立。
  - 用手握住躯干上部并引导患儿，使其头部与躯干对齐，然后在双手交替旋转、移动的辅助下缓慢而积极地让他们竖直躯干上部。
  - 在运动过程中，要求青少年主动使用上肢，以获得有效的支撑。
  - 保证整个过程中身体在对齐和直立的前提下完成动作序列。

【注意】
- 如果患儿存在呼吸困难，则不建议进行从站立到俯卧支撑躯干站立再回到站立的动作序列训练。

8. 站立

　　四肢瘫和双瘫的患儿通常会从坐在支撑物（椅子、凳子、长凳等）上转变为站立。在双瘫运动障碍患者中，既没有足够的髋关节屈曲来获得良好的功能性坐姿，也没有足够的髋部伸展来实现良好的功能性站立和行走。需要围绕下半身做很多工作，特别是改善涉及躯干下部、骨盆带和臀部的选择性运动。

　　有效的保持平衡的站立需要踝关节的主动调节、足够的足部负重支撑能力和核心稳定性，以激活骨盆和下肢的伸肌。但双瘫患儿的踝关节和髋关节有许多局限性，包括髂腰肌、内收肌、股四头肌、腓肠肌和胫骨前肌的肌紧张，因此患儿会采用代偿策略来实现稳定站立。

　　最典型的是以下情况。

- 通过髋关节的屈曲和内收内旋降低 RoM，这是一种在蹲伏步态中描述的代偿方式（Woollacott 等，1998）。
- 主要关节的活动度受限，允许将下肢作为单个节段"整体"使用，并且仅在近端水平移动关节。这些姿势调整将在准备应对动态功能性运动任务时采用。

　　与坐姿一样，骨盆错位也会导致站立时下肢负重不对称。

【建议】
- 采用髋部伸展的站立姿势，在髋关节伸展的情况下引导下肢主动和动态负重。
  - 从坐在高桌子上开始，患儿骨盆向前滑动，髋部伸展，同时逐渐将自己降低到站立状态。
  - 同上所述，但先用一只脚站立，然后另一只脚也站下来（然后回到高位坐姿）。
  - 患儿站在一个较低的踏板前，将重心转移到一条腿上，然后用另一条腿向上踩到踏板上（图 2-76）。这一活动加强了支撑腿的臀中肌和股四头肌，以及另一条腿的胫骨前肌、腓骨肌和趾伸肌。

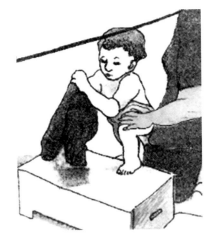

▲ 图 2-76　踏步训练

  - 让患儿站在踏板上，将一只脚尽可能地向后放在地板上，这样髋就会最大限度地伸展，而另一只脚留在踏板上支撑身体重量。这项任务要求很高，需要人工指导和（或）监督，因为患儿无法视觉控制他们身后的空间（图 3-25）。

- 为了改善站立姿势的平衡，让患儿用轻的物体玩游戏，如拍打空中的气球、抓肥皂泡、假装晾衣服等（图 2-77）。

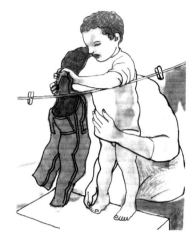

▲ 图 2-77　患儿站立时手法指导运动

- 在保持髋伸展和躯干直立的同时，通过依次活动小腿三头肌向前和向后摆动双脚。

【注意】

- 站立时的不稳定会诱导患儿寻找某种支撑物，如高或低的桌子、椅子等。这使他们能够用手臂和（或）腹部来进行支撑，减少对抗重力平衡的需求。同时，这不仅会导致躯干屈曲程度增加，还会导致立直反应的丧失。

- 如果患儿需要腾出双手进行游戏或功能性活动，他们会更多地用前臂支撑，从而影响上肢的开链运动和手的精细运动。

- 为了减少这些负面影响，治疗师应检查患儿是否主动用手接触表面，而不是倚靠在表面上，并且确保躯干的直立和核心的力线对齐。

- 如果建议使用后支撑物来实现站立（如桌子或球），治疗师应确认支撑物的最外边缘是否位于患儿臀大肌中间（图 2-53）；否则患儿会倾向于使用坐骨支撑。

- 许多作者强调了 AFO 矫形器或 DAFO 矫形器的好处，以防止足部早期跖屈回缩，并改善站立期间的足部接触（Abel 等，1998；Radtka 等，2004；Hassani 等，2004；Lintanf 等，2018）（见第 6 章）。

9. 行走

与四肢瘫患儿相比，双瘫患儿的行走预后更佳，治疗师需要在患儿很小的时候就为行走功能打下基础。

有必要首先训练不同的步态成分（见第 2 章），然后让患儿以接近正常的节奏和速度来完成整个功能性任务序列。

考虑到这类患儿的感知觉问题，他们应赤脚进行这些治疗活动，以增强脚底的触觉和本体感觉受输入，并适应不同的地面特征。在治疗课程之外，患儿将在日常生活中穿鞋和（或）矫形器，以便将胫跗关节保持在 90°，并在必要时矫正扁平外翻足。

【建议】

- 让患儿为有效的躯干直立和臀部伸展做好准备，并安排需要执行步行任务的功能性活动。

- 确保患儿在站立时保持姿势与平衡的控制：身体的功能性对齐、髋伸展和足部与地面有效接触。

- 向患儿的躯干提供触觉本体感觉受输入，以促使其直立，并允许骨盆带更自由地活动。为此，将稳定的手法参考点应用于躯干上部，一只手放在前面，另一只手放在后面。

- 确认患儿已准备好在冠状面上转移重心，这是开始第一步所必需的。

- 通过安排有趣的功能性活动和（或）目的地点，让患儿向前走出第一步。

- 治疗师双手给予感知参考点（有时两个手指就足够了）可以减少躯干的摆动运动，并增强骨盆在水平面上的旋转（图 2-78）。

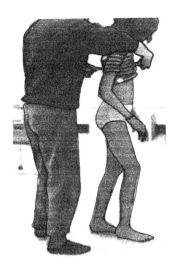

▲ 图 2-78　主动行走时在躯干上部给予参考点

- 建议以接近正常的速度、步调和平均站立时间来完成步行体验。
  - 在行走时建议用上肢活动来调整步频，如拍手。
  - 用声音节奏来调整速度，如鼓励患儿一起唱歌。
  - 提出"走走停停"、改变方向和克服障碍的步行游戏。

【建议】

- 鼓励患儿应对不同环境条件下的行走（接触表面、惯性大小、宽度、坡度等方面的一致性，存在背景噪音等），以便他们学会使用不同且恰当的策略来适应日常生活环境。
  - 让患儿练习在较小的地面区域行走，在那里他们必须侧身移动、跨步行走、并拢双腿行走或一条腿在另一条腿前面行走。
  - 建议一边走一边抓住安全的移动扶手，如半移动绳索。
  - 引入各种步行体验，如向前和向后移动、沿着狭窄的路径、上下楼梯和上下斜坡。

【注意】

- 如果患儿有足够的能力，治疗师可以建议与玩伴一起进行有趣的运动活动，如跳跃和跑步游戏、骑自行车或滑板车。

10. 倒退行走

训练倒退行走对于双瘫患儿和其他有中度运动功能障碍的患儿非常有效，因为它需要良好的核心稳定性、上下肢带之间的旋转，尤其是髋部的交替伸展。应该记住，向后走的任务要求特别高，因为它是在没有对目的地进行视觉控制的情况下进行的，因此它可以强化对通过脚部获得的地面感知信息的使用。

【建议】

- 让患儿做好向后走的准备。
  - 确认髋部和骨盆的位置，并减少髋部过度屈曲和骨盆前倾。确保腹部肌肉可以有效提供良好的核心稳定性。
  - 确保患儿能够在冠状面上前后移动重心。
  - 确保肩胛带和骨盆带能在水平面上旋转。
- 与患儿一起规划倒退行走的训练和目的地。
  - 至少在开始时，从前面将两只手放在骨盆上以促进旋转来引导患儿。
  - 确认在摆动相开始阶段足离开地面时，胫骨前肌激活踝背屈；同时，同侧髋关节应向后和向内旋转，这与向前行走的方向相反。
  - 同时需注意对侧髋部的活动，通过募集臀大肌和臀中肌保证支撑肢体的完全负重。
  - 后蹬的下肢应先用大拇趾接触地面。因此，在足部接触地面之前，确认并在必要时促进跖趾关节的背屈和小腿三头肌的募集，以及胫骨前肌的伸长。

【注意】

如今，跑步机经常被用作物理治疗的辅助手段，用于训练 BSCP 患儿更积极地独立行走。毫无疑问，这对患儿来说是一项具有挑战性的活动，特别是因为它要求患儿在步行的各个阶段进行踝关节背屈、髋关节伸展和脚的推离运动，而环境会迫使患儿进行各种调整，尤其是在行走的节奏和速度方面（Sheperd，2014）。许多研究强调了这种类型的训练如何促进下肢肌肉力量的增加、运动学习和运动控制（Maltais 等，2014），以及平衡（Ameer 等，2019）、耐力、步态速度（Yong-Gu 和 Chang-Kyo，2020）和肺通气量的改善（Lauglo 等，2016）。

对于所有的病例，在评定了患儿的特征、潜力和运动积极性后，治疗师需要与康复团队和家长沟通所提议的跑步机训练目标。

有关跑步机训练的更多信息，请参见第 13 章。

第3章 偏侧痉挛型脑性瘫痪
The Child with Unilateral Spastic Cerebral Palsy

Liliana Zerbino　Psiche Giannoni　著

张艺馨　钟雪飞　译　　张　婷　廖朝颖　胡　芮　校

根据欧洲脑性瘫痪监测（Surveillance of Cerebral Palsy in Europe，SCPE）组织的分类，脑性瘫痪（cerebral palsy，CP）的偏瘫形式被归类为偏侧痉挛型脑性瘫痪（unilateral spastic cerebral palsy，USCP）。在各种类型的儿童脑性瘫痪中，这是最常见的类型之一，占脑性瘫痪患儿总数的30%（Stanley 等，2000；SCPE，2000），并且该数据并未随时间的推移发生显著的变化（Krägeloh-Mann 和 Cans，2009）。虽然这些患儿通常能够达到良好的独立生活水平，但这种形式的脑性瘫痪存在许多姿势动力学问题，并且患儿习惯自发使用未受影响的健侧手，从而导致双手运动协调障碍。此外，许多研究报道表明，USCP 患儿存在感觉障碍，导致其上肢在立体感知、本体感觉和触觉辨别方面受到限制（Wingert 等，2008；Riquelme 和 Montoya，2010 年）（见第 9 章和第 13 章）。

偏瘫可以是先天性的，由产前或围产期损伤引起；也可以是后天性的，继发于生后一年内发生的损伤。得益于磁共振及其相关分类系统的应用，我们可以识别损伤的位置、大小和时间，更好地关注到损伤的类型和程度（Niemann，2001；Himmelmann 等，2016）。基于这些标准，Cioni 等于 1999 年提出了偏瘫形式的四种分类。

- 分类 I：病变发生于妊娠早、中期，即妊娠的前 6 个月，主要是与早期神经元迁移障碍相关的脑畸形（皮质发育不良、巨脑回、蛛网膜囊肿等）有关。

- 分类 II：病变发生于妊娠最后 3 个月或早产儿，由于脑室周围白质软化或脑室周围白质出血，偏瘫对侧脑室周围白质中可能存在囊肿和胶质增生区域。

- 分类 III：病变发生于妊娠末期；因此，它涉及到有围产期困难，并且大脑中动脉区域卒中导致皮质下病变的足月儿。如果病变累及基底节，则可以观察到运动障碍（Cioni 等，2010），尽管这种偏侧肢体肌张力障碍的形式很少见。

- 分类 IV：病变发生于出生后，可能由神经系统感染、头部损伤或血管畸形等引起。

USCP 患儿在日常生活活动（activities of daily life，ADL）、散步、体育活动和社会参与等自主功能获得方面的预后是良好的。但如果存在共患病，则可能出现影响获得这些自主功能的后果。患儿可能有视觉异常（见第 11 章），为此需要对他们的视觉功能进行准确评定（Guzzetta 等，2001）；他们可能出现注意力和执行能力障碍（Bottcher 等，2010），如躯体感知不良之类的感觉障碍，包括触觉障碍（Auld 等，2012）、躯体感觉辨别障碍（McLeane 等，2017）和行为问题（Goodman 和 Graham，1996；Parkes 等，2009）。患有 USCP、精神发育迟滞、小头畸形或严重神经损伤的患儿常可出现癫痫，这可能对预后和康复干预结果产生负面的影响（Karimzadeh 等，2010）。

继发性肌肉骨骼问题通常在儿童期和学龄前

期开始出现，可能需要使用矫形器、药物和（或）随后的矫形外科手术进行治疗。

考虑到这些患儿可能会出现各种各样的问题，在整个临床决策过程中，有必要让多学科团队与家庭一起协作。

偏瘫患儿非常活跃，能够独立达到神经发育的各个阶段。因此，它们在粗大运动功能分类系统中被归类为Ⅰ级（Rosenbaum 等，2002）。治疗的主要目标是改善患儿的功能，包括行走和患侧上肢的使用，以及双手活动，这在第 9 章中有详细说明。

相对于儿科医生来说，患儿的家庭成员通常是第一个怀疑患儿的运动发育有问题的人。他们常常首先发现患儿用一只手拿玩具的次数比另一只少，用得较少的手通常保持半闭或握拳，以及患儿头部向最常使用的手的那侧旋转得更多，或者一条腿踢起来的力量比另一条腿小。

专业人员可检查到其他的体征，如偏侧运动障碍、全身运动异常（患侧不安宁运动缺乏）（Prechtl，1997）。在这方面，许多学者指出，不安宁运动缺乏是诊断脑性瘫痪的可预测的和可靠的因素（Hadders-Algra，2004；Bosanquet 等，2013；Cioni 等，2014）。其他值得关注的症状包括身体两侧不对称，肌力和肌张力的改变，有时还伴有癫痫。这些不对称的损害导致患儿早期的姿势 – 动力学、视觉 – 感知定向朝向健侧，从而导致在身体两侧之间将来会产生显著的感知冲突。例如，仰卧的患儿长时间保持头部朝向健侧，事实上影响了他们的感官体验、探索及与环境的关系。即使是照顾者也会不由自主地强调这一点，他们常常把自己置于患儿的健侧，如在情感交流、喂食、换尿布、给患儿洗澡时等。

USCP 患儿的临床特征
- 患侧肌力降低，同时伴有运动功能减退。
- 身体两侧不对称，运动协调障碍。

- 肢体远端的肌张力增高。
- 感觉和知觉障碍。
- 肢体运动协调障碍。
- 患侧承重能力降低。
- 神经心理障碍。
- 可能合并癫痫。

一、偏侧痉挛型脑性瘫痪的自然病程

（一）仰卧位

中线定位和控制的重要性

中线平衡定位能力使患儿能够拥有许多重要的基本能力并获得新技能。

- 头部自由前屈和旋转，也会激活躯干前部和下部的肌肉。
- 肩胛带的稳定性有助于手 – 眼协调，以及在伸手和抓握时盂肱关节前屈活动的稳定性。
- 在运动模式生成中枢的协助下，蹬踢的变化增强了下肢和腹部的肌肉力量，增加了核心稳定性。
- 触觉体验会带来更多的身体认知：能保持中线平衡的患儿可以更容易地触摸到自己的手、腿和脚，并将其放入口中以逐渐增加触觉输入。对运动的热情、对视觉探索的重视、与成年人的互动、对感知和交流的好奇都为眼 – 手 – 口 – 脚功能协调和双手活动奠定了基础。
- 中线的稳定性使身体能够向两侧旋转；腹斜肌的活动有助于姿势转换，如向两侧滚动，然后回到仰卧或俯卧位起始位置。

尽管患儿有偏瘫障碍，但他们仍然能够向两侧移动，不过患侧盂肱关节的 RoM 较小，并且肩胛带会出现错位。近端肢体肌肉的运动困难阻碍了手部远端功能性运动的出现，这通常是家庭成员首先观察到的症状。

在患儿的神经发育过程中，USCP患儿可能会错过一些重要的能力发育阶段。例如，在生后第1年的第4～6个月时，患儿应获得在中线上定位并伸手抓取物体的能力。抓取物品也许能够完成，但由于受姿势－运动和感觉－知觉问题，以及肩部肌肉无力的制约，运动序列往往不准确。这意味着患儿将难以在中线上组织双手活动，这项技能在患儿不对称紧张性颈反射消失时发展起来，通常在4月龄左右。

在USCP患儿中，肩胛带中存在的错位同样也出现在骨盆带，无论是水平面还是冠状面的错位，都会引起蹬踢的改变。胎儿在宫内生活期间已经在体验和训练其自然节奏和同步特征的蹬踢能力。出生后，在运动模式生成中枢的支持下，患儿的自发蹬踢活动锻炼腹部和下肢肌肉，通过暂停和运动的交替训练自发运动技能，并且腿部的运动有利于触觉体验，患儿也会为了探索目的学习移动（Thelen，1994）。

对于偏瘫患儿，缺乏完整的仰卧位蹬踢经验，并因以下原因而改变。

- 在健侧活动期间，患侧肌肉的肌力会改变，肌张力也随之增高。
- 关节活动度随之减小，运动的灵活性和选择性降低，如在胫跗关节。
- 身体各部位对位不良，偏瘫侧的上下肢带旋后，导致上肢前伸、腿部前移困难。这可能会导致胸肌挛缩，骨盆与髋部先在外旋时发生固定错位，当患儿变得更加活跃时，在内旋时也出现错位。

（二）俯卧位

家长常在患儿醒着时把他们以俯卧位放置，但患儿并不喜欢这种姿势。例如，在更衣台，或地板的地毯或垫子上玩耍时。在用前臂和手支撑以保持头部向上、使用躯干和臀部的伸展、将重量从一侧转移到另一侧时，患儿常感到困难。因为偏瘫侧常保持不动或被身体的重量卡住，患儿更倾向于不倚靠偏瘫侧（图3-1）。他们会开始几乎只使用健侧手臂和身体，而健侧越来越有能力补偿患侧的运动和感觉限制。

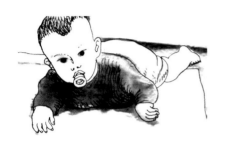

▲ 图3-1　偏瘫侧支撑困难

（三）爬行

没有认知问题的患儿会有强烈的运动动机。USCP患儿就像运输笨重的行李那样，通过"运输"他们"与众不同"的患侧来学习改变位置（图3-2）。偏瘫侧总是被落在后面，下肢固定在伸展位置，髋关节固定在内旋位置，使张力更高，限制了关节活动度，而身体健全的儿童则通过髋关节外展和外旋交替进行下肢的屈曲和伸展。

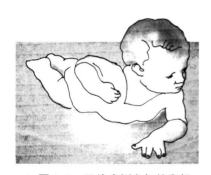

▲ 图3-2　无偏瘫侧参与的爬行

偏瘫患儿通过更快的移动进行代偿，以避免需要面对众多环境的变化，如果他们移动缓慢，他们将不得不面对这些变化。患儿健侧的负重和平衡能力是很好的，但患侧则是粗糙和混乱的。作为远程接收器"容器"的脑部，主要接收健侧的信息，因此它接收的信息仅限于部分输入，而不是全面的信息。

（四）侧翻

从仰卧位开始，患儿可以自发地向偏瘫侧翻转，因为运动是从最活跃的一侧发起的。然而，患儿不能成功转向患侧，因此无法达到躯干完全伸展且身体两侧力线对齐的俯卧位姿势。

（五）坐姿

当小患儿最初由家长帮助维持坐位时，他们患侧躯干肌肉的活动性很差，妨碍了他们正确组织运动并朝向中线位置。患儿从婴儿期到幼儿期到儿童期以非常不对称的方式从仰卧位独立地转换到坐位，将整个重心转移到健侧，这不仅是因为双侧肌肉力量的失衡，也是因为患侧的感知障碍。

骨盆在偏瘫侧水平面上向后错位，使健侧的腿部易于伸展和移动，但会影响患侧腿部的外展和屈曲。通过这种方式，患儿可以拥有更宽的承重面，他们可以很快学会使用这种姿势作为一种补偿性功能策略，以提高他们抵抗重力的稳定性并感觉更安全。

坐在地板上的 USCP 患儿主要通过健侧臀部负重来实现向周围积极主动的快速移动，而患侧处于落后位置。

类似的问题也发生在患侧肩胛带收缩上，这导致患儿不能正确旋转躯干，使上肢前移以实现有效伸展。

即使站起来，患儿也会使用健侧手臂依靠或抓取物品，一旦坐下来，他们就会使用健侧手臂进行各种探索和操作活动，健侧手臂成为患儿的主利手。

患侧不稳定的肌肉运动能力和健侧的过度活动逐渐强化了身体两侧的不同状态：健侧运动逐渐变得活跃，而患侧则呈现出关节活动度变化很小的稳定状态。

这种运动能力的不平衡使患侧肌张力增加，从而出现联合反应，导致患儿很快就会采取这种运动作为保护措施来稳定姿势。因此在开始任何活动之前，患儿都会激活这种运动（图 3-3）。

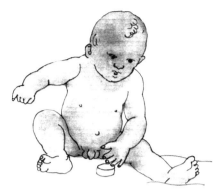

▲ 图 3-3　右侧由联合反应和张力增加引起的典型姿势

许多关于这些患儿健侧上肢功能能力的研究已经发表（Williams 等，2012；Tomhave 等，2015；Picelli 等，2017；Hawe 等，2020；Burn 和 Gogola，2021）。此外，对患有脑卒中和严重上肢受累的成年人的其他相关研究指出，健侧手臂并没有人们想象的那么熟练，因此需要与患侧肢体一样受到关注（Sainburg 等，2016；Maenza 等，2020；Pellegrino 等，2021）。

什么是联合反应

通常，"联合运动"和"联合反应"两个术语之间没有区别。但是，尽管两者在某些方面有共同点，但它们的含义并不相同。联合运动主要在人们学习新技能期间可以观察到。

另一方面，联合反应（有时也称为运动失调模式）发生在需要运动控制的情况下，而患者的运动控制能力尚未完善。它们是中枢神经系统重组的积极征象，并表现为一种刻板的模式。这些模式招募通常不用于执行特定任务的运动单元，如保持直立姿势或行走，这需要良好的平衡技巧。如果频繁使用，这些模式可能会被整合，因为对于完成任务非常有用，以至于它们有时甚至在有效启动任务之前几秒钟就出现了（Bassøe Gjelsvik，2008）。

因此，联合反应被认为是姿势适应困

难的可见结果，其表现为肌张力的增高和关节活动范围的暂时减小，如上肢更加强直和屈曲。

在此基础上，患有 USCP 的患儿进行治疗期间，他们经常在执行任务期间甚至之前表现出联合反应，要求患儿控制或甚至"抑制"联合反应是没有意义的。相反，有必要了解导致该问题的原因［如肌肉无力和（或）本体感觉问题］，然后研究运动和感知觉成分等因素，以提高未来完成相同任务的能力。

此外，与所有过度强直性恢复反应一样，这些反应不符合 Henneman 原理，即渐进神经支配定律（见第 7 章）。

神经病理学中的联合反应可由不同因素诱发，如承重任务（平衡、转移、负重等）、选择性精细运动和高度情绪化状态（害怕跌倒或兴奋）。

坐姿的优点
- 首次实现抗重力姿势的自动转换。
- 增加对周围环境的视觉探索。
- 增加了双手操作的可能性。

坐姿的缺点
- 不对称性增加。
- 增加肌肉 / 关节僵硬度（挛缩、未来的回缩）。
- 偏瘫侧可能存在感知障碍。
- 加强代偿性动作。

（六）跪姿

USCP 的患儿很容易从坐姿转换为跪姿，方法是用健侧手抓住支撑物，然后向上拉起自己。对于他们来说，通过四点位的姿势进行俯卧 – 跪姿转移更为困难，因为后者涉及四点位支撑及一

系列复杂的重心转移、旋转、立直反应和平衡。

当 USCP 患儿移动和自行组织运动时，可以很容易地观察到上述大多数征象。
- 偏瘫侧滞后。
- 身体两侧承重分布不均。
- 从冠状面看上下肢带对位不良。
- 患侧髋关节屈曲，髋部伸肌无力，所有三个平面上的选择性运动减少。
- 存在上肢的联合反应，有时还涉及口腔，这是由直立转移困难引起的。

（七）半跪姿

USCP 患儿跪下后想要靠自己站起来时，仅用健侧的手抓住一些在面前的支撑物，并将重心完全转移至一侧（图 3-4），使他们能够利用屈肌协同作用将自己向上拉起，从而限制躯干的直立伸展。然后，他们将患侧腿向前半抬，刚好使前脚在地面获得最小支撑。他们通过这样短暂负重，可以使健侧腿向前快速移动，然后使该腿有效成为站立的承重腿。通过这种方式，患儿保持只依赖健侧，最后拉起偏瘫的腿。

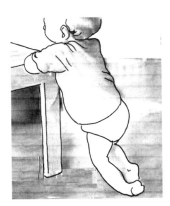

▲ 图 3-4　USCP 患儿从典型的"假性半跪"转为站立

利用速度进行各种体位转换是偏瘫患儿的一种功能性策略，以克服他们在姿势动力学上的困难。

除了上述"快速"策略外，站立时，健侧同时承担负重、稳定和移动（执行功能性运动）的任务，而患侧腿部在髋关节、膝关节和踝关节的

活动度降低，通过增加整个下肢的张力来稳定，同时上肢也可能出现联合反应（图 3-5）。

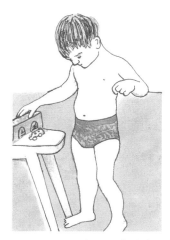

▲ 图 3-5　USCP 患儿的典型站立姿势

跪姿的缺点

- 缺乏对双腿之间负重差异的感知体验，因此存在支撑面上控制重心的问题。
- 减少了支撑基础，导致平衡问题。
- 减少髋关节伸肌的肌肉招募，增加髂腰肌的张力，以稳定受影响的关节。
- 代偿策略的强化。

（八）站立位

与健全儿童相比，USCP 患儿获得站立能力所需的时间更长。由于他们的健侧手经历了各种类型的抓、握和支撑，因此他们可以依靠抓取、推动或上拉等活动而站立起来。

在站立位时，可以观察到一些典型特征。

- 重心向身体健侧偏移。
- 患侧处于后位、髋关节半屈曲和下肢外展，以支撑更少的体重。
- 肌肉和关节僵硬度增加，主要在远端。
- 患侧下肢感觉障碍，尤其是足部，表现出抓握反应，并在地面上支撑不稳（见第 6 章）。
- 上肢出现肩外展、肘关节屈曲、尺侧偏斜和握拳的联合反应（图 3-5）。当存在运动障

碍时，上肢前伸、外展并向内旋转，手腕固定，半握拳。

- 如果患儿站着玩游戏，他们最有可能使用健侧的手，如果他们难以保持直立姿势，则会躯干向前弯曲，倚靠在一个支撑物的平面上。

（九）蹲姿

从站姿到蹲姿的转换（如在功能上用于从地板上捡起物体）与站立姿势的肌肉控制完全不同，因为该运动是朝向重力的，因此需要精确控制离心肌肉的运动，以调节姿势变化时的速度。

USCP 患儿会自然地激活各种代偿方式，以便能够进行这种动作转换。

- 增加支撑面宽度以获得更高的稳定性。
- 将重心更多地转移到健侧。
- 由于髋关节的外展肌和稳定肌活动减弱，使患侧腿的髋关节内收和内旋。
- 出现上肢的联合反应，以控制转移过程中的姿势变化（图 3-6）。

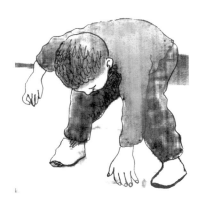

▲ 图 3-6　站立 - 下蹲转换过程中联合反应的手臂姿势

所有这些代偿都增加了身体两侧不同部位之间的偏移，并使所有姿势的变化更加不稳定。

（十）侧身行走

与向前行走一样，侧身行走意味着重心从一条腿转移到另一条腿，但不同的是，转移需要交替激活双侧髋关节外展和内收，以保持髋关节伸展。然而，USCP 患儿第一次进行直立侧身运动时，会寻找任何类型的前部支撑以保持平衡（沙

发、桌子、椅子等），并始终朝着健侧方向移动，偏瘫侧则落后。

控制重心转移过程中涉及的各种类型和方式的努力都会增加肌肉僵硬度，因为除非在治疗师指导下，患儿都会避免将重心转移到患侧。这种困难不仅可能由损伤的运动成分造成，还可能由感觉障碍引起。这些障碍会造成环境信息输入的混乱，因此患儿更喜欢依赖来自健侧的视觉、听觉和触觉本体感觉等信息。

（十一）行走

临床经验表明，USCP 患儿比正常患儿行走晚几个月（约 17/24 个月），即使他们在很短的时间内获得了这种能力。治疗师必须在他们的工作计划中考虑到这一点，因为他们知道，如果患儿很快学会走路，他们就会很快使用更多的代偿方式学会跑。

虽然有些青少年在患有严重癫痫和（或）认知关系障碍情况下，行走功能会受到损害，但很少有患儿未能达到行走水平。

许多科学研究表明，USCP 患儿表现出不同类型的偏瘫步态。1987 年，Winters Jr 等是最早提出这种形式脑性瘫痪步态运动学分类的作者之一。他们根据骨盆、髋部、膝部和脚踝的矢状面运动学，以及每种运动类型中涉及更多的肌肉，描述了四种类型的步态模式。

- 类型 1：摆动相的足下垂。
- 类型 2：真性马蹄足，在支撑相和摆动相中踝关节过度跖屈。
- 类型 3：小腿三头肌痉挛或挛缩，摆动相时踝关节的跖屈，由于腘绳肌 / 股四头肌共同收缩导致的"膝关节僵硬步态"。
- 类型 4：涉及髋关节的更严重形式，在支撑相末期髋关节不伸展。

后来 Rodda 和 Graham 在 2001 年提出了一种运动学分类，该分类进一步分析了除矢状面以外的其他运动学平面运动的模式。例如，他们关注

患侧肢体的内旋和内收，以及骨盆旋转，这在严重的 USCP 中经常能观察到。此外，这些作者描述了一种非常常见的模式，即在支撑相末期，膝盖过度伸展（膝反张）。此外，对于确定的每种模式，Rodda 和 Graham 给出了最合适的治疗干预方法。

事实上，在摆动相，偏瘫患儿的骨盆通常向上倾斜，这导致他们在旋转过程中拖曳患侧的腿前进，这与成年患者的偏瘫步态非常相似。

此外，在行走的各个阶段，患侧上肢在维持稳定性和平衡方面起着重要作用。特别是当患儿行走时，可以观察到明显的联合反应，类似于生理上的中间保护位置，肩部外展、外旋、肘部屈曲、前臂旋前、屈腕、拇指内收和手腕尺侧偏斜（Gage，2004；Galli 等，2012；Bonnefoy-Mazure 等，2014）。

持续使用相同的步行代偿策略会导致某些肌群的提前收缩，主要是患侧下肢，从功能角度来看，这可能需要进行矫形外科手术。

行走的优点

- 获得走动的自主权。
- 个人空间的体验。
- 改善社会互动。

行走的缺点

- 下肢肌肉早期挛缩 / 收缩导致肌肉僵硬度增加。
- 下肢主要关节的活动度降低。
- 偏瘫侧对输入的感知精细化程度较差。
- 患侧上肢运动模式的多样性减少，并受到联合反应的阻碍。

二、实用建议

USCP 患儿的问题不仅与运动障碍有关，还与感觉 / 知觉 / 行为和认知障碍有关。因

此，有必要将重点放在不同目标上，这需要多学科的详细干预。

治疗师干预的不同目的

- 对患儿（自主性和生活质量）
- 有利于身体两侧各部分的功能整合。
- 促进患侧上肢的功能性使用，即使仅在执行运动技能时起到辅助支持作用。
- 促进患侧髋部和下肢其他部位获得更具选择性的运动。
- 帮助年龄较大的患儿进行自我管理，以保持包括肌肉在内的软组织的固有特性。
- 帮助患儿（也通过口头表达）管理他们因身体两侧不同能力之间的对抗而产生的愤怒和沮丧的情绪。
- 必要时，通过不同专业人员的参与，加强心理和教育方面的支持。
- 鼓励患儿参加体育活动，如游泳、排球、皮划艇、滑雪等。
- 对父母和照顾者（日常管理）
- 提供患儿日常家庭管理方面的教育和咨询：如何在手臂中支撑和移动患儿（怀抱和搬动的技巧），如何将患儿放置在各种座椅（婴儿椅、高脚椅、婴儿车、汽车座椅、父母的自行车）上，以及之后坐在三轮车上等。
- 建议如何在白天促进身体各部位的力线对齐，并培养患侧的探索体验（如触摸父亲的胡须，用脚接触浴缸表面，使用四肢玩大玩具等），温柔地激励患儿，避免不可能的要求。
- 寻求专业人士（如心理学家、家庭治疗师、精神科医生）的必要支持，以处理患儿出生所带来的痛苦，以及他们与兄弟姐妹的关系问题。
- 解决一些教育方面的问题，如尊重患儿的选择，避免向他们提出达不到的要求。

- 对于治疗期间
- 评定身体各部分之间的关系，加强无力肌肉的训练，以获得更多功能性的身体对称姿势。
- 开展涉及身体两侧所有部位的整合性功能活动任务。
- 注意任何联合反应并找出其原因。
- 引入与结缔组织、肌肉组织和神经组织相关的活动，以防止或延迟其内在的改变（见第 7 章）。
- 评定患儿的运动能力和最终出现的感知觉问题。
- 建立个性化家庭计划以支持治疗目标。
- 与多学科治疗团队一起评定和规划对矫形器、药物和（或）外科手术干预的需求，以预防 / 减少肌肉骨骼畸形。
- 选择并调整装备，以促进日常生活、书面交流能力等（见第 9 章）。
- 通过与眼科医生和视觉康复师合作治疗视力障碍，帮助视觉发育（见第 11 章）。
- 为存在视觉、行为和学习问题的患儿的教师提供帮助。

（一）将婴幼儿抱在家长怀里

在教给父母和看护者怀抱技巧时，治疗师首先应解释患儿身体不同部位在三个运动平面上对齐的重要性。

【建议】

- 将患儿抱在怀里的各种姿势和方式描述如下。
  - 父母和其他护理人员可以竖着抱患儿，将健侧靠在身体上，患侧放在外侧。家长的一只手放在患儿患侧臀部上，另一只手放在同一侧的腋窝下，手指放在肩胛骨的内缘，以利于肩部外展和抵消肩部向后。为了获得躯干的对称性，家长通过增加身体上下肢带之间的距离，来拉长和对齐躯干。

- 患儿可以被抱在父母身体的一侧，下肢外展，髋部屈曲，父母的动作与之前一样。

- 也可以竖着抱患儿并将其患侧靠在父母的身体上，患儿的手臂和肩膀仍靠在父母肩膀上，父母可以使用如前所述那样的手法调整身体。

- 患儿可以背靠父母胸前被抱着。这样的话，父母需要用一只手臂支撑患儿的骨盆，另一只手臂将患侧肩胛带向前拉（图 3-7）。

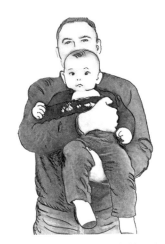

▲ 图 3-7　背靠在父母胸前的患儿

- 另一种姿势是让患儿坐在父母的腿上，在他们前面放一张桌子。父母可以外展患儿双腿。桌子的高度应与患儿的腋窝高度齐平，以便于肩部可以向前屈曲 90°，方便支撑上肢。放置好后，家长可以用患儿的手、喜欢的玩具、用眼睛和手探索周围环境等方式进行各种游戏活动。

- 与前一种情况一样，父母将手臂放在患儿的胸部，穿过腋窝，将手放在患侧肩关节后面，检查躯干力线对齐情况，将患儿患侧手臂向前移动，并稍微旋转身体腰部两侧，然后鼓励患儿环顾四周寻找游戏、人物等，同时肩胛带保持水平对齐。

- 治疗师可以与家长商量，以决定其他抱患

儿的系统姿势，如袋鼠包、婴儿车、背包等。

（二）仰卧

患儿仰卧位治疗的主要目的是训练中线上的主动定向能力、眼 - 手 - 口 - 脚协调的成熟度，获得为独立坐姿做好准备的平衡技能。

【建议】

- 促进良好的姿势对齐。
  - 将患儿放在 U 形枕或小楔垫上。
  - 放松颈部和躯干后部肌肉。
  - 头部和躯干对齐，以及肩胛骨位置向前。
  - 上肢朝向中线放置。
  - 通过屈曲髋部，将骨盆提离地面和引入涉及腹部肌肉的运动，促进躯干后部肌肉的放松。

- 改善对周围环境的视觉探索。
  - 促进与患儿面对面互动和眼神交流。
  - 通过面部手势、表情和模仿、听觉输入和言语交流策略的使用，提高并延长与患儿眼神交流的质量和持续时间。
  - 练习患侧的眼对眼追踪技能，慢慢向侧面移动，然后回到中线。
  - 治疗师用小而快速的动作移动他们的面部，以引起侧视运动，特别是朝向有问题一侧的空间。

- 促进肢体的感觉运动主动性和协调性。
  - 做激活运动以募集重要肌肉，例如腹横肌和腹直肌。
  - 鼓励患儿观察和触摸他们身体的各个部位。例如，帮助他们用患侧手触摸健侧的手，并将它们放到一起移动，或者从对侧将脚抬伸到嘴边。
  - 促进眼 - 手 - 脚 - 口协调，建议与身体不同部位进行游戏，如患儿抓住脚，脱下袜子，拍手或脚，用四肢抱住一个又大又轻的球等（图 3-8）。

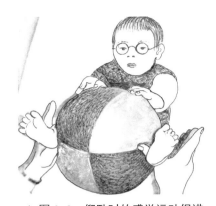

▲ 图 3-8　仰卧时的感觉运动促进

经获许转载，改编自 European Bobath Tutors Assoc

○ 鼓励下肢同时移动和（或）有节奏地交替弯曲 / 伸展以进行主动蹬踢；如有必要，给予一些初始感觉输入，以获得更合适的运动模式。

– 为患儿提供各种触觉本体感受体验。

○ 建议双脚所有区域与各种表面、物体和游戏的触觉交互，涉及不同类型的触觉（压力、振动等）、质地、介质、形状、温度等。

○ 为手部提供所有相同类型的活动，如玩不同粗糙度的海绵（如厨房海绵）或淋浴手套。

（三）侧翻和俯卧

从仰卧位开始，治疗师可以通过吸引患儿的好奇心并引导他们进行积极的移动等任务来激励患儿。

- 仰卧→半侧身和侧身。
- 仰卧→俯卧。
- 仰卧→在家长手臂上翻身以改变姿势。
- 仰卧→坐。
- 仰卧→侧身→俯卧→侧身坐。
- ……

这些姿势的变化没有严格的顺序，但顺序取决于许多因素。

- 患儿对周围环境的好奇心。
- 患儿的感知特征。

- 移动的动机。
- 患儿与家长关系的特征。
- 治疗师引导运动的能力。

仰卧位的每项运动都可以实现几个目标，包括以下内容。

- 启动更多运动单位以维持姿势肌的激活。
- 所有腹斜肌参与上下肢带间旋转，以及受损侧肢体所有肌肉参与运动。
- 通过触觉 / 本体感觉输入增强感知，尤其在患侧。

【建议】

- 通过翻转患侧，促进从仰卧向侧卧的转换。
  - 验证身体不同部位之间的关系，以及上下肢带在冠状面和水平面上的正确力线对齐。
  - 一只手放在患儿大腿内侧上部，保持患侧髋关节伸直，另一只手抬起患侧上肢并向外旋转，为翻滚和负重体验做好准备（图 3-9）。当患儿处于中间位置时，也要保持患儿的主动性。

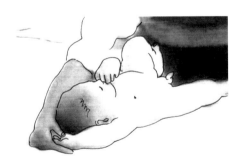

▲ 图 3-9　准备从患侧翻身

  - 激励患儿翻滚，激活患侧活动，并保持中间位置；例如，患儿转向半侧身和（或）在仰卧 / 俯卧之间来回移动。
  - 确认患侧的髋部保持良好的伸展状态，以及手未处于握拳状态。
- 通过翻转健侧，促进从仰卧到侧卧的转换。
  - 如前所述，再次确认身体两侧的力线对齐情况。
  - 确认患侧肩胛骨和肩部的活动性，放松所有紧张的肌肉，有助于肩胛肌的伸展和手臂前伸。

- 让患儿主动移动和旋转患侧，然后转向健侧。
- 确保患儿以髋部伸展、身体两侧正确对齐的姿势转换为俯卧位（图 3-10）。

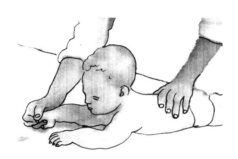

▲ 图 3-10　从仰卧翻身后的俯卧位

（四）俯卧

俯卧姿势很重要，因为它代表了患儿第一次独立完成抗重力任务。它包括头部和躯干的直立、臀部的伸展和两上肢的支撑。

如前所述，尽管 USCP 患儿通过激活其"最佳"侧并朝向患侧滚动进而越过患侧，自发地从仰卧位移动到俯卧位，但治疗师训练患儿向两侧滚动也是有用的。

【建议】

- 俯卧位时，对患儿前臂进行有效支撑。
  - 保证身体各部分与直立的头部和躯干对齐。
  - 保证肩胛骨的正确位置，并放松肩关节肌肉，以尽可能增加盂肱关节的活动度。
  - 检查肘关节是否屈曲在 90°，并且患侧手是否完全张开，以促进双侧前臂的支撑，为承受直立躯干的重量做准备。
  - 通过肩关节向肘部施加轻微压力，进一步强调前臂和手的重量感知。
  - 提出简单的游戏活动，刺激冠状面上的反复小幅度主动重量转移活动。
  - 如有必要，在患儿肩胛带下方放置一个小

的楔形垫或滚轴，以促进躯干的伸展和对齐。

- 努力改善平衡。
  - 帮助患儿转动头部，从一侧前臂向另一侧前臂轻微移动，让患侧上肢参与主动负重，如看父母的脸或最喜欢的玩具。
  - 建议使用不同位置、高度和距离的物体对健侧上肢进行伸展任务，以促使躯干伸肌主动运动并参与患侧的负重（图 3-11）。

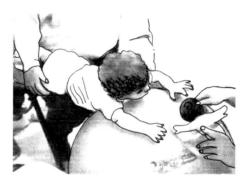

▲ 图 3-11　实现患侧肢体负重支撑的任务

- 倾向于使用患侧手臂向前伸展，首先募集外旋肌，肩胛骨在胸腔上移位，并向前伸展手臂（见第 7 章）。
- 与物品和人进行适当的互动游戏，通过手腕背伸、手张开和拇指外展培养上肢的运动主动性。
- 根据患儿的个人主动性调整治疗方案。例如，用手推床面，倚靠弯曲的肘部、用偏瘫侧手或双手触摸面部、搭积木等。
- 在所有这些活动中，确认患儿的体重均匀分布在四肢和骨盆上，并且患侧髋关节得到伸展。
- 如果患儿在治疗台上，注意将他们的足悬在台面以外，以抵抗马蹄足，并促进胫 - 跗关节的选择性运动（图 3-12）。

【注意】

- 对于所有治疗活动，最好让患儿脱掉衣服，以便治疗师能够直接通过视觉和手的触感反

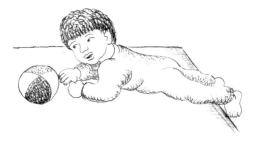

▲ 图 3-12　双脚悬空，俯卧在桌子上

经许可转载，改编自 European Bobath Tutors Assoc

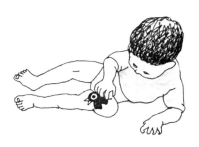

▲ 图 3-13　转移到患侧负重的坐姿，并使用患侧上肢进行支撑

馈肌肉活动。这些肌肉可能太过无力或太紧张和（或）过度活跃。如果患儿很小或很脆弱可以穿紧身衣。

（五）独坐

尽管 USCP 患儿可以以非常不对称的方式单独完成他们的动作，但他们在俯卧转移到坐位时会遇到困难，因为他们不会自发地使用患侧手臂。在这个体位转换过程中，当患儿用身体的不同侧倚靠时，他们会收到不同的信息输入。因此，建议治疗师首先手法引导这一位置变化，以便患儿能够专注于某些感官的感知，否则他们在匆忙进行动作时，会不可避免地丢失这些感知信息。之后，随着患儿获得新的能力，治疗师应逐渐减少引导。

建议的目标如下。
- 用前臂、手腕、手部承重。
- 平衡控制。
- 不同姿态下的姿势转换。

【建议】
- 坐位转移的建议，包括对患侧上肢的支撑。
  - 检查患儿的手臂是否有效接触支撑面以将身体上推转移到坐姿（前臂内侧接触支撑面，手张开以便使用指尖和小鱼际隆起更多地接触支撑面），并且髋部是否处于主动负重的位置。
  - 通过言语鼓励和触觉／本体感受输入，让患儿主动坐起来，始终检查下肢的承重情况和平衡反应（图 3-13）。

- 应让患儿在朝着更抵抗重力的方向移动时有时间去逐渐适应与周围环境的新关系。治疗师可以让患儿保持半坐位和（或）直接回到坐位，可以改变顺序，从而激发他们的合作。
- 建议使用健侧上肢支撑转移到坐位。
  - 检查肩部和躯干的肌肉无力或过度僵硬情况，如有必要，应首先处理这些部位。
  - 检查肱骨头进入肩胛盂的位置，纠正任何牵拉和内旋。
  - 使用近端抓握，当患儿使用健侧手臂上推支撑起自己时，将患侧手臂沿对侧髋部的反方向向前拉伸，以帮助患儿开始转移。
  - 激励患儿尽可能积极主动地移动，检查患侧下肢伸直和外展的平衡反应。
- 支持并鼓励患儿尝试不同的坐姿转换方式。
  - 俯卧→侧坐，由患侧支撑。
  - 一侧侧坐→旋转→另一侧侧坐。
  - 仰卧→俯卧→旋转→长时间坐。
  - ……

（六）坐姿

坐姿可以通过多种方式达到和保持，治疗师应对患儿的任何主动性运动持开放态度，并准备好迅速抓住机会来支持他们的行动。不强制以"对称"的方式治疗他们。患儿可以尝试不同的坐姿，每种类型的姿势都可以发挥治疗作用。

患儿可以采取以下坐法。

- 侧坐。
- 久坐，姿势不必对称。
- 坐在桌子沿或桌角上。
- 坐在长椅或凳子上。
- 由家长抱在怀里，坐在腿上或背在背上。
- 坐在球上。
- 骑在儿童自行车、三轮车、滚轮、长凳、椅子等上。
- ……

这些坐姿建议的目的如下。

- 以更复杂的抗重力姿势改善躯干的直立伸展和平衡反应。
- 练习下肢和双脚负重。
- 促进中线定向和双手活动，以实现功能独立性。
- 拓展空间定向力和探索能力。

【建议】
- 为良好的 BoS 准备条件，以提高患儿坐姿的稳定性。
  - 让患儿坐在长椅或结实的凳子上，双脚支撑在地面上；如果躯干过于弯曲，则在患儿臀部下方插入一个小的楔形垫，使骨盆前倾，脊椎进一步伸展。
  - 检查骨盆在矢状面和水平面上的位置和承重情况，使两脚在同一水平线上对齐。
  - 检查双脚，尤其是患侧，是否与地面接触良好，并承受一定的身体重量；为了使有缺陷的脚充分接触地面，通常需要提前手法放松软组织和（或）激活肌肉（见第6章）。
  - 治疗师手法通过膝盖向脚跟施加轻微压力，以增强足部承重的感知。
- 促进患儿对周围环境空间感知的运动任务。
  - 将患儿的兴趣集中到他们面前的空间，向前并略微靠下方。

(1) 请患儿从地上捡起一个大球，拿着它，并把它举得高一点。

(2) 要求患儿用足部去感受一些没有见过的小物件，然后看着它们，把它们捡起来（图 3-14）。

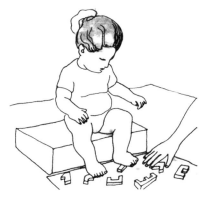

▲ 图 3-14　涉及足部感觉的运动任务

- 改变物体表面的特征：冰冷、粗糙/光滑、干燥/湿润的表面，向上和向下倾斜的物体表面。

【注意】
- 应避免对患儿提出过高和过难的活动要求，因为这些要求不仅对患儿没有帮助，而且会唤起相关的负面反应，造成不必要的、强烈的情绪感受，如焦虑、愤怒和沮丧。

（七）桌前坐

坐在桌前做一些活动非常重要，因为这会让患儿为将来的日常活动做好准备，如吃饭、穿衣、玩耍和写作。它还能促进患儿参与社会、教育和社区生活，如游戏小组、幼儿园和学校等。

【建议】
- 为使上肢在桌面上有良好的支撑，进行以下操作。
  - 首先检查躯干和两侧腰部，以及肩胛骨的位置是否对齐。
  - 如有必要，松解肩部旋内肌群，训练薄弱的旋外肌群活动；调动肋部上的肩胛骨活动。
  - 按照第2章和第9章的建议，引导上肢放在桌子上的位置，使肢体不会处于前臂旋前，腕部尺侧偏斜和握拳的典型异常姿势中。

－注意手与表面的最初接触：手与表面的摩擦有助于稳定手臂的位置，有利于中线定位和平衡（见第 6 章）。

- 促进不同的感官体验。
  －推荐有利于对物体进行触觉探索的活动，旨在发现功能操作的可能性（关于"启示"的概念：Gibson，1979，1988）（图 3-15）。

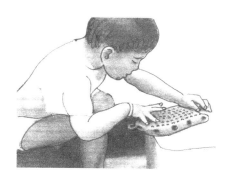

▲ 图 3-15　触觉探索

－推荐做一些能够刺激患儿触觉障碍侧手臂和手的活动，如可做需要双手一起握住并移动的动作（图 3-16 和图 3-17）。

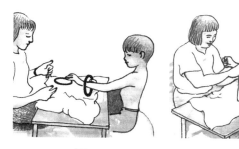

▲ 图 3-16 和图 3-17　训练穿衣和脱衣

－推荐玩耍大型玩具的活动，因为这些活动不可避免地需要使用双上肢。
－鼓励患儿让受损的上肢参与游戏活动以改善功能。

（八）无足部支撑的坐姿

虽然足部有支撑的坐姿有利于躯干的主动直立和身体的稳定，但没有这种支撑的坐姿更具挑战性，需要更多的平衡技能。

如果这种活动会引发恐惧和知觉困难并引发

相关的反应，则应向患儿提供本体感觉输入，如在关节部位进行负重训练。

【建议】
- 让患儿在三个运动平面上感受负重重心的转移。
  －让患儿坐在治疗床较长的那一边床沿，可以紧挨着他们以使其感到更安全。
  －检查躯干是否保持直立且对线良好，是否存在任何肌肉紧张或无力的情况。
  －检查前臂未旋前时肱骨头在肩胛盂内的位置，促进手腕的背屈和手的张开。
  －努力使手接触床面，使其成为支撑点；使受损一侧的骨盆为重心转移做好准备（图 3-18）。

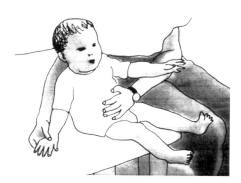

▲ 图 3-18　手臂支撑下坐位的平衡反应

－引导患儿将重心稍微转移到患侧肢体上，让患儿用健侧手臂拿他们面前的玩具。确保他们的肩部仍然与床面保持力线对齐。
－一旦手臂的支撑和坐位平衡反应能有效地发挥作用，就可减少甚至停止人为的引导。
- 逐渐引入更具动态和挑战性的活动。
  －正如 Schmidt 的运动学习理论（Schmidt，1975）所建议的那样，安排具有可变性特征的类似任务活动，需要不同的问题解决策略和身体其他部位的参与。例如，安排患儿玩相似的物体，但具有不同的重量、密度、质地和位置的特征，方便患儿可以富有想象力地玩耍。

（九）骑跨坐姿

当坐在如"平衡车"或没有踏板的三轮车这样的移动支撑物上时，患儿可以锻炼平衡和患侧下肢的承重功能，还可以学习交替的有节奏的下肢运动来移动和探索环境，这是一种"为行走做准备"的功能活动，有助于锻炼之后的行走技巧。

【建议】

● 训练下肢有节奏的运动。

– 让患儿坐在平衡车或类似的汽车 / 动物形状的带轮子的玩具上，这样在看护人的监督下，患儿可以学习并享受移动的乐趣。

– 将带轮子的玩具调整至最稳定的模式，并对座椅的高度和宽度、把手的高度进行调整，以使在髋关节、膝关节和踝关节之间有适当的角度。

● 检查 / 创造患儿活动的条件。

– 检查并在必要时修改车把，以方便患儿抓握。例如，选择 U 型车把，增加车把直径，调节把手宽度，使用紧固件或带 Velcro❶ 魔术贴的手套（图 3-19）。

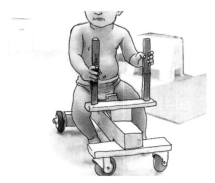

▲ 图 3-19　幼儿自行车的改造

– 检查双下肢的有效负重，如有必要，人为地通过患侧膝关节向脚部施加轻微的压力，以加重受损侧的负重。当患儿尝试用脚向前和向后移动时，鼓励其练习患侧下肢脚跟到脚趾的运动，这也是步态分析中

推离阶段的基本机制。

– 支持患儿的所有尝试移动的兴趣和意图，包括主动走动，从跨坐姿势站起来，然后再次坐下来，从物体上爬过去，又爬回来等。

【注意】

● 当坐在一个移动的玩具上时，幼儿通常先学会向后退，然后再向前走。与此相反，USCP 患儿自发地倾向于只向后移动，而不是向前移动，并且患肢的髋关节处于内收和内旋状态。这种运动模式会增加肌肉的僵硬程度。因此，治疗师需要进行干预，确保患儿学会向前移动，并向照料者分享必要的训练指征。

（十）半跪姿势

有多种方法可以实现从其他姿势转移到站立的姿势。最常见的情况是，年幼的患儿通过半跪姿势从地板上站起来，而年长的患儿则可以从许多不同的姿势站起来，不过最常见的是从坐姿开始（见第 2 章）。在对 USCP 患儿进行半跪到站立的姿势转换之前，治疗师应确认躯干是直立、骨盆是否适当倾斜，以及腿部是否支撑良好，这些都是躯干最终能否快速有效直立起来的基本要素。

对这些患儿来说，通过半跪到站立的训练尤其值得尝试，因为这需要一条腿先伸髋并承重，而另一条腿先屈髋，并在起立时接替承重的任务。这对于患侧下肢来说是一个很好的练习，因为可以在伸髋和屈髋位均进行支撑功能训练。

建议先进行患侧髋伸展训练，由此可放松患侧髋关节前屈肌群并重新募集患侧背侧伸肌肌群，特别是臀肌。

【建议】

● 创造一个有利于半跪姿势转换的环境。

– 存在任何感知觉问题的患儿可能会感到半跪姿势非常不稳定。因此，治疗师应紧贴患儿，并将他们的身体作为维持患儿半跪

---

❶ Velcro Ltd., Knutsford (UK), www.velcro.uk

姿势的依靠或本体感觉的参照物。

- 如有必要，应创造一个具有更多边界的半封闭环境，如椅子或长凳之间的走廊式空间，让患儿站起来感觉更自在。

• 训练从跪姿→半跪姿→站姿的转换。

- 通过建立功能 / 游戏目标，激励患儿站起来，为姿势转换做好准备。治疗师跪在患儿的后面或前面。

- 让患儿跪着，确认躯干和骨盆在三个维度上的位置；激活髋部伸展（臀大肌和臀小肌），以确保整个转换过程中的对线和髋部稳定性。

- 建议第一次转换时，健侧腿屈曲，而患侧腿伸髋并承重。

- 注意在从健侧腿在前的半跪姿转换至站立时，患侧腿主要依靠惯性完成并腿动作，而不是依靠屈髋肌群收缩；应首先通过促进腰大肌和股直肌长头的释放和伸长来支持这种运动。

- 当患儿达到站立位置时，恢复患侧髋关节的主动伸展。

- 如果患儿更熟练、更自信，可以让他们用患侧腿先行运动来体验负重的转换。在这种情况下，首先检查患侧腿是否通过募集臀中肌和阔筋膜张肌来发起运动，促进体重转移到健侧腿以及患侧腿的股直肌、髂骨和缝匠肌；其次，验证患侧腿股薄肌和长收肌的张力，以使股骨直立形成站立位并开始承受转移的负重（图 3-20）。

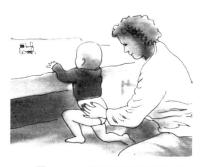

▲ 图 3-20　通过半跪姿势转换

- 如果患儿仍然不能很好地完成姿势转换，可以尝试在他们弯曲的臀部下放置一个适当大小的球，以增强他们的信心和能力，并让他们尝试在不同的方向上进行少量负重重量的转移。

【注意】

• 把半跪姿势训练的最终目标确定为站立起来非常重要，以便患儿能明确训练是为了实现他们站立起来这个最终的目标。

（十一）从蹲到站，再到蹲

掌握从低姿势到更直立的抗重力姿势的转换，对患儿来说是一项功能上的巨大成就。然而，同样重要的是，患儿要学会把自己放低到地面，同时在转换过程中保持良好的姿势控制，因为这意味着要让大部分肌肉进行离心收缩。下蹲尤其具有挑战性，因为它要求所有躯干后部肌肉、股四头肌和小腿肌肉都以离心的方式工作。

正如发育正常的儿童经常会降低自己的 CoM 来玩耍，从地板上捡起物品，坐在便盆上或蹲下抚摸猫咪一样，也可以建议 USCP 患儿进行同样的功能性活动。正如半跪姿势的转换，患儿可能能够自己完成蹲起姿势的转换，但方式非常不精确，因此，重要的是要训练他们在完成的同时能有更恰当的力线对齐和承重方式。

【建议】

• 训练从下蹲到站立的转换。

- 在开始转换到站立位之前，确认地面对两只脚的充分支持，如果有必要，放松患侧腿的腓肠肌，以改善对脚的支持。

- 鼓励患儿回到完全下蹲位，增加股四头肌沿两侧股骨纵轴轻微但可感知的拉伸力，以增强下肢的承重能力。

- 以同样的方式，促进患儿重心前移。

- 鼓励患儿站起来，同时用较轻的压力促进薄弱的股四头肌向肌腹方向收缩。

- 训练从站立到下蹲的转换。
  - 使用其他类型脑性瘫痪中用于站立 - 坐下转换的相同手法指导方案来促进患儿的下蹲：如下段所述，伴随患儿下降至完全蹲踞姿势，注意检查双脚重量分布是否均匀。
  - 根据患儿的能力，提出需要停止在不同下蹲高度的任务。例如，将玩具放在地板上或长凳上，以便患儿能够感受和管理髋关节 / 膝关节 / 踝关节的不同关节活动度。
  - 如果患儿熟练并有积极性，建议他们从蹲姿中向前倾斜，用健侧手臂拿放在面前的玩具，这样他们就可以主要依靠患侧下肢来支撑体重。

（十二）站立

如前所述，USCP 患儿尽管存在不同程度的功能障碍，但通过代偿策略，仍然可以使他们获得独立行走能力，即使这个过程比身体健康的儿童要晚。认识到这一点，治疗师应该预见并防止这些代偿策略的过度使用，使直立姿势更正确，步行更具有功能性和高效性。

- 在水平面和冠状面上使上下肢带对齐，特别注意患侧不能位置靠后。
- 检查骨盆在所有三个维度上的活动性。
- 患侧足与地面接触良好，以接受感觉输入，从而适当地组织和协调身体的加速并获得良好的平衡。

【注意】

- 在学习走路时，USCP 患儿会用速度来避免运动的不同阶段所需的准确性。治疗师需要集中精力在关键部位上，而不是对所有这些部位进行训练。因为他知道患儿会自己获得其中的一些能力。

【建议】

- 为患足在地面上的有效支撑做好准备。
  - 如果患儿已经站立，确认骨盆、肢体和脚的位置，并进行干预，松解紧张的肌肉（如肱三头肌），加强薄弱的肌肉群（如胫骨前肌）。要做到这一点，需要回到一个较低的位置，以便对肌肉群进行适当的募集，否则当它们过度参与维持较高的抗重力姿势时，无法实现肌肉的松解。
  - 调整足和腿，松解脚部紧绷的肌肉，并促进有助于增宽支撑基底的肌肉（如内收肌）的活动，从而提高稳定性（见第 6 章）。
- 改善三个平面上的负重转换。
  - 站在患儿面前，引入需要在冠状面和矢状面小幅度转移负重的游戏 / 功能活动，检查作为髋关节伸肌群和外展肌群的臀大肌、臀小肌部的主动募集情况。
  - 引入旋转双髋的活动，以改善患侧骨盆在水平面上的旋前功能，并在健侧移动时保持有效的负重稳定性。
  - 强调身体重量在冠状面的转移，可以把有趣的物品放在患儿的一侧，让他们伸手去拿，如果任务太难，则只需让他们转头看。在这些转换过程中，应调动臀部的伸肌和外展肌群。
  - 如果患儿不害怕与大的移动物体互动，可以用一个大的健身球来促进负重的转移（图 3-21）。

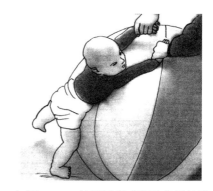

▲ 图 3-21　使用健身球帮助负重转移

（十三）单腿站立

训练单腿负重很重要，因为这在许多情况下

都是必不可少的。
- 在步行周期中的支撑相中用一条腿支撑。
- 上下楼梯或上下踏步。
- 越过障碍物，骑上三轮车或摇摆马车等。
- 进出一个容器（箱子、大篮子等）。
- 从一个物体上走到另一个物体上（图 3-22）。

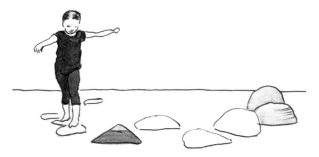

▲ 图 3-22　从一个物体踏上另一个物体

- 双脚交替跳。

特别是，患儿应能够交替地用双下肢支撑体重，以应对不同的感知体验。

【建议】
- 评定患侧下肢负重的有效转换。
  - 站在患儿面前，确认骨盆在水平面上的对齐，并确认两侧臀部通过充分募集臀大肌和臀小肌处于伸展状态。
  - 检查双侧肢体是否有主动负重，并安排一些活动，可以通过一些小动作验证负重的实际交替变化。首先患侧负重，然后健侧交替进行负重。例如，将体重转移到患侧，然后要求患儿将其健侧足轻放在治疗师的大腿上。记住要检查在这些运动中伸髋肌群的募集情况。
  - 通过将抬起的下肢略微向前、向后和向侧面移动，使患儿挑战如何通过调整他们的身体来保持稳定的姿势控制（图 3-23）。
  - 创造一个任务环境，例如，用健侧肢体爬上一个台阶 / 平台，进入一个装有有趣物品的大箱子；患侧髋部在支撑相应保持伸展。

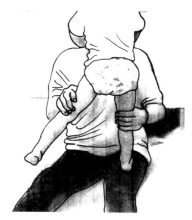

▲ 图 3-23　单腿平衡训练

  - 激励患儿用健侧腿做相反的动作，从台阶上走下来，从箱子的侧面、前面和后面走出来。
- 训练患儿作为第一运动者移动和抬起患侧。
  - 就像之前对健侧肢体所做的那样，创建一个有任务的环境，这次需要踏上楼梯或爬过障碍物。
  - 使用手法有效地募集臀中肌、腓肠肌和内收肌，同时放松肱三头肌和胫骨后肌；握住患儿的小趾，引导腿部轻微外旋并将足放在地上。
  - 从足跟接触地面至整个支撑相，均应控制髋关节和膝关节的伸展，以促进整个脚的负重。

【注意】
- 在患肢完全负重的情况下，如果膝关节过度伸展，需要考虑到伴有髋关节的屈曲。因此，在正确地调整膝关节位置时，基本都是有必要重新调整和伸展髋关节。
- 进出不同高度的容器、踏上及走下长椅、在倾斜的地面上行走、上下台阶、沿着有小障碍物的道路行走等活动，均可作为与其他患儿的互动游戏，在治疗过程中予以实施，也可以在家里或幼儿园中进行。

（十四）行走

步行功能的治疗旨在支持步态周期的基本组

份（支撑相和摆动相）的获得，即有效的负重、平衡和推进。进一步的训练应针对真实的、功能性的和具有挑战性的行走情境，让患儿在除治疗环境以外的环境中，进行有目的的移动。

功能性行走还要求以不同的持续时间、不同的速度和良好的耐力进行行走，在行走时做其他事情，如携带物品或说话。

在步态的各个阶段，治疗师应观察并在必要时指导患儿的动作。第 2 章和第 7 章讨论了指导和训练行走的技巧。

治疗师可在偏瘫患儿首次尝试行走时提供助行工具（椅子、稳定的手推车或助行器）让其推着走，这给他们提供了一个更宽的支撑物，增加了他们的稳定性，并帮助他们应付前面的开放空间。助行工具面向患儿这一面的高度应与患儿肩膀的高度一致，既不能太低也不能太高。因为太低可能导致屈髋和躯干不能直立，太高可能导致过度伸展和肢体僵硬，从而阻碍前进。

【建议】

- 验证姿势调整，以启动功能性行走。
  - 确认肩部和骨盆在三个平面上姿势的对位对线。
  - 为患儿建立一个功能性行走的目标，以激发其活动的积极性，如用双臂拿一个大玩具送给别人或收起来（图 3–24）。

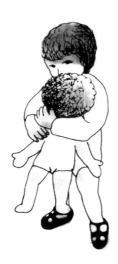

▲ 图 3–24　抱着一个大玩具走路

  - 首先验证肩胛骨的活动度和盂肱关节的关节活动度，然后根据任务和要搬运的物品的特点，在必要时指导其上肢的伸展和手部的打开。
  - 准备好与物体接触的手部的反应，对患儿的手施加轻度的压力，因为他们可能对触觉有回避反应。检查这一点，并确保这项任务不会引起相关反应。
- 开始步行。
  - 功能性行走的训练与针对 BSCP 患儿的训练有相同的特点（见第 2 章）。然而，对于患有 USCP 的患儿来说，更重要的是他们用健侧腿迈出第一步，患侧腿迈出第二步时，用股二头肌长头的惯性复位，而不是主动的同心圆运动，以免引发摆动模式的改变。
  - 检查患侧的骨盆带是否有效地向前旋转，以及步长是否适当。
- 训练患儿处理行走时的各种变数。
  - 安排不同的活动和游戏，旨在通过不同的运动序列给患儿带来不同的行走体验，这可能涉及以下内容。
  - ○ 基于一项任务的具体执行程序。
  - ◆ 在有或没有支撑的情况下，双向侧身行走。
  - ◆ 交叉迈步，交替使用双下肢。
  - ◆ 倒着走。
  - ◆ 踮趾步态。
  - ◆ 绕圈行走。
  - ◆ 进行 U 型转弯调头。
  - ◆ 沿对角线穿过房间。
  - ◆ 以不同步长行走：长和短。
  - ◆ 走路时脚步轻，声音小；反之，脚步重，声音大。
  - ◆ 快走和慢走。
  - ◆ 闭着眼睛走路。
  - ◆ 跳和跑。
  - ○ 基于客观环境的限制。

◆ 爬过沿路的障碍物。

◆ 上下楼梯。

◆ 沿着非常狭窄的地面行走。

◆ 走上坡路和下坡路。

◆ 在不同类型的地面上行走。

【注意】

● 年龄、功能障碍程度和主观需要在很大程度上影响了治疗师可以安排的活动类型和难度。一个青少年和一个成年人可以从跑步赶车的挑战中受益，同时做两件事，如边走边打电话，与朋友跳舞或在雨中撑开伞行走。

（十五）上下楼梯

● 让患儿准备好踏上他们前面的一个台阶。

- 在真实的环境中安排台阶情境，可能的话，就在像家庭环境中一样，使用楼梯通向患儿感兴趣的地方。

- 对于大一点的患儿，可以直接走到楼梯的前面；对于较小的患儿，可以提供一个他们容易应对的平台。在开始练习之前，检查他们的姿势是否正确。

- 站在患儿患侧肢体旁边，要求他们将健侧脚放在台阶上，同时确认两侧臀部肌肉是否被积极调动，以协助患侧髋关节伸展。

- 用与步行周期的摆动相启动时相同的方式来促进上楼，使患侧足跟上平台 / 楼梯上的另一只脚：使用远端手法促进胫前肌和腓肠肌的主动参与，将脚放在平台上。

- 当足放在地面上时，治疗师用手沿股骨轴线施加压力，协助他们将身体重量向前转移到支撑足上；在这个转移过程中，躯干也应积极地进行直立的线性加速。

- 用手轻微但精确地向肌腹施压，以协助股四头肌的轴线运动同时募集臀大肌来促进步态支撑相的完成。

- 根据患儿的能力、年龄和自身积极性，考虑到患儿不可能总是连续完成这两个步骤

的动作序列，因此也要计划在一段时间内只完成部分动作序列。

● 训练患儿以后退的方式下楼梯。

- 让患儿以后退方式下楼梯，在下楼时交替使用他们的下肢。

- 让患儿健侧肢体首先下降，并且通过对患侧腿部施加轻微压力来伴随下降，帮助患儿将重量保持在留在台阶上的那只脚上，直到另一只脚到达支撑点。

- 建议患儿先用患侧腿下降，记住后腿的运动是随着髋关节的伸展、髂腰肌和股直肌的伸长，以及臀大肌和腘绳肌的激活而进行的。还要注意前脚掌与地面的初始接触，这种接触在没有视觉反馈的情况下发生，需要更多的感知注意（图 3-25）。

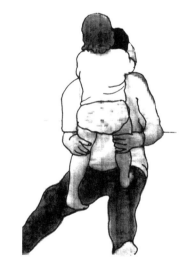

▲ 图 3-25　用患侧腿部下台阶

● 训练患儿走下楼梯。

- 由于患儿可能有空间知觉障碍，请护理者站在患儿前面，但要蹲下去一点。

- 站在他们的患侧旁边，让他们将健侧脚先放到台阶上。

- 因为患侧脚一开始很难承受重量，所以在另一侧脚下降的时候，用手按压患儿的膝盖以稳定他们的肢体。

- 当健侧足到达地面时，引导患儿患侧足以

不同的方式到达下层台阶。

① 如果患儿穿鞋，引导他们的患肢，将足置于地面。

② 如果患儿是赤脚，用手在跖趾关节处进行远端引导，促进踝关节的背屈，然后引导患儿的足到达台阶。

【注意】

- 当给患儿安排上下楼梯的任务时，重要的是要记住，就年龄而言，他们一次只能跨一个台阶，交替上下楼梯的能力以后才能获得。

- 对于年龄较大的患儿和青少年，上下楼梯训练应包括一系列严格的模式，以改善患侧的本体感觉输入。因此，重要的是，在治疗过程中，患儿要避免依附于扶手或周围的其他支撑物。在日常生活和工作环境中，情况会有所不同。在这些环境中，只需要功能性执行就可以了。

三、其他治疗方法

（一）强制性诱导运动疗法

基于 1980 年 Taub 对灵长类动物进行的行为研究，强制性诱导运动疗法（constraint-induced movement therapy，CIMT）于 20 世纪 80 年代初在美国首创。随后这项技术被应用于因脑卒中或颅脑损伤导致的成人偏瘫（Wolf 等，1989；Taub 和 Wolf，1997）。从那时起，它已成为一种用于累及上肢的不对称性运动损伤的康复干预措施，包括通过使用硬石膏、有硬质嵌件的手套、吊带、夹板、手托等，限制使用健侧手臂，促进密集地使用患侧手。CIMT 已应用于单侧运动神经损伤的患儿，目的是通过固定受影响较小的一侧上肢，来促进受影响较大的一侧上肢的运动和操作活动，对抗受损上肢的"习惯性废用"或"发育性废用"（Taub 等，2004，2006；Deluca 等，2006；Eliasson 等，2011，2018；Hwang 和 Kwon，2020）。

关于 CIMT 的各种文献报道了关于该方法应用的各种建议，包括约束类型、应用强度、建议环境等。最初，CIMT 对患儿和家庭来说是一种要求很高的治疗方法，需要在患者 90% 的清醒时间内使用一种支架约束装置，持续 2 周，并在专业人员的治疗课程中进行每天 6 小时的训练。此后，又提出了一种改良的治疗方法（mCIMT），即每天使用束缚物 2～3 小时，持续 1～2 个月，同时要求患侧手通过伸展和抓握任务进行高强度的活动（Charles 等，2006；Aarts 等，2010）。

应用 CIMT 意味着需要频繁大量地使用受损侧肢体，有可能出现各种问题，如患儿本身不愿意配合，或因为困难和失败而感到沮丧。此外，患有 USCP 的患儿可能在认知和注意力方面存在问题，治疗师需要知道是否需要安排并激励他们进行此类干预，以及如何根据患儿的协作水平和能力调整治疗方案。

2019 年的一项 Cochrane 系统综述回顾了各种 CIMT 应用的结果，不同数量和与其他干预方式的组合，如双臂强化治疗、双臂治疗和作业治疗。该综述报道了强化训练可取得一定的良好效果，但没有研究将 CIMT 与其他类型的康复方法相比较（Hoare 等，2019）。

（二）手 - 臂双侧强化训练

手 - 臂双侧强化训练（hand arm bimanual intensive therapy，HABIT）是一种用于非对称性上肢损伤的强化治疗，旨在改善双上肢运动功能，以及患侧手和健侧手的协调能力，因为"两只手优于一只手"，可以实现更好的功能（Gordon，2010；Gordon 等，2011）。HABIT 不考虑约束，而是通过游戏的方式进行训练，促进双手活动，特别注意患肢的运动，如稳定、合作和操作。

2014 年，Sakzewski 等报道 HABIT 与 CIMT 一样有效。同样，一项多中心临床试验（Fedrizzi 等，2013）对 105 名 USCP 患儿的 mCIMT 和 HABIT

与标准治疗进行了比较。在两组患儿中，接受 mCIMT 或 HABIT 治疗的患儿中，患肢在抓握、自发用手玩耍和 ADL 方面功能都有改善。这些改善在 6 个月后的随访阶段得以保持。这种强化治疗方法可以与其他治疗方法同时应用。

双臂训练已成为治疗脑卒中后上肢瘫痪的一种积极方法。然而，大多数研究都没有充分评定这一事实，即大脑半球间的抑制是动态任务依赖的，并且对脑卒中患者的神经康复有直接影响（Murase 等，2004）。此外，此类训练的理论依据尚未得到完全解释。2008 年，McCombe Waller 和 Whitall 认为，只要特定的训练方法与患者的基线特征相匹配，双臂训练可以改善脑卒中后单侧瘫痪上肢的功能。

（三）动作观察疗法

20 多年前，在猴子腹侧运动前皮层（F5 区）和下顶叶（PFG 区）发现了镜像神经元系统（mirror neuron system，MNS）（di Pellegrino 等，1992；Rizzolatti 等，1996）。理论上认为，当灵长类动物执行目标导向的运动动作时，以及当它观察到个体执行相同或类似的动作时，一类视觉运动神经元被激活，从而表明 MNS 在识别所观察到的动作和学习运动功能中起着重要作用。在这些研究的基础上，开发了名为动作观察疗法（action observation treatment，AOT）的康复方法，该方法提出将观察日常动作（如拿起物体、用杯子喝水等）和对同样的动作进行运动训练相结合（Ertelt 等，2007 年）。

这项技术已应用于患有慢性脑卒中的成年人及患有 USCP 的学龄儿童，显示出偏瘫上肢运动功能的改善（Sgandurra 等，2011；Kirkpatrick 等，2016）。鉴于 AOT 在脑瘫患儿中的应用取得了积极的效果，一些研究假设，即使是有疑似脑性瘫痪症状的患儿，也应进行早期干预（Burzi 等，2016），以便于观察和学习伸手和抓握。干预的

可行性取决于临床医生做出早期诊断的能力，从而指导患儿在 6 个月前进行康复训练（Guzzetta 等，2013）。

虽然有几项研究显示了这种疗法的好处，但其他研究结果则不太有利，表明该疗法仍然缺乏科学的确定性，并表明需要对 AOT 进行新的、不同的研究，以真正确定其在神经系统疾病康复治疗中的作用（Plata-Bello，2017）。

（四）运动想象疗法

运动想象（motor imagery，MI）是对动作的心理模拟，即想象一个动作而不是实际执行它。许多研究表明，真实动作和想象动作激活了大脑某些特定部位的相同区域（Jeannerod，2001）：前额叶皮质、运动前皮质、辅助运动区、扣带回、顶叶皮质和小脑。此外，真实行动和想象行动的时机也非常相似（Karlinksky 和 Flash，2015）。这些研究表明，针对技能活动的心理训练是有用的，尤其是"没有运动的运动学习"是可能的（De Vries 和 Mulder，2007）。相关人员可以想象身体的运动而不实际执行运动（运动想象），或者他们可以想象正在运动的物体（运动想象）（Decety，1996）。一些研究表明，在这些情况下，也有自主神经系统的参与（Sommerville 和 Decety，2006）：例如，当一个人想象自己在跑步或有人在跑步时，心脏和呼吸活动会发生变化（Paccalin 和 Jeannerod，2000）。

考虑到认知问题和运动规划障碍往往同时存在，应仔细评定这些方法在脑瘫患儿中的应用。

例如，在患有 USCP 的患儿中，运动规划也可能因无法使用运动想象而受到影响，因此 MI 训练可能是运动规划问题康复的有效起点（Steenbergen 和 Gordon，2006；Crajé 等，2010）。

AOT 似乎较 MI 疗法更有利于 MNS 发挥作用，因为后者需要认知参与，而脑瘫患儿并不总是能够满足该条件（Cuenca-Martínez 等，2020）。

第4章 不随意运动型脑性瘫痪

The Child with Dyskinesia

Liliana Zerbino Psiche Giannoni 著

江 伟 译 张明强 刘 玲 袁广燊 校

1871年，Hammond使用"手足徐动"这一术语（来自希腊语"没有恰当姿势"）首次描述不随意运动，其特征是手指和脚趾不能保持在任何可能固定的位置，以及持续不受控制的异常肢体运动。

不随意运动型脑性瘫痪约占所有脑性瘫痪病例的15%（Himmelmann等，2005），其特征是不自主、不受控制、反复出现、偶尔刻板的运动障碍，伴有显著的原始反射模式和肌张力的波动（Cans，2000）。不随意运动会被患儿的情绪状态、特殊感觉的不耐受、疼痛、消化不良和便秘等问题诱发或强化。不随意运动通常会在睡眠时减轻。

许多学者报道（Bobath，1977；Cans等，2007；Sun等，2018）推荐不随意运动这一术语常用于指代肌张力障碍和舞蹈症，两者有时可同时存在。传统上它们被一并纳入脑性瘫痪中的不随意运动类型。舞蹈伴徐动症是舞蹈症和手足徐动症的结合，舞蹈症表现出快速、不自主、不稳定、常常破碎化的运动，通常累及肢体近端，而手足徐动则由较慢、不断变化、扭动或扭曲的运动构成，主要累及肢体远端。

肌张力障碍的特征是持续或间歇性的肌肉收缩，从而导致异常的、重复的运动和姿势（Cans等，2007）。通常，肌张力障碍患儿比舞蹈症和手足徐动症患儿有更多的功能问题（Sun等，2018）。这些运动障碍都可在主动活动过程中诱发或强化，它们严重干扰并限制患儿的正常功能。

肌张力障碍主要是由于基底神经节、丘脑和（或）脑干的缺氧/缺血性损伤，损伤可发生在产前、围产或儿童期（Sanger等，2010），而丘脑和基底节病变也可出现手足徐动症（Krageloh-Mann等，2002；Monbaliu等，2016）。大脑白质损伤则会导致痉挛（Krägeloh-Mann和Cans，2009；Himmelmann和Uvebrant，2011）。

不随意运动通常累及患儿的全身，但在少数的偏侧痉挛型或共济失调–手足徐动混合型脑瘫中也能发现一些手足徐动症或肌张力障碍症状（Bobath，1966）。

此外，延髓损伤的患儿存在吞咽障碍和过度流涎，进而会影响他们的进食和营养状况。另外由于发声肌的受累，言语表达通常会有构音障碍（Scrutton等，2004）。

相对于双侧和偏侧痉挛型脑性瘫痪，癫痫在不随意运动型脑性瘫痪患儿中相对罕见（Mesraoua等，2019）。

不随意运动型脑性瘫痪患儿的康复方案不同于双侧痉挛型脑性瘫痪，因为不随意运动的障碍类型有自身特点。痉挛型主要是受限的运动模式和肌肉僵硬度的增加，而手足徐动和肌张力障碍型脑性瘫痪呈现以下特征。

- 极度多变的肌张力，僵硬程度持续波动。
- 维持身体姿势对称的障碍。
- 无功能性、无序性的运动。
- 存在原始反射（ATNR、STNR、Galant等）。

- 运动控制和协调的障碍。
- 上肢中线功能的障碍（如眼 – 手 – 口不协调）。
- 采用从远到近端的翻正反应策略（Ferrari 和 Cioni，2010）。
- 感知觉障碍。

手足徐动症通常多累及全身每个节段，呈全身性表现，而手足徐动性、肌张力障碍性偏瘫和共济失调 – 手足徐动混合型脑瘫在临床上是较罕见。

一、不随意运动的自然史

在早期，疑诊为脑性瘫痪的患儿有部分表现出严重的肌张力降低，一些作者称为"松软儿"，他们没有恰当的抗重力反应（Dubowitz，1969；Bobath 和 Bobath，1975）。1978 年，Milani Comparetti 将这些没有或缺乏姿势和运动控制的患儿描述为"木偶傀儡般"。首先，这种形式与其他类型脑瘫的初始状态没有区别，但后来他们通常演变为典型的不随意运动型脑瘫或共济失调型脑瘫。

随着患儿变得更加活跃和有环境体验反应时，运动活动就会逐渐被激活，其特征是不自主运动的出现。患儿开始移动时，首先会有轻微的不稳定，并且在近端和（或）远端关节有多余运动，使其难以掌握功能性技能。而共患肌张力障碍的存在对患儿来说又是另一个问题。

这些不随意运动型患儿也会有感知问题，他们难以感知环境特点，更难进一步理解他们与环境的关系，他们在被移动时容易引起恐惧和（或）高度警觉，如把患儿从床上抱起来，或者放到婴儿车里或抱在照护者的手臂上。这些患儿通常会被视觉、触觉、本体觉、前庭觉、听觉、嗅觉和情绪刺激所冲击淹没，他们无法有效过滤噪声信息，难以维持在一个合理的感知耐受阈值内。

（一）肌张力降低的患儿

在他们生命的第 1 年里，这些患儿很安静，通常睡得很多，不大哭，社交互动能力差，头部和躯干的抗重力控制很少。许多父母表示他们很难把患儿轻柔而安全地抱在怀里。事实上，抱稳这些患儿可能都是很困难的，他们需要其帮助来适应新的姿势或体位。父亲、母亲和患儿的三方关系对身体张力协调的影响也需要特别关注。Brazelton 行为观察模型可以作为患儿建立对父母依恋的有用工具（Brazelton 和 Nugent，2011）。父母需要接受指导来体验拥抱和其他基本的情感互动，以更好地建立患儿与父母的依恋。

肌张力降低的持续时间短暂、可变且不明确。通常手足徐动型的患儿在 18～24 个月左右因肌张力改善开始改变他们的运动行为，当他们试图主动运动时，可出现第一次手足徐动和（或）肌张力障碍表现。通常低张力期越长，运动和认知障碍就越严重。所以在生命的第 1 年进行有效鉴别诊断是必要的，因为肌张力降低不仅可以是脑瘫的临床表现，也可以是其他疾病的重要的病理学表现，包括代谢性、遗传性神经肌肉疾病和特殊的综合征等（Peredo 和 Hannibal，2009）。但及时确诊并不容易，需要大量的临床评估、仪器检查和住院诊疗等，这又会对患儿的发育和家庭内本已脆弱的平衡产生负面影响。

1. 仰卧位

在仰卧位这些患儿通常完全不动，并表现出"青蛙样"的姿势（图 4-1）：下肢屈曲、外展、外旋、足背屈。

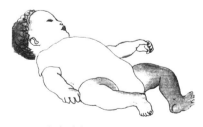

▲ 图 4-1　肌张力降低患儿的"青蛙样"腿部姿势

触觉与压力主要集中在身体的同一部位，因为他们不能改变自己的位置，所以所有的感觉信息都来自于他们身体的背部。

患儿头控非常差，经常首选向一侧偏斜。这种姿势可能会导致未来脊柱的错位问题。也可有不对称颈强直反射表现，有时可见弱的手抓握和同侧 Galant 反射。下肢踢蹬活动减弱甚至没有，刺激后很少同时产生双侧共同屈曲反射性运动。肌张力降低导致关节活动过度，有时候踝关节过度背屈，甚至可观察到脚趾触到胫骨。

患儿的腹式呼吸表现为一种表浅的、短暂的、自相矛盾的呼吸模式。胸腔的左右径比前后径宽，呈过度扁平；肋间隙由于肌张力降低而扩大（Seddon 和 Khan，2003）。

患儿与照护者的眼神接触受到其姿势维持和视觉不协调的影响，如不稳定的注视或过度注视。父母和患儿之间的交互关系在早期被患儿消极表现所抑制，这使得任何人际交互都变得困难。此外，肌张力降低所致的关节活动过度通常让父母感到担忧，因为他们担心在日常照护中会伤害到患儿。

2. 俯卧位

肌张力降低的患儿通常不喜欢这个姿势，因为他们无法像正常婴幼儿那样自主移动来廓清他们的呼吸道，而且他们也不会试图抬起头部（图4-2）。此外，自身体重对低张力的患儿来说太重了。俯卧位时的姿势也类似仰卧位，如同青蛙一样，导致这种体位的感觉输入来自身体的腹部。上肢处于屈曲和外展状态，手张开并与床面接触，这导致患儿不与环境有任何探索性接触。

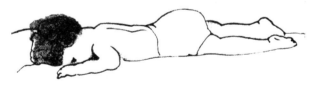

▲ 图 4-2　俯卧姿势的患儿

患儿的皮肤

结缔组织是患儿与环境互动中一个非常重要的交汇点。当它被改变时，外界刺激接收、处理和整合就会受到损害（见第 7 章）。低张力患儿的皮肤透明，薄而易脆，常过度出汗或皮温过冷，这是自主神经紊乱的症状。因此患儿对触觉刺激的耐受阈值非常低，在日常照护中需要照护人员的密切关注。由于这种感知障碍，患儿可感觉到衣服是他们的"第二层皮肤"，并将其视为与环境的自然边界，因此当被脱下衣服时，他们可能会表现出不适、痛苦和微弱的哭泣。

患儿的营养状况

肌张力降低的患儿难有正常的营养和非营养性吮吸，因为他们口周的肌肉极度无力，而且不能正常引出吸吮和吞咽反射。患儿在坐位时，嘴通常是半张开，可有流涎和吞咽障碍，嘴唇和舌体的运动功能较弱，食物会在嘴里停留很长时间。有时会出现严重的吸入性肺炎，需要住院治疗。当他们有明显的进食和吞咽困难时，可以选择胃造瘘术。这是一种肠内喂养形式，食物直接送入胃部，可确保足量的食物和水的摄入。因为吞咽进食障碍的存在，午餐和晚餐往往变得令人焦虑和担忧，而不是幸福和满足，父母常更喜欢采用他们认为更有效的喂养姿势，但这些姿势常是不科学且危险的。在这种情况下，与专门研究吞咽困难的语言治疗师取得联系是必要的，以获得关于合适进食体位的建议（见第 10 章）。

3. 家长怀抱患儿

肌张力降低限制患儿通过自主的姿势调整与父母进行交互（de Ajuriaguerra，1970）。父母试图找到怀抱患儿的合适策略，但他们很难处理这种肌张力降低所致的姿势维持障碍，正确的交互方法应该是温和的、渐进的、没有突然性动作。患儿应该被慢慢地抱起，能有机会注视家长的目光，并预判他们的周围会发生什么（图 4-3）。

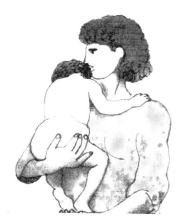

▲ 图 4-3 在父母怀里的肌张力降低患儿

4. 坐位

当患儿从仰卧位转换到坐位的过程中缺乏有效头控。坐着时头部经常向后或向前下垂，这会加重患儿的屈曲姿势（图 4-4）。当患儿坐着没有得到充分支撑时，身体可向各个方向倾倒，因此需要构建一个良好的姿势控制系统，以确保身体的各个部分的对齐稳定。

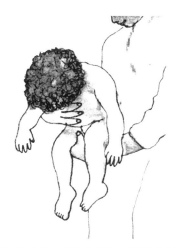

▲ 图 4-4 抗重力反应减弱的患儿

（二）手足徐动症的患儿

1. 患儿的第一次动作

由于他们运动经验和与环境互动的不足，肌张力降低患儿不能使用前反馈策略。那些演变为手足徐动症的患儿偶尔会产生一些不自主运动及间歇性痉挛表现，照护者可以将其解释为出现不适反应或企图改变姿势。当仰卧平躺时，他们可

以开始尝试一些基本的动作。在这种情况下，最简单的动作之一是建立桥式连接，只支撑起上半身和脚后跟，这个动作让他们可以开始探索周围环境，从而感到满足。

仰卧移动的优点
- 可主动行动，增加运动积极性。
- 新的感觉和知觉体验。
- 提高家庭满意度。

仰卧位移动的缺点
- 强化了伸展性共同作用和伸展失调。
- 增加颈部和肩带的紧张。
- 张口表现累及下颌，未来可能发生脱位。
- 流涎。
- 严重的眼 – 手 – 口协调障碍。

2. 侧卧位

从仰卧位开始，采用简化的半滚动策略，利用下肢的整体屈曲达到侧卧（图 4-5）。然而，由于难以进一步调整身体的上半部和其他节段，患儿不能自主转换到俯卧位。

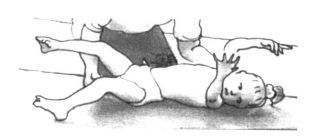

▲ 图 4-5 将躯体整体转到侧卧位

在侧卧位，患儿可以利用 ATNR 与交互对象接触。他们可伸出手臂触及玩具，在不使用视觉信息的情况下经历第一次远距接触。他们甚至可以学会有选择地使用他们的脚来获得进一步的感官信息和执行更复杂的功能。然后，患儿学习从仰卧位翻滚到俯卧位，首先移动受损较小的一侧，骨盆和下肢屈曲，以抵消肩带和颈部的伸展。在他们努力做这些运动时，我们可以看到他

们面部和口周肌肉的不自主收缩，如做鬼脸、伸舌、咂嘴、嘟嘴和噘嘴等。

3. 俯卧位

在俯卧体位，骨盆带水平会出现更多的屈曲性活动，这抑制了下肢的负重，并将部分负重转移到上半身（图 4-6）。这类患儿常发现自己处于一个非常不舒服的状态：上半身紧贴支撑面，很难匍匐向前爬行，除非他们学会利用一些间歇性的紧张性收缩来屈伸交替性爬行（Bobath 和 Bobath，1975）。

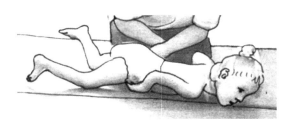

▲ 图 4-6　髋关节屈曲将负重转移到上半身

这类患儿常以混乱的方式做出水平移动，没有任何功能目的性，同时也无法过滤重要情绪成分和对环境体验的兴奋性，这又会诱发强化异常的运动，特别是在面部和四肢。

过度的活动和肌张力的波动所致的异常姿势常成为这类患儿用来表达情感和与环境交流的主要手段。日常的照护者都应意识到这一点，并通过这些现象了解患儿的情绪和需求。这可在患儿和照护者间形成一种特殊理解关系，而其他人常需要照护者帮助才能理解患儿在表达什么。

4. 坐位

从俯卧位开始，在骨盆带总是有紧张性收缩，随后慢慢开始下肢有伸展性活动，然后在肘部的支持下，上半身直立并坐在双脚跟之间。一些患儿甚至用前额作为转移的支撑点。足跟之间的宽支撑面可提供必要的稳定性去保持姿势，以便促使上肢进行一些功能活动。

患儿通常选择这样的坐姿：他们的手支撑在支撑面，以减少上半身的过度摇晃，或上肢在开链运动中经常利用 ATNR 产生一些功能运动。

在这个姿势下，患儿也可以学会"兔子跳"。这种运动策略在这种病理状态下却变得非常有效和令人满意，以至于患儿经常长时间采用它，反而没有动力去学习交替走步行。

跪坐的优点

- 第一个功能性抗重力姿势。
- 能独立移动（兔子跳）并探索周围环境。
- 能对环境的视觉探索。
- 能更好地使用上肢的功能。

跪坐的缺点

- 增加不随意运动，为稳定姿势加重了股骨内旋 / 内收。
- 抑制了替代策略的选择。
- 过度的体力消耗，以及产生运动失败的沮丧和无助。
- 发生髋关节脱位的风险。
- 可能的疼痛。

患儿很少采用伸腿坐，这种坐姿是一种非常不舒服的姿势，因为在下肢伸展时，重心会偏离支撑面太远，导致平衡维持障碍（图 4-7）。僵硬程度较低的患儿可以保持长时间坐位和下肢伸展，这样可扩大支撑面从而感觉更稳定（图 4-8）。这也会导致头部和上肢不在中线位置，对手眼协调、操作和视觉功能有明显负面影响，但手足徐动症的患儿非常能随机应变和富有想象力，他们坐在地面时常会采取的一些不常见的令人惊叹的移动方式。

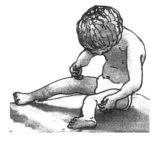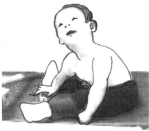

▲ 图 4-7 和图 4-8　长时间坐位维持的不同策略

因为患儿存在过度的屈伸交替运动，这使得患儿难以安全稳妥地坐在椅子上，但更有经验的患儿可用其他更有效的方式来维持坐位：利用一侧下肢或靠背与一只手臂（使用 ATNR）将自己稳定在椅子上，而另一只手臂接触和探索外界。

5. 站位

患儿站立的模式是可变的而且非常个性化。每个患儿都可通过肌张力的变化，从一个协同运动转移到另一个协同运动。

对于有不随意运动的患儿，难以保持稳定的站立姿势，因为站立时的重心高于其他体位，并且有更多的身体摇晃。为解决如此多的不稳定问题，这些患儿通常会晚至青春期前或青春期才达到自主维持站立姿势。

患儿可使用以下几种策略来稳定控制他们身体的不同部位，在这些策略下他们仅须控制更少的运动变量。

- "冻结"骨盆带和下肢关节，从而减少它们的运动，并能允许上半身更好地运动。
- 下肢外展以营造更宽的支撑基础，更好地控制重心的移动。

- 通过过伸颈部和下颌前伸来稳定头部，进而平衡整个身体的伸展姿态，并确保适度的视觉控制。
- 通过前伸和外展手臂来增加惯性动量，进而稳定身体，或采用前伸上肢，伸肘和合握双手来便于探索身前的空间。

尽管有这些策略，但不自主运动，尤其是头部的不自主运动，仍会导致站立的不稳定，因此需要持续地控制不自主运动，确保重心保持在支撑面内。为了克服这些问题，患儿通常保持骨盆向前，髋关节最大范围的外展 – 伸展，同时伴伸膝以控制站立姿势的摇晃。

6. 步行

肌张力较高的患儿有更好的机会实现行走的功能，因为身体僵硬是有利于躯体稳定的。但是步态模式仍有不确定、不对称、无节律和下肢过度屈伸运动等问题，从而表现为顿挫性、非线性的前进，并伴有肩胛带和骨盆非协调性的旋转。

为了方便行走和简化对下肢多关节运动的控制，患儿采用保持大部分关节达到生理极限的策略（见第 7 章），或采用主动肌和拮抗肌共同收缩的策略。

有时，利用其他的不寻常策略也能克服步行功能障碍，如快走或利用抓握衣服的袖子以保持上肢稳定，或快速瞥一眼空间中的某个参考点，即使因为不自主运动导致眼睛不能准确聚焦于靶目标，哪怕视觉仅仅接近目标也能有相应改善。

通过以上这些方法，手足徐动症的患儿会发现自己更容易在一个封闭的环境中或在一个已知、可控和可预知的空间中移动。

Oyos 等，2019）。

社会关系

患儿通常与成年人关系很好，并与其信任的人建立合作。他们相当有好奇心并且固执，并常对外界表现出无助、愤怒和沮丧行为。因此很难管理自己的情绪，在情境发生变化时，常需照护者的调解安抚。

沟通障碍

不随意运动患儿存在面部和口腔运动控制障碍（做鬼脸、过度张口、伸舌、流涎）和上肢手势异常（存在 ATNR，远端不自主运动，无分离性手指运动等）。口语可能出现得很晚，并有发音障碍和发音困难的特征。患儿通常说话很慢，音调异常，因为他们会在吸气相发声，所以有时会有爆破性和低弱的声音。语言交流往往是缓慢和费力的，以至于倾听的人常会试图打断其说话，进而去解读交流的内容。

感觉障碍

由核黄疸引起的不随意运动患儿常伴有感音神经性耳聋（Weir 等，2018）。

知觉障碍

手足徐动症患儿有很多知觉问题。他们很容易被环境刺激淹没，无法有效控制这些刺激，很难集中精力在单一刺激上并有效滤掉背景噪声。正常人使用的多模态策略，如同时观察和触摸，对他们而言是困难的。为了接近一个有趣的目标并在视觉上探索它，他们常不使用中央视觉而强迫自己使用周围视觉。当他们触摸或看一个物体时会出现回避反应，其特征是避免凝视和（或）将手/脚从刺激中收回来（Twitchell，1961；Bobath 和 Bobath，1975）。

视力障碍

不随意运动的患儿不断地受累于眼睛、面部、躯干和四肢的不自主运动。由于眼球运动依赖于头部运动，相应的视觉协调、扫视能力、视觉追踪和聚焦对他们来说变得困难（Jan 等，2001）。如前所述，患儿更喜欢使用周围视觉而不是中央视觉，并常采取一瞥策略。此外，他们使用"挤压凝视策略"来注视移动目标（见第 11 章）。由于身体错位，眼 – 手 – 口协调也是困难的。由于以上这些原因，早期的眼部、视觉、眼动和视知觉评定是非常重要且值得推荐的。

惊厥发作

有基底神经节病变的不随意运动患儿不太可能有惊厥发作，除非他们伴有皮质病变。因此部分患有急性缺氧损伤皮质的足月儿可能会有癫痫发作。在这些患者中，大脑 Rolandic 区是常见的致痫区（Sellier 等，2012）。一开始可能很难区分癫痫发作和存在不随意运动型脑瘫患儿的不自主运动。

7. 评定量表

为了评定肌张力障碍和（或）舞蹈样手足徐动症，提出了许多量表。下面列出其中一些早期到最近通常运用的量表（Stewart 等，2017）。

评定不随意运动型脑瘫患儿的肌张力障碍和舞蹈样手足徐动症的量表如下。

- Burke-Fahn-Marsden 肌张力障碍运动评分量表（Burke-Fahn-Marsden Dystonia Rating Scale，BFMDRS）（Burke 等，1985）。
- Barry-Albright 肌张力障碍评定量表（Barry-Albright Dystonia Scale，BADS）（Barry 等，1999）。
- 统一的肌张力障碍评定量表（Unifed Dystonia Rating Scale，UDRS）（Comella 等，2003）。
- 运动障碍儿童期评定量表 4—18 岁（Movement Disorder-Childhood Rating Scale，MD-CRS4—18）（Battini 等，2008）。
- 运动障碍儿童期评定量表 0—3 岁（Movement

Disorder-Childhood Rating Scale 0–3 Years，
MD-CRS0-3）（Battini 等，2009）。

- 运动障碍量表（Dyskinesia Impairment Scale，DIS）（Monbaliu 等，2012）。

二、对肌张力降低患儿的实用建议

对于肌张力降低患儿的管理和治疗应注重改善抗重力控制和对感觉信息的耐受性。

治疗师干预的不同目的
对于患儿（自主性和生活质量）

- 改善自主运动控制。
- 改善呼吸功能。
- 提高对刺激的感知耐受性。
- 促进对姿势转换的适应。
- 改善进食能力（口的开闭、吞咽、对不同食物质地和口味的耐受性等）。

对于父母和照护者（患儿管理）

- 为患儿的日常管理提供合适咨询（卫生、穿衣、姿势转换等）。
- 分享实践让患儿感到安全的拥抱方式。
- 评定并提供个性化的姿势和体位管理辅助工具（如定制的姿势系统、弹力带、压力服、护理枕头等）。
- 早期可推广用便利沟通方式（父母的凝视、声音、微笑、本体感觉、触觉接触等）。

治疗阶段

- 改善对特定的感觉输入（触觉、视觉、本体觉等）的感知耐受性。
- 通过增加运动负荷来提高肌肉力量。
- 迅速引入渐进的抗重力体验。
- 改善口腔运动控制，以支持喂养。
- 采用有用的辅具和矫形器以协助姿势控制。

（一）抱在父母怀里的患儿

肌张力降低的患儿被父母拥抱将有许多好处。

- 获得安全感。
- 有机会体验和学习适应第一个自然环境：父母的手和身体。
- 通过与父母双方亲密的触觉和本体感觉交互，促进感知觉和互动能力的成熟。
- 充分利用和父母所有的早期交流方式（如微笑、拥抱、咕咕叫、聊天、唱歌和相互模仿等）促进患儿同外界的眼神接触和交流。

【建议】

- 与父母一起了解在不同姿势下那些是恰当的抱握患儿的方式，例如。
  - 患儿被抱着时，其一侧与父母接触，肩部轻度内收（图 4-9），上肢向中线倾斜，下肢屈曲。在生命的第 1 个月，新生儿的眼睛可聚焦的距离为 25～30cm（母亲面部到胸部的距离），所以婴儿喜欢在出生后立即进行眼神接触和面部探索，并在大约 2 月龄时出现社交性微笑。
  - 之后父母可直接面对面抱着患儿，父母一只手臂环绕他们的肩膀并安全地支撑他们，另一只手臂则去稳定患儿的骨盆。
  - 当患儿长大些后，他们可以被父母用手面朝外抱着：一只手臂横向支撑患儿的躯干上部，另一只手臂固定骨盆区域及保持下肢正常力学对线。在这个体位，患儿便可以开始探索周围的环境。
  - 在最初的几个月里，护理人员可以使用婴儿袋或吊带（图 4-10）。患儿便处在一个

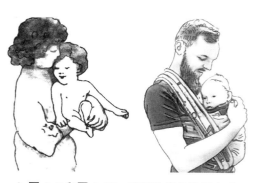

▲ 图 4-9 和图 4-10　不同的患儿抱握方式

有边界的安全空间里，去体验身体间的接触和抗重力姿势。这对于家长也很舒服，因为患儿这样抱着不易摔倒，而且父母的手是自由的，他们可以与患儿进行眼神接触，母亲也可进行哺乳操作等。

（二）仰卧位

由于肌张力降低的患儿常常不活跃，他们长时间仰卧，很难去改变体位，只能接受有限的感知输入。在治疗过程中，治疗师可以提出一些不同的姿势体验，当患儿适应新的感知觉输入时，可以促进他们的头部和躯干上部的抗重力姿势控制。

【建议】

- 仰卧位时给予患儿知觉体验。
  - 调整患儿身体的不同部位：头部应在中线上伸直，身体背部肌群应当被适当拉伸。
  - 检查一个 U 形枕头（无噪声填充物）或者一个支撑头部和躯干的楔形垫是否可以帮助患儿保持良好头位。
  - 轻抚患儿的肩膀，并把他们的双手放在中线上（图 4-11），接触照护者或治疗师的身体，以给予初步的身体轮廓感受。对齐伸展双下肢或固定住，把他们的脚放在床面，以促使其足部开始接收感觉刺激输入。

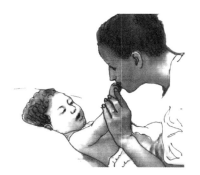

▲ 图 4-11　患儿在仰卧位时手的中线运动

  - 在患儿还不能控制身体的某些特定部分（如上肢或下肢）有效抗重力时，可以从远端到近端进行拍击来促进激活相应肌肉募集。

- 多与患儿进行眼神接触，并提高他们看自己手和注视、聚焦、平滑追踪自己喜欢的玩具的能力。
- 在日间可对患儿使用简易的姿势控制设备，如半倾斜的带有躯干侧方支撑的楔形或 U 形垫的儿童椅或车（半仰卧位）。

【注意】

- 治疗师的手应该总以一种精准的、确切的和愉快的感觉刺激方式去触摸患儿，因为轻的和其他不确定性的触觉刺激提供的是不清晰的信息。
- 按摩时给予患儿的积极触觉体验（McClure，2017）将非常有助于提高其对触觉感知刺激的耐受性和对自己的身体界限的认知。
- 穿衣和脱衣也是促使患儿获得愉快和安心的一个重要机会，尽管患儿早期的自主神经功能不稳定，有时会出现赤身裸体让患儿感到痛苦并用轻微哭泣表达不适的情况。

轻拍和手部按压技术

拍击是一种特殊的本体感觉刺激手法动作，由 Margaret Rood（1954，1956）开发，以增强肌肉活动。尽管近年来被忽视，但这种技术在某些情况下仍然表现出有用性（Bordoloi 和 Deka，2018）。

根据 Rood 的观点，对肌腹的拍击刺激会激发出纺锤波，这种波会如同拉伸活动样去激活脊髓水平的 α 运动神经元。

Berta Bobath 已应用手拍击法用于治疗脑瘫患儿的肌张力低下。例如，在一个肌张力降低或共济失调的患儿中，拍击可以招募更多的肌肉活动（Bobath，1977）。

治疗师应该始终意识到，这项技术只适用于脑瘫患儿肌张力低时的增强肌肉活动，而不是用于正常水平甚至更严重的强直或痉挛。

压力刺激和关节挤压是另外两种不同的技术，后者通常被称为"推拉"。在一个或多个同时参与运动功能的关节处，通过沿骨骼长轴施加压力 / 压缩，可促进肌肉收缩的协同作用和增强抗重力姿势的稳定性。

由于关节挤压技术有助于急促式运动障碍的运动控制，也成功地应用于不随意运动的病例治疗中。

治疗师应该非常谨慎地使用所有这些促通技术，不仅要实时验证它们的效果，而且要预判患儿的反应，以及观察患儿收到的不同的感觉输入量会发生何种程度的肌肉募集。治疗师应该始终调整他们的手法以达到同一效果；同所有的治疗一样，要适当应用它们，并反复验证它们的预期效果。当在脑瘫患儿中使用时，应避免触发不必要强直和（或）痉挛的过度产生。

（三）从仰卧位到坐位

从仰卧位到坐位转换在日常生活中反复发生，如从床上站起来。所以这类训练的目的是让患儿能序贯性控制身体多部位参与的协调运动。

【建议】

- 准备仰卧位的首个抗重力反应。
  - 将患儿放在一个 U 形枕或楔形垫上，站在他们面前，然后轻轻地将一只手放在患儿的胸骨上，给他们一个感知的参考点；随他们的呼吸节奏，突出呼气相阶段训练并持续保持与患儿的视觉接触。
  - 稍微向外旋转肩关节盂中的肱骨，然后将患儿的上肢向前拉至中线位。
  - 通过言语指令，轻拉等方法刺激他们逐渐抬起头，进而进行眼神接触交流。
  - 缓慢地引导患儿体位转换（图 4–12），促进其头部控制，并给患儿充分的时间来适

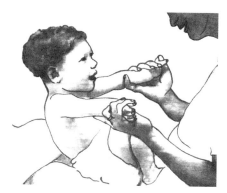

▲ 图 4–12　仰卧位到坐位转移

应新的体位感知。在让患儿恢复到仰卧位时需要格外小心谨慎。

（四）俯卧位

患儿在这个体位上通常感觉不舒服，但治疗师在这里应该逐步开始相应的治疗工作，并找到让患儿更容易接受的体位方式，比如趴在父母的身上（Pumerantz 和 Zachry，2018）。

在这个体位姿势下，患儿可开始体验张开手和臀部后伸后的负重感受，由此他们可就此开始建立他们的俯卧抗重力姿势反应。这种姿势有利于头控的出现，这也是种基本的环境视觉控制，是患儿进食、手眼协调等功能的前期基础。

【建议】

- 提供恰当姿势调整。
  - 让患儿俯卧在楔形垫上，沿垫子两侧放置两个制动辊；楔形垫的高度应在允许手和（或）前臂能与底座支架相接触的水平。
  - 调整身体的各个部分对齐，特别注意下肢的摆放位置，不要出现典型的低张力姿势，患儿的脚应悬于支撑面的边缘外。
- 诱发首次的主动抗重力反应。
  - 在头部和肩带上寻找首次的抗重力伸展反应：患儿应该用屈曲前臂和张开双手来支撑头部。如果抬起头太困难，头部仍然放在患儿的手上，也可让他们先适应这个位

置，让患儿体验手－口接触。在此之后，可使用温和的拍击技术，来重点改善从支撑物上抬头和刺激头部向各个方向旋转。

- 一旦在半俯卧姿势获得头部抗重力能力，便可在略不同的其他场景训练头部控制，例如在没有楔形垫辅助下的平卧体位。

- 然后尝试让患儿把脸放在他们自己张开的手上休息；这项操作需要屈肘姿势来支撑头部的重量，这就训练了更小支撑面下的抗重力维持。

- 使用拍击和压缩技术来增加颈部和肩膀的肌肉收缩活动：把一只手放在患儿的头上，同时用另一只手握持住他们的手腕。轻轻反复在头部→肘部沿直线方向拍击，进而在上半身寻找一些积极的抗重力反应。在俯卧姿势上，患儿可以收到大量的感觉信息（载荷、压力等）。

- 通过视觉接触来加强头部的抗重力伸展：例如，让一个照护者面对面地站在患儿面前，或用一个有趣的玩具来吸引患儿的注意，以唤起注视同抬头的共轭，从而维持抗重力的头部伸展位。

- 准备让患儿应对其他姿势。

  - 让患儿俯卧在一个小的滚轴或楔形垫上，在那里他们可以用自己的前臂和张开的双手撑地。

  - 采用以下方法促进上肢和头部垂直抗重力。

  ○ 轻柔的压力和（或）关节挤压技术，沿肱骨轴处理肩带到前臂区域。

  ○ 手法维持躯干稳定，用一只手在胸骨前，另只手支撑住其胸腰椎，通过轻拍加压。

  ○ 诱导训练患儿从一手到另一手的最小的重物转移，以训练其对重量的感知，而不是专注于运动本身训练。

  ○ 转移重物到一侧前臂，并引导另一侧前臂向前触摸面前的重物：其首要工作是维持

肩带周围肌肉的稳定性，然后激活肱三头肌，从而促进上肢伸展去实现目标任务（见第 7 章）。

  ○ 让患儿经历一些姿势的变化：例如半侧躺、侧卧、仰卧和翻身；如果能力允许的话，让他们转为坐姿。

【注意】

- 患儿可以一直趴在治疗师的腿上，父母则位于患儿前面，这样可有利于其头控和与父母交互。

（五）辅助支持下的坐位

患儿可能因肌张力降低而无法在坐姿时做出恰当的抗重力反应。重要的是，照护者需要坐位训练让患儿感知到来自这个姿势的感知觉输入，并要捕捉他们坐位时的每一个小反应。

当患儿处于支撑坐时，可改善以下功能。

- 头部控制。
- 视觉功能。
- 躯干的抗重力支撑。
- 骨盆上的负重感知。
- 下肢的触觉和本体觉感知。
- 脚在支撑面上的正确放置。

【建议】

- 推荐坐在父母大腿上进行治疗的坐姿体验。

  - 让父母或照护者坐在患儿背后。

  - 在这个位置上，你的身体与患儿背部接触，有力支撑他们并传递安全和恰当触觉、本体感觉输入，还促进抗重力肌肉活动。

  - 确认躯干对齐和保持垂直。

  - 如果患儿难以维持躯干对齐垂直，可采用从头顶到脊柱向下温和的按压技术，来募集更多的伸肌活动，进而通过翻正反应来改善患儿躯干的正确对齐和保持垂直姿势（图 4-13）。

- 在身体的其他部位上使用拍击技术。

  - 沿着脊柱轴线轻轻拍击肩带；评估治疗后

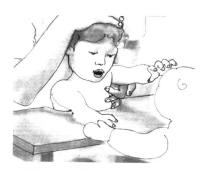

▲ 图 4-13　从头顶开始的挤压技术

躯干是否已伸展良好，骨盆是否向前倾斜。

– 把患儿的双手贴在一起（图 4-14），从远端到近端点拍击，偶尔可就此改善肩部前屈的程度（图 4-15）。

– ……

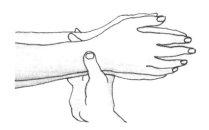

▲ 图 4-14　握持患儿腕部

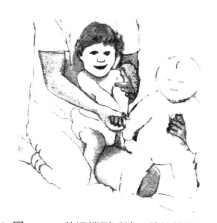

▲ 图 4-15　从远端到近端手臂的拍击技术

● 核心稳定性：躯干与重力的相互作用。

– 在患儿身后轻微推拉患儿，观察他们是否能在视觉促进的帮助下保持稳定，如在看父母或一个有趣的玩具。治疗师在患儿身后轻微推拉，观察他们能否在视觉的协助下保持躯干稳定，例如在患儿看父母或有

趣的玩具时做这一操作。

– 如果患儿保持直立位困难，用一只手放在他们的前胸给予一些触觉、本体觉刺激输入，还可在胸腰椎水平给予压力以诱导骨盆向前倾斜。

● 检查不同体位姿势下的躯干伸展情况。

– 让患儿坐在治疗台上，治疗师坐在他们面前；治疗台高度应适合他们把脚放在治疗师的膝盖上；通过手法训练躯干下部的稳定性，从而增强他们大腿和脚的负重能力，进而促进下肢主动伸展以抗重力。

– 让患儿双腿跨在治疗师的大腿上，坐在内凹的桌子前，患儿则可以把前臂放在桌面上，利用从近端到远端的拍击技术，来促进上肢对负重的感知。

– 让患儿坐在小长凳上，确认患儿的脚放在脚托或地面上，同时臀部不能有过度外展；治疗师站在患儿的面前或背后去诱发一些主动的上肢运动（图 4-16）。

– ……

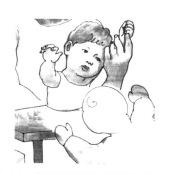

▲ 图 4-16　通过玩耍活动促进上肢主动运动

（六）站立位

站立位有着更高的重心，这对于患儿来说要求特别高。他们可能还处于肌张力降低到出现不自主运动的过渡阶段，因为他们自己不仅要处理异常的运动问题，还要处理对环境的感知问题。

患儿可能还不能维持站立位的抗重力姿势，因此可以使用下肢矫形器来提高他们的稳定性。现在有很好的商品化矫形器可用，也可以用硬纸板制成的临时膝关节夹板。同样在腹部肌肉上缠绕氯丁橡胶带也有助于提高核心稳定性。近年来市售的莱卡弹力服也正被用于治疗不随意运动患儿。

【建议】

- 使用下肢矫形器帮助患儿维持直立体位。
  - 在仰卧位时适配合适的下肢矫形器。
  - 不能主动从仰卧到站立的转换，可先将患儿旋转到侧卧姿势，然后同时抓住肩带和下肢，拉起帮助其他们站立。这种体位转换必须谨慎和循序渐进。
  - 坐在他们身后，慢慢靠近患儿身体，营造出尽管周围的空间是空旷的，但他们还是有边界且安全的感觉。
  - 如有必要，可以用桌子、椅子、长椅等物品来填充"空隙"。
- 从患儿背后做动作以训练获得站立的姿势平衡反应。

  先确认患儿的身体是否垂直对齐，并从后面沿着身体的纵轴轻轻拍击，以获得积极的直立维持反应。

  拍击挤压身体不同部位的例子如下。
  - 头部拍击挤压：双手从腋下穿过，将手放在患儿的太阳穴上，注意不要过度挤压耳朵（图4-17）。

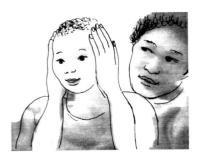

▲ 图4-17　始于头部的压力性拍击

  - 在肩带上挤压：在患儿已经建立了一些头部控制能力时可使用。
  - 用力拍击躯干（当患儿产生一些躯干控制时使用）：首先治疗师同患儿的身体隔出

空隙，把手放在患儿的躯干区域，然后开始以向心的方式拍击，进而提高核心区域的稳定性。

- ⋯⋯

【注意】

- 为了帮助患儿习惯站立的姿势，他们可以俯靠在可调节角度的倾斜桌子上，并根据个人需求进行个性化设置训练。但这种情况对患儿来说是相当受限和被动的，但是利用姿势对齐，治疗师可以强调前臂和手与前凹形桌面表面的接触，并解放上肢活动。这些方法会有助于促进患儿的主动立正反应，增强头控和背部肌肉链的激活。一旦患儿改善了核心稳定性并且下肢可支撑自己的体重，就该结束这种被动式的站立训练。

三、对手足徐动症患儿的实用建议

建议的重要目的是要帮助患儿控制不自主运动，并合理筛选过滤来自环境的丰富感觉输入，从而提高他们的功能性技能。

治疗师干预的不同目的

- 对于患儿（自主性和生活质量）
- 提高对输入的知觉容忍度，以改善与环境的关系。
- 改善情绪的自我调节，以免过度影响动作的质量和有效沟通交流的可能性。
- 改善功能转移的方式。
- 培训日常生活中的独立活动，引入辅助设备，并由治疗师与患儿和（或）照护人员一起进行综合评定。
- 对于父母和照护者（患儿管理）
- 确保有效的沟通方式，如凝视、手势、声音、辅助沟通工具（如 AAC 等）（见第12章）。

- 分享学习一些可以帮助患儿进行简单日常生活活动的建议，如洗手、拿取玻璃杯、穿衣、脱衣等。
- 在日常护理中需要教育如何适当处理信息输入，以避免过多感官信息输入从而过度刺激患儿，例如过度的触觉输入、突然的姿势变化、巨大的噪声等。
- 教育父母和照护者应用辅具，并使用辅具和矫形器来保持正确的姿势对齐。
- 帮助父母等认识到患儿的需要，包括他们需要有休息时间。

- 对于治疗阶段
- 积极改善姿势控制，改善肌肉强直或痉挛的波动。
- 促进患儿养成为感觉更稳定而寻找更好的姿势维持方式的探索习惯。
- 引入适当时间的直立姿势训练，早期负重有助于肌肉活动，从而提高稳定性。
- 改善呼吸和口腔运动控制（见第 10 章）。
- 改善对环境输入感知信息的接受和过滤，以提高患儿的信息解码能力。
- 促进眼 – 手 – 口的协调，促进物体操作、自我喂养、书写、使用手持设备等能力。
- 评定矫形器和辅助设备，如姿势管理系统、转移辅助设备、通信辅助设备等（见第 13 章）。

（一）仰卧位

如果手足徐动症患儿伴有肌张力障碍，该患儿可能有早期的肌张力降低史，现在或已表现出肌张力的波动，甚至是痉挛、僵直等表现。

手足徐动症患儿不喜欢仰卧位，因为身体的许多部位都与支撑面相接触，他们难以忍受这么多的感觉输入。此外，视觉和前庭系统等感觉通道会受到头部和整个身体持续的不自主运动的干扰而功能受限。

但在治疗过程中，仰卧位也有可用之处，例如可以利用仰卧位达到以下一些目标。

- 达到平静状态。
- 提高感知容忍度。
- 姿势维持。
- 眼手协调和视觉共轭。
- 更好的呼吸节奏。
- 口部运动控制。

【建议】

- 寻求姿势对齐。
  - 患儿仰卧位时用楔形或 U 形枕矫直力线；如果患儿的感知阈值较低，需要同时注意过滤周围环境的信息过度输入。
  - 站在患儿的面前，屈曲他们的下肢，并通过手按压患儿脚部来稳定其姿势力线。
  - 与患儿进行眼神接触，诱导患儿维持抬头注视，以促进其视觉放松和聚焦。然后再慢慢去接触患儿，以免突然和意外活动引起的视觉或身体过度反应。
- 建立良好的呼吸节律。
  - 确认患儿鼻道通畅，以保证患儿在闭口时可通过鼻子有效呼吸。
  - 将一只或双手放在患儿的胸骨或胸腔两侧，与患儿呼气同步按压，然后逐渐用力尝试延长其呼气期（图 4-18）。

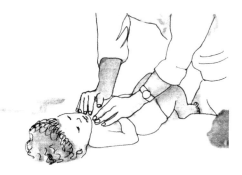

▲ 图 4-18　建立良好呼吸节律

- 鼓励患儿发出有一些表达意义的元音，例如，"aaaa"→满意，"ooo"→真棒。

– 伴随呼气阶段，将双腿向胸部屈曲，然后在吸气时慢慢地向下伸展双腿。

- 诱导患儿做出一些自主动作并保持身体的姿势对齐。
  – 鼓励患儿将上肢抬向中线，如触摸你的头发、指物、伸手或拿着一个球。
  – 例如，用你的手臂在患儿面前营造一些边界，这样患儿就可以在这个有限的区域内主动活动他们的上肢。
  – 利用一些简单的活动，以观察上肢自主运动质量和眼 – 手 – 口的协调能力，让其利用视觉探索自己的手、触摸自己的嘴等。
  – 给患儿一个彩色的有趣玩具或物体，如一块布或一个娃娃，诱发主动抓握。
  – 让患儿抓握住一个小物体，保持他们的上肢和手腕伸展；如有必要可使用远端到近端拍击技术，在近端肢带上募集更多的肌肉共同激活，来实现更好的抓握。
  – 鼓励患儿把同一的物体移动到不同方位，放在不同的地方，或者给其他人。
  – 检验患儿能否在不同动作阶段随意暂停，评定他们在参与运动的各关节的肌肉的共同收缩能力，如让患儿把玩具保持在他们或照护者附近的半空中。

（二）从仰卧位到坐位转换

这些患儿从仰卧位转移到坐比较困难，常常需要帮助，因为这种体位转移需要同时控制身体的许多不同部位以及做出许多抗重力适应反应。

- 头部和躯干的稳定性。
- 在体位转移过程中保持多个关节屈曲。
- 坐位时的姿势维持和重新调整。
- 对新姿势中丰富和差异化的感觉输入的良好耐受性。

【建议】

- 多让患儿转移到更高重心的体位。
  – 检查身体不同部位的力线对齐情况。

– 引导患儿保持良好呼吸节律。
– 安排患儿做一些上肢闭链运动，以让他们更好地控制自己的不自主运动和身体对齐，例如让患儿握着双手站着，或者让他们用双手拿着像棍子或圆环样的东西站着。
– 如有必要，可从远端到近端使用拍击技术，以激活肩带区。
– 让患儿练习长时间的主动眼球共轭运动，以改善他们的注视和控制 ATNR。
– 鼓励患儿自主逐步抬起他们的头和躯干。
– 如果患儿在执行这项任务时有问题，需及时中断顺序，集中精力反复练习转换的困难步骤；另外返回到起始位置的顺序训练也相当重要。
– 在转换到坐位的过程中，可给他们一个精确的视觉参考点，便于患儿控制其运动表现。
– 当患儿转换到坐位，可轻微的手动按压肩膀或骨盆带来协助稳定姿势。

【注意】

- 治疗师可以通过许多不同的方式来指导不随意运动患儿的第一次坐位体验。
  – 训练患儿的注意力，可利用患儿视觉引导一个特定的目标的注视来提高患儿的注意力。
  – 仔细准备环境的设置，使其在减少感知上"忙碌"。
  – 使用治疗师的身体和（或）有形状的枕头、楔形垫、毛巾等，在患儿周围感知空间中营造一个边界（图 4-19）。
- 特别是当患儿仍然松软时，可通过患儿在楔形垫上的半卧位来开始体位转换训练进而促进体位转换。
- 建议照护者在最合适的位置，控制过度的不自主运动，以便给患儿穿脱衣服（图 4-20）。
- 指导患儿找到正确的策略来处理日常生活活动，如脱下一件毛衣（图 4-21）。

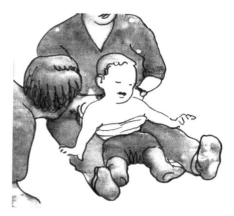

▲ 图 4-19　在患儿周围的感知空间营造一个边界

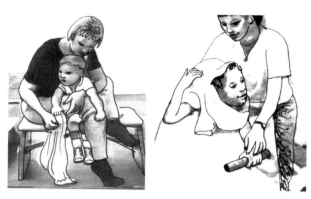

▲ 图 4-20 和图 4-21　解决日常生活活动的策略

（三）直腿坐

患儿可以从学习维持直腿坐中受益，原因如下。

- 直腿坐支撑面更宽，也更稳定。
- 可以巩固独自维持中线位的能力。
- 可以让患儿体验身体旋转，例如伸手抓身边的物体，侧卧的姿势转回到俯卧。

【建议】

- 努力稳定腰带区，帮助患儿积极控制自己姿势和上肢远端运动。
  - 坐在患儿背后，用治疗师的身体接触患儿的身体，并协助患儿的下肢外展。
  - 治疗师与患儿的接触提供了一个环境边界，必要时可以诱导患儿骨盆前倾，并控制肩带在屈曲位置（以防过度伸展）和上肢在中线运动。

- 训练患儿保持上肢伸展并将双手向前张开。
- 如有必要，使用从近端到远端的拍击技术以给患儿更多的稳定性刺激。

- 逐步引入感官刺激输入，以改善患儿与环境的交互。
  - 首先让患儿看一个目标而不触碰它，如书上的图片。
  - 当患儿能够保持眼神交流和姿势控制时，可移动目标并训练患儿持续追视目标。
  - 依照适应能力去动态的调整任务级别。
  ○ 要求患儿触摸可能有不同纹理的物体（图4-22）。

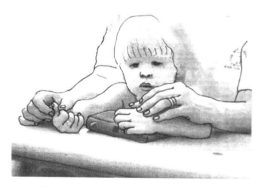

▲ 图 4-22　触摸不同的纹理手感的物体

  ○ 要求他们用双手握持物体，并向不同的方向移动物体。
  ○ 如果患儿非常熟练，要求他们把球转移给前面的人，或者在保持姿势控制的同时去主动抓取它。
- 尽可能减少对患儿的外源性支持。
  - 逐渐减少你与患儿的身体接触，如果有必要可用毛巾代替（图4-19）或牵引限位器。

（四）双脚着地坐

即使站立姿势维持不是手足徐动症患儿当前的功能目标，也应该优先学习坐时把脚放置地面上。这可改善他们对脚部感觉输入的耐受性，有助于他们保持更稳定的坐姿，并为以后转换到站立位做准备。

在致力于改善感知功能的治疗过程中，患儿应该是赤脚的！相反，如果训练目标是从坐到站然后走，最好指导患儿做穿鞋训练。

恰当的坐姿可改善以下功能。

- 下肢负重能力，脚与地板接触的耐受性。
- 通过适当骨盆倾斜来控制身体重心的位移，而不采用共同伸展协同的病理策略。
- 改善感知觉的耐受性和减少头部、眼睛、舌头、手等的过度反应（图 4–23 和图 4–24）。

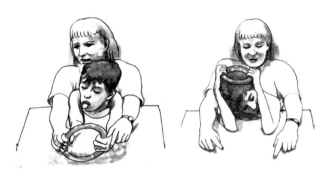

▲ 图 4–23 和图 4–24　感知觉耐受性的改善训练

- 增强头部控制，改善视觉体验。
- 能够向前自主移动手臂以进行功能性日常生活活动，如喂养、写作、脱衣等。

【建议】

- 努力保持正确的坐姿。
  - 为确保患儿的脑海中有一个新环境的印象，可用语言描述和其他方式等，让他们去理解新环境并使其更易适应新环境。
  - 首先，让患儿坐在没有靠背的小长椅或凳子上，这可以刺激躯干的伸展。
  - 使用稳定合适的椅子，即底座宽、高度合适的，还可带有扶手的椅子，这样患儿就可抓住扶手以更好的保持适当坐姿。
  - 检查患儿头部和躯干的对齐，以及骨盆的前倾程度；如有必要，治疗师可从足底到膝关节施加轻微的压力，以增强他们对脚部负重的感知。
  - 如前所述，如果患儿有明显的感知问题，

治疗师可用自己的手臂提供一个特殊的边界和（或）用小桌子、带靠背的椅子等"填充"患儿周围的空间等。

- 建议训练向前转移重心的活动。
  - 通过对患儿的肩带施加轻微的推力，引导患儿保持正确的坐姿，以改善并维持直立。
  - 当患儿由于感知耐受阈值较低而不愿向前移动躯干时，治疗师可让患儿双臂并拢的同时对其胸骨施加轻微压力，以抵消可能的过度回避反应（图 4–25）。

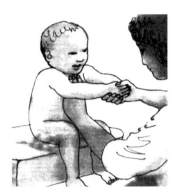

▲ 图 4–25　用手轻轻按压胸骨，以抑制过度回避反应

- 为了便于控制不随意运动，可让患儿把他的手放在你的膝盖上或让他抓着棍状物；来慢慢地将重心向前转移同时也能训练负重。
  - 适应更复杂的活动，如一项任务要求患儿旋转他们的头来探索周围的环境，同时保持他们当前的姿势。
- 让患儿更独立地坐着，提高他们（双）手的功能性能力。
  - 让患儿坐在一个内凹的桌子前，他们可以在桌面上很好的支持他们的前臂。
  - 确保脚与地面有效接触，如有必要可在臀部和（或）足底放置防滑垫。
  - 功能性手活动是患儿日常生活的重要部分，可提供简单的辅助工具，最好是适合手工制作的简易日常用品。

简单的手部辅助工具如下。

- 为使患儿在抓取和（或）操作过程中更稳定的辅助工具。
  ○ 商品化的带有吸盘的手柄。
  ○ 固定在桌子上的垂直小棍子或把手。
  ○ 位于表面的老式柱状塞子。
- 为保证更好的摩擦力：防滑垫。
- 为改善与工作表面的交互：配重腕带，装有沙子或弹珠的小肩包。
- 为增加感知背景。
  ○ 在桌子上做一个可感知识别的桌面轨迹，让患儿操作一些玩具去跟随循迹。
  ○ 将患儿的脚放在一个小盒子内，以感受远端空间的边界。

（五）坐位到站立位转换

这对患儿来说是一个关键性转换，这能更好地改善功能性活动。这个转换需要在向上重心转移的同时还在足部保持一个良好的空间位置觉，并同时管理不随意运动。另外随着逐渐直立的身体，其重心的支撑面也在逐渐转变为站立位的小支撑面，这需要维持平衡而不出现突然的晃动。

同样重要的是，患儿要学会恢复坐姿，这是一种更具有挑战性的转换，因为它需要患儿在没有视觉反馈的情况下向低重心转换时，还要动态的控制自己的姿势。

【建议】
- 为患儿进行坐位到立位转换做好相应准备。
  - 让患儿坐在你的面前，他坐在一张小长椅或一张没有靠背的椅子上（图 4-26）。
  - 保证足底与地面的有效接触，并在必要时通过沿腿轴的轻微手法按压来强化其承重。
  - 训练患儿自主控制他们上肢不自主运动，否则不自主运动可能会干扰转换的效率。
  ○ 让患儿双手向前伸展触摸治疗师的前胸。
  ○ 让患儿把手放在治疗师肩膀上，保持接触，以控制过度的触觉输入。

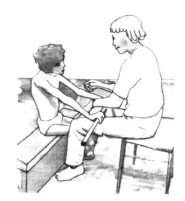

▲ 图 4-26　患儿坐位时的中线维持

- 在坐位到立位转换过程中，引导患儿控制上肢的不随意运动。
  - 训练患儿先向前然后向上移动上肢，注意患儿的头和肩膀要先向前移动，然后臀部抬离地面。
  - 这一阶段可能会触发上肢不随意运动的增加，因此需要采取一些策略来有效控制这些干扰。
  ○ 患儿可以把自己的双手握在一起；如果需要也可以用叉样支架限制他们的手腕活动。
  ○ 患儿也用两只手握住一件物品（小棍子、围巾、圆环）。
  ○ ……
  - 完成序贯性坐站转换后，可手动加压骨盆以增强患儿站立时的轴向负重。
  - 在练习了坐站转换后，让患儿自主停留在中间位置以强化训练其姿势的维持。
  - 同样，建议患儿要从站位返回到坐位（图 4-27）。

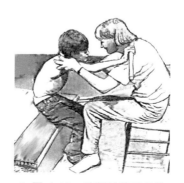

▲ 图 4-27　重新转换回坐位

【注意】

- 在这种困难的转换过程中，治疗师应该尽量避免任何背景"噪声"，如过度的声音、视觉或触觉信息输入，以免影响其转移。

- 患儿可能因坐站转换或回归转换得太快，从而失去时序的准确性和恰当的姿势控制，甚至会有跌倒的风险。故治疗师需预见到这些风险，并准备些方法来避免这些风险事件：治疗师可以通过一些手法按压和调整患儿身体关键部位的对齐，以帮助其更好控制重心的转移和维持稳定的体位。

（六）站立位

对于手足徐动症的患儿，保持竖直的站立姿势是非常困难的，故他们通常会学习和使用一些代偿方法来实现姿势的稳定和减少身体的摇晃。

- 他们采用骨盆代偿策略，利用髋关节的较大活动度，选择以最大的伸展位，使骨盆带更稳定，间接地使下肢更稳定。

- 他们也可采用外展双下肢，增宽基底面，以更好控制重心转移。

- 他们也可盯着环境中的一个固定点来进行视觉补充，他们不同于共济失调患儿，如果头部运动破坏了其稳定性，他们仍然能重新聚焦。

- 他们也可以不用转动头部，而使用周围视觉和扫视策略来了解周围情况，进而协助姿势稳定。

【建议】

- 让患儿逐渐适应新的抗重力位置，恰当处理来自脚的感觉输入。

  - 首先为了增加患儿的稳定性，让他们用双手抓住椅子的高靠背，或者把他们的手放在他们面前的另一个物体面上（图4-28）。

  - 允许起始姿势时下肢外展扩大支撑面，随后训练他们积极减小支撑面。

  - 通过引导他们专注于放置在他们面前中线

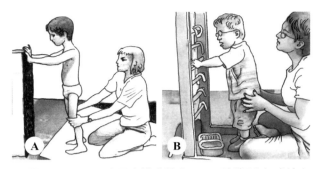

▲ 图 4-28　A. 手张开支撑式站立；B. 手抓握支架式站立

上的有趣物体目标，来促进站立位时的自主力线及姿势对齐维持。

  - 如有必要，可用一些对腹肌的拍击技术来改善其不稳定的核心区力量（图4-29）。

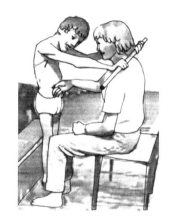

▲ 图 4-29　拍击技术改善核心稳定性

  - 然后，建议患儿保持其注意力去追踪一个移动的目标，并且要求同时保持他们的姿势稳定。

- 训练一些在保持站立姿势时同时进行上肢的简单活动的功能性任务。

  - 把注意力吸引到一个目标上，并让患儿在保持姿势的同时用眼睛追踪它。

  - 建议患儿轻轻移动一只手，触摸一个有趣的物体，而另一只手仍支撑物体来独自站立。

  - 如果患儿完成触摸物体任务后且有能力回到起始位置，可继续要求他们用另一只手做同样的动作。

- 如果患儿站立维持比较熟练，可让他们抓住一个物体并把它移动到某一个功能位。
- 尝试一种带有参与性的身体认知性游戏，例如让他们用一只手触摸身体的某些部位（脸、肩膀、腹部等）。

● 训练患儿在不使用上肢辅助支撑时管理站立的能力。
- 治疗师作为患儿的稳定参考点，只需要站在患儿面前，不需任何身体接触。
- 逐渐提出更多的功能性任务（环顾四周、双手拿着一个大玩具、说话等），并同时让他们保持自己姿势的稳定性。

（七）步行

患有痉挛型脑性瘫痪的患儿能够练习步态的每一个阶段，但手足徐动症的患儿却不能这样，他们有着自己独特的步行学习模式。他们常不能容忍过多限制约束，这些限制约束会限制他们管理步行连续动作的灵活性和自主性。

他们通常对过度的感知输入感到不适，因此照护者和治疗师应在运动任务中限制过度触摸患儿。但另一方面患儿又可在恰当时间和身体恰当部位受益于特殊的手法干预和压力刺激。

【建议】
● 允许患儿训练他们自己独有的行走模式。
- 帮助患儿控制可能的躯干及臀部的过伸，如建议他们抓着一根棍子朝你走来（图4-30）。
- 如有必要也可使用一些压力技术来促进其的稳定性，特别是在核心区域。
- 在单步动作中施加压力，以提高独自站立时的承重能力。
- 尽快逐步减少人为辅助以帮助其独自站立，在特殊情况下（非常不稳定的步行条件），

你仍需近距离站在其面前以备不时之需。
【建议】
● 如有需要请提供更多的人工辅助。
- 站在患儿面前，帮助他们提高站立行走时的稳定性。
○ 在他们的肩膀或肱骨上手法施加一些压力，以在肩关节处让肱骨轻度屈曲，从而抵消可能的伸展姿势。
○ 对于能力更好的患儿，可握住其上肢远端，手腕伸展，然后要求其步行，同时可用一些手工按压、拍击及交替推拉来助行（图4-31）。
- 同时促进体重的转移，以激活运动中枢模式发生器，进而引出第一个运动步骤。

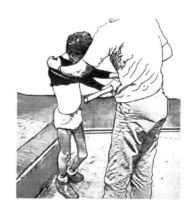

▲ 图 4-30　治疗师作为行走过程中的参考点

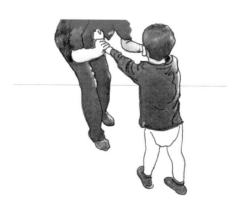

▲ 图 4-31　行走中的交替推拉技术

第 5 章　共济失调型脑性瘫痪
Ataxia in Cerebral Palsy

Psiche Giannoni　Liliana Zerbino　著
唐　香　译　江　伟　张明强　胡　芮　校

共济失调型脑性瘫痪现也被称为非进行性先天性共济失调（non-progressive congenital ataxia，NPCA），约占脑性瘫痪患儿的 10%。目前日益进展的诊断技术极大地拓展了该类型脑瘫的病因学解释，特别是日益增长的遗传性病因。与过去强调的产前原因相比，共济失调型脑瘫的病因可能有更多不是痉挛型的产时产后的脑卒中和缺氧缺血性脑病等，大量研究表明至少 50% 先天性共济失调综合征是常染色体隐性遗传（Lee 等，2014；Parolin Schnekenberg 等，2015；Bertini 等，2018；Burgeln，2018）。例如，共济失调 - 毛细血管扩张症或 Joubert 综合征等，其中遗传物质突变或先天的小脑发育不全是主要原因。

基于小脑疾病的基本临床特征，本文的NPCA 表现也有肌张力降低、运动发育迟缓和其他相关的功能障碍，如眼球活动障碍和言语障碍，还可有认知障碍等。最近的研究也报道了小脑如何影响感觉行为（Bastian，2011）。

共济失调，在希腊语词源中意为"缺乏秩序"，被定义为协调和稳定的紊乱，以及正常运动模式在时间和空间上整合的障碍，主要因小脑通路的受损，而无直接皮质脊髓束的运动通路参与。这意味着运动的产生不会受到损害，但运动的执行会受到干扰。因此，早期诊断共济失调并不容易。从表面上看，共济失调的患儿可能看起来有点笨拙，通常被认为是一个安静的患儿，也许只是简单的运动迟缓。

当患儿有运动发育里程碑的落后时，家庭成员（特别是祖母）通常是最早注意到的人。患儿往往没有有效的抗重力反应和良好的身体稳定性以维持其高重心（centre of mass，CoM）姿势。

共济失调的临床特征常只能在运动过程中观察到，因为神经损伤并不影响运动模式的整体组织，而是影响其运动时空整合。1971 年，Milani-Comparetti 和 Gidoni 强调，通过照片无法识别到共济失调的患儿，因为照片"冻结"了运动，因此静态的照片并不能很好揭示共济失调障碍。

小脑是神经系统中非常复杂的部分。它并不负责产生运动，而负责协调、速度和精准度。事实上，浦肯野细胞的传出通路构成小脑皮质所有运动协调的唯一输出，故它的异常可对其相应功能靶点产生损害作用。

虽然小脑的体积相对较小，但它的神经元数量却是大脑的 3 倍，有着更多的功能联系网络，这些都凸显了它的重要性，并体现它与大脑其他部分的广泛联系（Thivierge 和 Marcus，2007；Schlerf 等，2010；Manto 和 Oulad Ben Taid，2010；Guell 和 Schmahmann，2020）。

在对小脑早期的实验研究中（Bolk，1904；Edinger，1910；Comolli，1910），根据解剖及功能对其进行了分类。按解剖学：小脑可分为小脑蚓部、小脑半球和小脑扁桃体；按功能：小脑可分为①前庭小脑，主要调节平衡和眼球运动；②脊髓小脑，更多参与肌肉张力调节；③大脑小脑，与大脑皮质有广泛的间接联系。所有这些部位都通过它们的深部核团进行不同的信息传入传出。

进一步的研究集中在小脑存在一种独特而广泛的小脑核团与躯体的联系，小脑分别接受上、下传入的神经纤维，又分别发出向下或向上传出的纤维，可起到上下转换的作用。

目前，基于结构解剖分成十个小叶（Larsell，1947），而功能解剖学分为三个功能性区域。

1. 前庭小脑综合征（vestibulo-cerebellar syndrome，VCS），表现为眼球运动协调障碍和身体平衡功能障碍。

2. 小脑运动综合征（cerebellar motor syndrome，CMS），表现姿势障碍、运动不协调和构音障碍。

3. 小脑认知情感综合征（cerebellar cognitive affective syndrome，CCAS），表现为执行功能、语言记忆和视觉空间缺陷（Schmahmann，1998；Steilin 等，1999；Koziol 等，2014；Manto 和 Mariën，2015；Popa 和 Ebner，2019；Manto 等，2020）。

由于小脑与皮质广泛联系，与 CCAS 相关的"认知小脑"在运动学习中具有非常重要的作用。根据 Marr 和 Albus 理论（Marr，1969；Albus，1971），该理论后来又经 Ito 改进（Ito 等，2014），小脑从周围接收两种不同类型的感觉运动信息：①特定编码人与环境的交互作用预判信号，通过苔状纤维传入；②错误或警报信号，通过攀缘纤维传入系统，投射到橄榄核，特定编码意外的环境事件，能够引起相关信息的长期获取。这两种传入系统促进小脑作为一种有效的错误检测器和一种自我纠错改良的学习设备。牢记这一理论尤为重要，因为它还提供了临床推理基础，并指导患儿进行正确康复干预。因此，治疗目的在于促进新技能的学习，相应治疗方案就显得尤其重要。康复治疗的基础是通过各种创造性的、吸引人的信息输入来激活神经系统，从而激发患儿的注意力和兴趣。治疗师需通过反复试验找到有效方法来帮助患儿接受学习，以解决其功能发展中出现的新问题，而改善小脑信号整合。

运动和感觉信息输入的前馈处理是小脑学习的一个特点，它允许神经系统预见性快速采取行动以获得最佳运动控制或最佳感知觉处理（Eccles 等，1967）。共济失调使患儿很难利用这些预测模型，并将它们有效储存在运动学习中。为此，根据 Schmidt 运动控制理论（Schmidt，1975；Schmidt 和 Lee，2005），共济失调患儿需要通过长时间的重复性训练才能获得更多的运动技能，同时还应该动态变化训练的内容。

一、共济失调患儿的主要特征

如前所述，小脑在运动中主要发挥调节性功能，而不是动力性功能。因此，共济失调患儿虽然能够自主运动，但会表现出小脑受累区或与之相连的神经环路受损所致的相应神经功能障碍，这可导致脑部许多区域都会受到影响。

就共济失调治疗而言，需要考虑许多不同的障碍，如运动、视觉、语言和认知障碍，因此需要各种专业治疗师共同参与。同时共济失调所存在的两个运动功能障碍，临床上有必要进行区分，这就意味着需要更专业治疗师的参与：第一个是抗重力的姿势控制障碍，包括平衡和步态（物理治疗师），另一个是上肢的精细运动障碍（作业治疗师和物理治疗师）。

专业人士需要正确识别区分及评定上述两种运动功能障碍，因为即使这两种障碍同时存在于同一个患儿，但其治疗处理的方法也有不同。

共济失调患儿还常有构音障碍，造成他们的语言难以被理解，这是因为他们缺乏发声协调能力。发音不准确会导致说话时有频繁且明显的停顿，发声器官运动缓慢，以及错误的发音响度和音调。此外，还有缓慢、单调、音节拖长等韵律性异常表现（Brown 等，1970；Yorkston 和 Beukelman，1981；Ackermann 和 Ziegler，1992）。言语表达能力与胸肌和发声肌张力有密切关系，因此物理治疗师和言语治疗师应通力合作，通过训练帮助患儿在发声中拥有更有力和更好的呼吸协调能力。建议与语言治疗师合作改善由口轮匝肌张力减退引起的吞咽困难和流涎问题（见第 10 章）。在康复团队中还应有视力障碍治疗师，以处理患儿眼动肌群协调问题（见第 11 章）。

（一）有共济失调性姿势障碍的患儿

这类患儿通常表现出肌张力降低、肌无力和平衡障碍。由于肌梭和高尔基腱器的神经纤维放电减少和本体感觉信息的减少会抑制肌肉稳定的紧张性活化的维持，同时主动肌活动较弱和运动发起的延迟，就会导致运动迟缓。当患儿试图站起来时，需利用宽基底（base of support，BoS）以保持姿势稳定，然后利用手支撑进行移动（图 5-1 和图 5-2）。

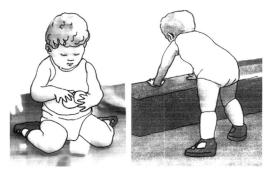

▲ 图 5-1 和图 5-2　共济失调患儿典型宽基底表现

平衡困难是共济失调的另一个特征。步态平衡异常由前庭 - 小脑束的直接参与，和（或）与肌肉收缩相关的问题引起，也可由力弱性直立困难和多关节运动的不协调引起（图 5-3）。

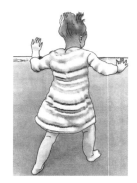

▲ 图 5-3　共济失调患儿的步态姿势

前庭功能障碍和共济失调步态均表现出矢状面和冠状面的时空不稳定，从而出现宽基底、步长缩短和躯干摇晃。然而，Schniepp 等于 2017 年研究表明，这两种障碍的行走特征在步速方面均存在特定差异：前庭功能障碍导致低速时步态障碍明显，而在大多数共济失调，由于感觉统合和前馈协调的不足，低速和高速时的步态都会出现问题。

为解决这些站立和运动时的问题，共济失调的患儿会自发地采取以下姿势调整来帮助自己。

1. 膝盖轻微弯曲以降低重心，从而减少身体摇晃。

2. 增加步基宽度以保持重心的投影在其内。

3. 上肢向外伸展以增加身体绕前 / 后轴的转动惯性。

以上为患儿在遇到站立和运动困难时可以使用的补偿策略，但康复治疗目的恰恰是训练基本能力以减少这些补偿策略。因此，治疗方案应包括通过不同的拍击和关节压缩技术来增加肌张力，以及通过动态变化运动任务来改善平衡性。

（二）上肢精细灵活性障碍的患儿

在上肢运动方面，共济失调患儿上肢很难流畅地接触目标，必须通过不断地调整手臂的运动轨迹和（或）通过 Z 字运动才能成功触到目标。这些与"辨距不良"相关的问题会导致自主运动的准确性不足（Manto，2009）。这种不准确性表现在当患儿接触目标时，由于对距离的错误判断（距离超过 / 不足）而使手超过或不及目标，患儿可尝试纠正先前运动的幅度，从而导致手臂在接近目标时出现震颤。

这些问题在近端和远端关节水平都会发生。当患儿进行目标性精细运动时更为明显。触达目标轨迹的曲率幅度往往比实际需要的幅度更大，并且加减速曲线也是不对称的，常常减速的时间相对更短。

通常共济失调患儿更依赖视觉引导，所以在

缺乏视觉控制的情况下运动表现会更差，但因视觉反馈有延迟，所以过度依赖视觉补偿不是最佳方案。

患儿在绘画或书写时显得问题明显。他们无法使用正确的力度握笔并画出流畅光滑的线条。高效的书写同时需要手部操作、精细运动技能、本体感觉和视觉感知，但共济失调患儿并无良好的这些能力。当他们还是一个蹒跚学步的幼儿时，他们就有远端原始的抓握模式，但不同于正常儿童，他们无法同时控制近端关节。书写对他们来说是一项有挑战性的任务，本体感受问题明显影响书写：当他们动态握笔并移动手画线时，无法将手腕轻轻放在纸上以稳定上肢。而他们是将手腕重重地放在纸上，紧紧握住笔并用力按下，从而抑制了手腕关节活动度。所以画出来的线条落笔沉重而且经常中断，还有许多突兀的尖峰。图 5-4 显示了一个患儿的两个涂鸦例子，第一个是在治疗之前，第二个是在治疗之后。

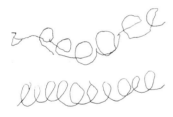

▲ 图 5-4　一名共济失调患儿在治疗前后的书写

在绘画时，也可出现同样的问题（图 5-5）。治疗之前，由于对纸张的压力过大，导致手腕的关节活动度受限，患儿治疗前画了一个粗线条的小人。治疗后，画出来的人物身材更大，线条更轻盈流畅。

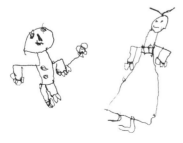

▲ 图 5-5　一名共济失调患儿在治疗前后的画作

共济失调评定

评定共济失调最常用的量表是共济失调评定量表（Scale for Assessment and Rating of Ataxia，SARA）（Schmitz-Hubsch 等，2006）和国际合作共济失调评定量表（International Cooperative Ataxia Rating Scale，ICARS）（Trouillas 等，1997）。关于 ICARS，还有一个修改版（MICARS）和一个简版（BARS）（Schmahmann 等，2009）。

MICAR 将症状分为四个部分，分别对应治疗过程中需要考虑的范围：①姿势和步态障碍；②运动功能障碍；③语言障碍；④眼球运动障碍。关于共济失调前两个方面的实用治疗建议将在下面提供，而与眼球运动障碍有关的问题将在第 11 章中描述。

针对在姿势控制和平衡障碍，通常用于评定成人的相关测试也可用于评定 6 岁以上患儿，如躯干损伤量表（Trunk Impairment Scale，TIS）（Verheyden 等，2004，2007）和平衡评定系统测试（Balance Evaluation Systems Test，BESTest）（Horak 等，2009）或 Mini-BES 测试（Franchignoni 等，2010），其中包括许多有趣的项目可在治疗计划中使用：功能性操作物体、体位转换（如"起立 - 行走"计时）（Podsiadlo 和 Richardson，1991）、平衡（如 Berg 平衡测试）（Berg 等，1992）、步态（如动态步行指数）（Shumway-Cook 和 Woollacott，1995；Herdman，2000）、睁闭眼时的感觉定位等。根据具体需要，也可以部分使用 BESTest 的相关测试项目。

关于手灵活性和协调性，积木 - 木箱测试（Box and Block Test，BBT）（Mathiwetz 等，1985；Jongbloed-Pereboom 等，2014）、功能灵活性测试（Functional Dexterity Test，FDT）（Aaron 和 Jansen，2003）和力量 - 敏捷性测试（Strength-Dexterity，SD）（Dayanidhi 等，2013）都是简易且有趣的评定工具。

为了评定认知和情感障碍，可用 Schmahmann 综合征量表（Hoche 等，2018）。

诺丁汉多模式感觉评定（Nottingham Sensory Assessment，NSA）是为成人脑卒中设计的评定工具，然而，它设置了一些非常重要的感觉方面的测试，如运动觉和立体觉，这对共济失调患儿来说也是非常有用的（Lincoln 等，1998）。

二、实用建议

由于 NPCA 的主要障碍体现在两个方面即姿势和运动控制障碍、感觉运动协调障碍，因此治疗目标也集中在这两个方面

治疗师康复干预的不同目标

对于患儿（生活自理能力和生活质量）

- 增加抗重力姿势稳定性以促进与环境的相互作用。
- 增强感知觉运用，以更好地利用前馈和反馈机制。
- 提高患儿处理日常生活活动（activities of daily life，ADL）能力。
- 必要时提供有用的功能辅助设备。

对于父母和照护者（患儿管理）

- 帮助父母和照护者了解患儿的特征，并尊重理解他们自行设定执行时间。
- 提供建议以促进患儿 ADL 独立性，如洗漱、进食、脱衣 / 穿衣等，建议以最少代价获得功能性改善。
- 提供辅助设备，使患儿行动更方便，功能更灵活。
- 增强辅助沟通策略（如眼神、手势）以缓解语音沟通问题。

治疗阶段

- 改善姿势性张力，募集更多运动单位（motor unit，MU），以获得更强的抗重力稳定性和耐力。
- 改善动态和静态的姿势平衡协调。
- 训练精细动作协调能力。

- 建议练习固定 / 变化任务，以改进前 / 反馈策略。
- 改善视觉协调能力。
- 改善呼吸和发声之间的协调能力。
- 开发并提供辅助设备以改善患儿的功能。

（一）稳定性训练

1. 四点位支撑训练

与痉挛型双瘫脑瘫患儿相比，NPCA 患儿肌张力低，反而地板上移动更具优势。因为他们的重心更低，基底更宽，支撑点更多，所以相对于站立，四点位支撑对他们来说更容易。

因此，在抗重力水平较低的情况下进行运动训练，可以增强患儿活动的信心。四点位爬行训练有以下优点：①四点支撑更加稳定；②募集更多肌肉；③从一点移动到另外一点相对轻松；④能提高运动耐力。

【建议】

- 训练促进四点位的稳定性和姿势控制。
  - 让患儿四肢着地，并功能对齐他们的躯干和四肢。
  - 双手张开时，要保证上肢要有良好的支撑。
  - 保持肩膀不内旋，肩胛骨主动内收，手臂用直时支撑身体。
  - 如果菱形肌、斜方肌和其他外旋肌的肌张力不足使得肩胛带不能保持良好的稳定性，在该区域可应用拍击法（见第 4 章）。
  - 通过沿手臂长轴及从大腿长轴施加一些关节压力，可以促进四肢有效地承重。
- 鼓励患儿自主从初始位开始运动。
  - 用合适的玩具吸引患儿的兴趣，并要求他们抬起一侧手臂，使他们能更好地主动保持其平衡（图 5-6）。
  - 让技巧熟练的患儿训练更具挑战性的动作：举起手臂，然后抬起对侧腿。

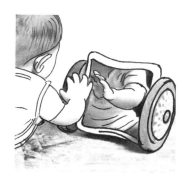

▲ 图 5-6　蹒跚学步的患儿四点位时举起一只手

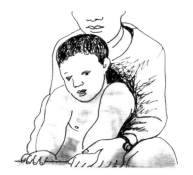

▲ 图 5-7　带有闭链运动的直臂支撑

- 从四点支撑的姿势开始，引导患儿主动转换为其他姿势，如侧身坐、跪姿等，并进一步行手膝交替爬行。

2. 坐姿

如前所述，共济失调的患儿更喜欢采用宽基底、低重心的运动方式。这种方式下为了能转移到更高的体位，他们常依靠家具或其他辅助手段来进行支撑。因此，患儿也应该置于不同的高度，以训练其体验不同感觉（本体觉、前庭和视觉），并引发出身体的各个层面的抗重力反应。如果患儿自身的肌张力不足以充分稳定身体，治疗师可以通过轻拍肌张力低下的肌群或沿身体轴的关节加压来提供力量刺激。

【建议】

- 先选择好一个起始位置，保证身体对齐和体位稳定，进而适应下一步动作。
  - 小年龄患儿有以下几种可能。
  ○ 患儿可长时间坐在地板上，手臂向两侧伸展并轻微外旋，以强化躯干的伸展，同时在地板上张开双手以提供有效的支撑。
  ○ 患儿也可坐在治疗师腿上，脚踩在地板上，上肢向前伸（图 5-7），躯干最好是稍微向前倾斜。
  ○ 患儿跨坐在小板凳的一角，上下肢像上一条表述的一样摆放。
  - 较大年龄患儿有以下几种可能。
  患儿跨坐在长凳上，没有背部支撑，双脚踩在地板上，上肢笔直地支撑在大腿上，高度常低

于他们的肩膀。

- 努力增强肌肉募集和肌张力并改善其抗重力姿势的控制。
  - 站在患儿背后，采用最适当的手法（轻拍或关节加压），去诱导患儿头部和躯干伸展，从而产生长时间的竖直反应，进而改善四肢的负重感知。
  ○ 将双手放在患儿的头部两侧，抱着头部沿脊柱向下进行持续性挤压，动作要温和、力度要适中，这可让躯干产生持续拨正反应。
  ○ 也可将双手放在患儿头部两侧，通过头部沿脊柱向下进行轻柔、稳定的间歇性按压，以维持躯干的拨正反应（见第 4 章，图 4-17）。这种动作可使患儿感觉更稳定，也能改善视觉范围。
  ○ 还可将患儿的手臂沿头部两侧竖直向上拉起，然后通过手臂向下按压脊柱关节，就像前面从头部所做的那样（图 5-8）。同样的手法也可以直接从肩部开始挤压。
  ○ 让患儿伸直双臂，张开双手或撑在一个支撑面上，然后轻拍肩袖、斜方肌、背阔肌和竖脊肌，以增加它们的肌肉活动。拍击需要沿着肌肉纤维的方向从近及远进行。在对年幼和（或）体弱的患儿使用此手法时需要特别谨慎小心。
  - 在获得更主动和稳定的直立姿势后，就要患儿在不失去平衡和上肢支持的情况下完

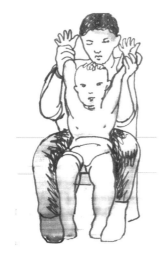

▲ 图 5–8　自上而下的关节挤压技术

成一些简单动作（如与父母聊天、看感兴趣的东西）或更复杂动作（如用上肢伸手拿一个物体给父母，然后一起玩耍）。

－ 手法治疗时要持续保持关注，预见患儿何时可能开始失去抗重力控制，就可以通过及时拍击或压缩来及时对肌梭"充电"。

● 在上肢主动支撑的情况下，努力保持其躯干直立。

－ 检查躯干和肩胛带的位置是否正确，然后检查手臂的位置是否正确。

－ 引导患儿背伸手腕，张开双手，这有助于他们将上肢放在面前并保持伸肘。

－ 如有必要，为了尽量募集更多的肌张力，从而能主动使用上肢支撑，治疗师可从肘向手施加一定的压力，然后再从肩沿着手臂的整个轴线施加一定的压力。

－ 逐渐进行更复杂的技能训练，如在保持患儿双手张开时，在矢状面伸展上肢，并肩关节前屈 90°。在这种情况下，力是从肩膀后面沿着手臂传导；由于视觉在增强姿势稳定性方面起着重要作用，所以可推荐使用镜子作为垂直支撑面（图 5–9）。

－ 如果患儿有稳定的背部支撑（如治疗师的身体），可以从患儿的手开始，行远端关节直接挤压近端关节训练。

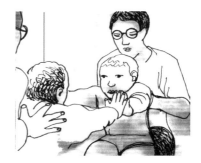

▲ 图 5–9　面朝镜子的上肢向前支撑

（二）稳定与协调训练

上肢功能训练

无论是在家里还是在学校，患儿需要学会在运动中保持稳定的平衡，这种能力对他们的独立性至关重要。为了帮助患儿实现这一功能，有必要逐步引入动态训练，这种训练多需要在上肢处于闭合运动链的情形下（如双手拿着一个可移动的物体）进行主动的精确运动控制，并在行动中保持有效的核心稳定性。

【建议】

● 参与些需要控制上半身的游戏和（或）功能性活动。

－ 可让患儿双手拿着木棍、铁环或一个大球，向前、侧、上下移动，还可把它交给别人或放在某个地方（图 5–10A）。

－ 还可用双手握住物体，然后旋转 90° 的方向（图 5–10B）。

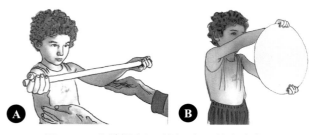

▲ 图 5–10　上臂闭合运动链和躯干核心稳定训练

－ 随着患儿的进步，便可参与需要上肢运动链部分打开和轮替运动的相关训练。

－ 让他们双手放在一个平面上，然后移动一只手，拿旁边的饼干送到嘴里吃。

－让他们一只手握住物体，另一只手放开，这样反复交替进行（图 5–11），例如双手交替转动一个环或者玩具方向盘，用双手交替把一根绳子拉向自己。

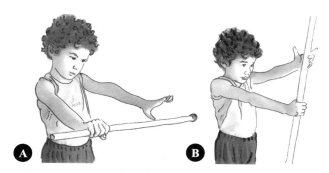

▲ 图 5–11　A. 一次松开一只手；B. 上肢交替抓握运动

（三）协调训练

单手 / 双手训练

为了拿东西、玩玩具，以及之后的绘画和书写，患儿应该灵活且协调的使用单手 / 双手，包括使用工具（如铅笔），也包括在限定范围之内书写（如一张笔记本页面）。共济失调障碍因具有自身的基本运动模式，故其难点在于运动执行过程中的时空不协调。

此外，不精确的本体感觉信息也导致他们在拿物品或执行任务时不能正确发力。这些患儿在协调多关节运动方面有很大的困难，特别是在进行远端关节的精细运动同时还要保持近端关节的稳定。为此，他们往往采用补偿的策略来改善自己的手部技能，如固定前臂和（或）手腕，以提高终点控制的准确性（图 5–12）。康复从业者和学校老师应该接受和鼓励这些方式，因为它们不会改变手的操作，相反，它们往往会有促进作用。对于书写和绘画，成年人可以帮助患儿减少需要控制的关节数量，方法是让他们戴一个负重的手腕沙袋，或者使用 Velcro❶ 固定带，将手腕固定在桌面上。

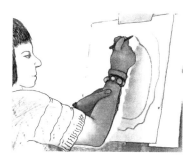

▲ 图 5–12　固定身体的一部分以提高远端操作的准确性

【建议】

- 让患儿进行上肢训练，包括伸手、抓握和双手操作等动作。
  - 给患儿一卷厨房用纸或类似的东西，然后玩把小物体套入洞里的游戏（图 5–13）。

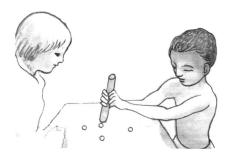

▲ 图 5–13　双手操作训练

- 玩橡皮泥，提高精细运动技能；鼓励患儿挤压、拉伸、搓动、揉捏和拍打橡皮泥，然后做出各种图形或动物形状、做饼干等。
- 患儿可用剪刀玩剪纸游戏，如剪纸娃娃并给它们做衣服。
- 在治疗中引入"茶歇吃饼干"游戏以练习用手喂食，请他们从盒子里拿出一些饼干并吃掉，然后再喝水。
- ……

- 根据患儿的年龄，去参加不同难度的手工活动，如绘画和书写。
  - 观察他们在使用钢笔 / 铅笔时采取何种策略来改善上肢的不稳定性的控制，也可参考上述策略。下图中的书写笔迹不够优美和轻盈，这就是由于手腕内侧过度施力所致（图 5–14）。

❶　Velcro Ltd.，Knutsford（UK），www.velcro.uk

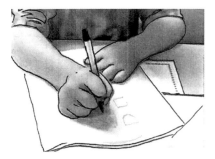

▲ 图 5-14 重笔迹描摹

– 通过训练以提高他们对远端关节精细运动控制。

○ 将画有虚线图形的卡片放在一张半软纸板上，让患儿用锥子点刺纸上标注的校准压力的点，如果用力太大就会损坏纸张（图5-15）。

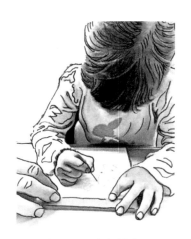

▲ 图 5-15 点刺描摹训练

○ 通过与患儿商量一起决定选择手臂的哪一部分固定，那部分活动，从而促进手部的选择性运动。例如，可以通过在前臂周围施加一个小的负重来保持其稳定，而手腕可以自由活动。

○ 准备一些有图形轨迹的纸板或木板，让患儿用食指或钢笔尽可能流畅地沿着图形轨迹进行描摹（图5-16）。正如 MICARS 项目中的内容，对于小学生来说，描摹阿基米德螺旋线尤其具有挑战性。

○ 现今的患儿还面临更大的挑战，如与智能

设备的互动游戏也更加有趣，这些设备具有类似计算机的任务系统。例如，使用操纵杆沿着螺旋路径前进，或者玩视频游戏，这些游戏也设有奖惩机制（图5-17）。

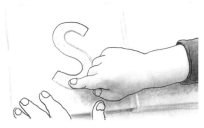

▲ 图 5-16 手指追踪

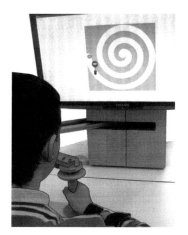

▲ 图 5-17 基于计算机的寻迹训练

【注意】

交互式视频游戏，即所谓的电子游戏，也包括一些低成本平台游戏，都可以给患儿带来非常愉快的体验，同时也是物理治疗的补充。尽管目前关于这方面的科学证据很少，但在家庭训练中，可以将视频游戏与患儿的全身活动结合起来，在娱乐的同时进行平衡控制和多关节协调训练（Salem 等，2012；Synofzik 和 Ilg，2013；Synofzik 等，2013）。

（四）移动训练

转为站立位

如果共济失调患儿的主要问题不是肌张力降低，即使需要消耗更多的能量，他们也将能独立

行走。为了实现完全独站行走，重要的是训练他们从地面到站立的所有体位转换，其中包括他们在转换过程中所遇到的所有变化。

【建议】

• 反复进行体位转换，训练不同的抗重力能力。

- 引导患儿训练各种姿势转换到站立位，包括通过跪姿和半跪姿。

- 对于一个共济失调患儿来说，抵抗重力是非常困难的，但也是非常必要的，因此需要努力练习（图 5–18）。

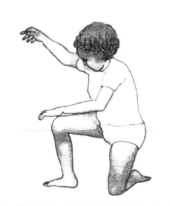

▲ 图 5–18　半跪姿势转换为站立

- 当患儿抗重力稳定性较差时，特别是站立时，轻拍和压缩技术可有助于募集肌肉活动和维持共同收缩（图 5–19）。

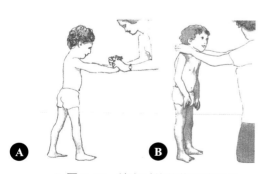

▲ 图 5–19　站立时的关节压缩技术

• 提升步态的节奏感。

- 通过增加听觉输入来改善步态的节奏感，如用喉咙发声打节奏、击鼓节奏或请患儿边走边唱一首节奏感强的歌。

• 参与要求更高、更复杂、更多样的步行训练。

- 让患儿推着手推车和（或）人走路，这样通过逐渐增加的运动阻力来非常简单有效地促进肌肉活动。

- 在具有各种路径和意外障碍的环境中练习行走，如开阔区域、上下坡、越过障碍物、狭窄的走廊等（图 5–20）。

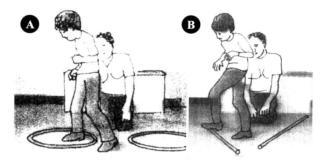

▲ 图 5–20　A. 在狭窄小路上行走；B. 跨过障碍

○ 训练在具有强烈感知对比的不同形状格子之间的进出（图 5–21）。

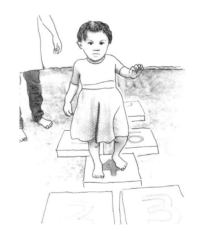

▲ 图 5–21　跳格子游戏

○ 在沙子、鹅卵石、水、草、泡沫等有不同触感特征的物体表面行走。

○ 玩步行游戏，在游戏中需要去控制脚的步幅和力度，如轻声行走、大步或像蚂蚁一样的小步行走。

○ ……

第6章　脑性瘫痪患儿的感觉－运动及知觉障碍
Sensory–Motor and Perceptual Problems in Cerebral Palsy

Psiche Giannoni　著

陈玉霞　译　　江　伟　袁广燊　校

感觉和知觉是密切相关的，但它们在组织有目的的功能行为和人与环境交互信息解读时却又发挥着各不相同的作用。感觉是周围感觉器官启动多种感觉通路（触觉、视觉、前庭觉、本体感觉、听觉、嗅觉和味觉）获取信息和检测事件发生并通过丘脑投射到特定的大脑皮质区域的生理过程。在很大程度上，这种连续和并行的信息流动时几乎没有主观意识的参与。相比之下，知觉则是一个典型的意识过程，它借助后天习得的认知期望，从多模态感官信息中提取"抽象"信息。例如对形状的感知，区分球形和立方物体，以及对苹果与橙子的识别。为了执行这种知觉到认知的归纳抽象功能，大脑必须学会从感觉中"过滤"出相关信息，而忽略其他冗余信息，并将过滤后信息与已习得的认知进行匹配。因此，所有的感觉输入及相应处理过程都是身体内部情况的正确表呈，这些也是姿势控制和运动的基本要求。

在 20 世纪 70 年代，作业治疗师 Jean Ayres 率先设计开发了一套感觉整合和实践测试方法（Ayres，1973，1989；Parham 等，2018）来评定和解决包括脑性瘫痪（cerebral plasy，CP）在内的不同残疾儿童感觉统合功能障碍。许多文章也广泛探究了感觉整合治疗（sensory integration therapy，SIT）干预的有效性。一部分学者非常赞同这种测试方法（May-Benson 和 Koomar，2010；Kim 等，2012），也有部分学者持积极而又批评的态度，因为这方面的严格对照研究资料很有限（Polatajko 和 Cantin，2010；Davies 和 Tucker，2010；Schaaf 等，2018）。

Ayers 的评定方法可用于评定有感觉障碍或轻微脑功能障碍的患儿，也可以用于脑瘫患儿的评定（Blanche 等，1995）。脑卒中所致的脑瘫主要损伤皮质与丘脑之间的感觉运动网络。有证据证实，许多发展成痉挛型或不随意运动型脑瘫的早产儿，早期可能出现感觉减退或感觉过敏。这些障碍会进一步影响他们的精神运动发育和与环境的交互，其中接近 90% 偏侧痉挛型脑性瘫痪（unilateral spastic cerebral palsy，USCP）患儿受到影响（Cooper 等，1995；Hoon 等，2009；Tao 等，2014；Wickremasinghe 等，2013；Papadelis 等，2014；Myoung-Ok，2017）。

Dunn 模型提出患儿在进行感觉加工时有四种不同的加工方式，包括对刺激具有不同的神经阈值（高－低）和不同的自我调节策略（主动－被动）。脑瘫患儿对刺激也能做出不同的反应。例如，他们可能对触觉和本体感觉输入反应迟缓，因此对环境的兴奋性和关注度较低，从而影响了身体心理模式的正常发育。因此感觉输入的促进手段，如深压或轻叩动作可以让他们从中获益。相反，不随意运动型患儿对非常"嘈杂"的环境感到焦虑，因此需要一个规避不良刺激的环境。

Dunn 开发了大量的感觉分析测试用来评定所有年龄段的患儿，甚至成年人。她还为患儿照护者准备了感觉分析问卷，以帮助他们更好地了解患儿的感知觉类型（Dunn，1997，2001；Dunn 和 Daniels，2002）。

一、感觉通路

虽然不能先验性的认定某种感觉通路更具优势，但有明确证据表明，某些类型的感觉信息（前庭觉、视觉和本体觉）对运动控制更为关键。前庭系统与地心参照系相关，而使得人的躯干和头能与重力环境保持力线对齐。视觉是一种外中心框架，能让人意识到自己在环境中所处的位置，本体感觉为身体不同部位之间关系提供了自我参照。这些感觉系统相互作用密切，开发感觉组织测试（Sensory Organization Test，SOT）的作者 Nashner 相关研究也充分证明了这一点（Nashner 等，1982）。

谈到 SOT，最让人感兴趣的是，在一个游戏环境中，通过观察患儿与环境的交互可推断出患儿最常用的感觉通路是哪些，以及哪些通路是有问题的。这是通过暂时性去除患儿的某个重要感觉信息（如闭上眼睛坐着或站着）后观察他们由此产生的行为变化来完成判断的。

（一）主动触摸

毫无疑问，一个正常受试者的所有感觉通道都能被整合起来，从而让他们能通过多模态感觉整合体验真实世界和身体改变（Maravita 等，2003）。被动和主动的触摸可以通过肌梭、肌腱高尔基体和关节感受器传入信息，让患儿同时接收皮肤和本体感觉信息，而获得更广泛和全面的触觉体验。

什么是触觉体验？

"触觉"这个词来自希腊语的 haptikós，意思是"适当的触摸"，意在获得"掌握某些东西"的能力。

触觉体验是感觉运动学习的主要手段，具有以下特点。

- 与触摸有关，但与触摸不完全一样：它是主动的，而不是被动的。
- 整合了多模态感觉信息：触觉、运动觉、应力、动机意识、感觉运动期望及其他信息。
- 触觉探索通过以下方式获取人和物体的特性：①横向运动；②受压；③静态接触；④无支撑握持；⑤外部轮廓；⑥轮廓描摹（Lederman 和 Klatzky，1987，2009）。
- 触觉体验存在于所有的日常生活活动中：抓、撞、打、拍、挤、耙、捏、称重、切割等。

在医生和患儿、父母和患儿之间的两两身体互动中，触觉体验有多种好处和功能。

- 评定患儿的触觉特征（评定者也可以称为"合作者"）。
- 了解患儿的运动意图。
- 了解家长或成人（父母 / 照护者）的行为对患儿的触觉影响。
- 评定患儿的状况，包括他们的功能水平和补偿策略。
- 提供触觉刺激以促进主动学习。
- 以"个性化"的方式优化交互范式（Avila Mireles 等，2017）。

婴幼儿主要通过视觉和主动触摸来获得环境所提供的信息（Gibson，1979），进而实现探索和编码人和物的特性。然而，健康儿童的视觉和触觉信息整合能力发育也较缓慢。大量研究表明，8—10 岁以上的儿童才能达到接近于成人的各种感觉输入精确整合能力。儿童主要通过视觉来辨别方向，而触觉主要用于确定人和事物的大小和详细特征。通过视觉，儿童通常会低估物体的大小，但当他们可触及到物体时，由于丰富的触觉互动可提高其判断的精确性（Gori 等，2008，

2012；Broadbent 等，2019）。

此外，其他研究（Purpura 等，2017，2019）报道，4 岁龄正常儿童，甚至双侧痉挛型脑性瘫痪（bilateral spastic cerebral palsy，BSCP）患儿也能达到同年龄的发育水平，能够通过多模式信息处理识别常见对象。尽管脑瘫患儿的表现通常要比健康同龄儿差，且相较于触觉，他们总是优先进行视觉处理。

研究表明，通过基于主动触摸的目的性探索，脑瘫患儿能准确感知物体属性的能力较差。这是由于患儿的运动障碍限制了他们与环境的交互，因此不建议进行大量的知觉体验（Eliasson 等，2007；Ocarino 等，2014）。此外，患儿不像脑卒中成年患者已有丰富的环境交互经验，所以无法从既往的经验中受益。

在日常临床实践中，在主动触摸活动时，偏侧受累的患儿哪怕使用健侧手臂也经常会表现出知觉障碍，这可能与双侧感觉体验的不平衡有关，成人脑卒中患者也有类似的研究报道（Brasil-Neto 和 de Lima，2008；Zhang 等，2014）。

以上建议表明，对于存在运动功能障碍的患儿，特别是婴幼儿时期，保持丰富、多样和大量的触觉体验，让患儿始终在保持正确姿势的前提下有大量的机会触摸、被触摸和与环境进行互动是非常重要的。

综上所述，使用手功能分类系统（Manual Ability Classifcation System，MACS）来评定脑瘫患儿或使用 Mini-MACS 来评定小于 4 岁的脑瘫患儿是有用的（Eliasson 等，2007，2017），进而制定基于评定结果的训练计划进行干预。

至于不使用视觉的实体觉评定，尽管已提出应用儿童、青少年已经认识的物体进行测试，大多数评定仍然都是按照成人测试方案进行的。因为在执行选择性动作方面困难的儿童物体操作能力较差（Wingert 等，2008；Kinnucan 等，2010），评定者可在患儿的手中移动物体，然后在要求他们去识别该物体。虽然这可能是对患儿来说唯一实用的解决方案，但治疗师应该意识到其中差异：辅助的感觉体验与独立的主动探索并不相同。在上述例子中患儿手中移动的物体，他的体验受到评定者在手中移动物体方式和患儿有限的感知能力的影响，使他们只能感知对象的一般和非功能性特征，如"冷、硬"和（或）"长、短"。

关于如何提高脑瘫患儿操作能力的建议在第 9 章进行讨论。

（二）被动触摸

当皮肤机械感受器与外在的人和物体发生接触且没产生主动运动时，就发生了被动接触。皮肤的机械感受器是实现身体与环境触觉体验的必要工具，这是一种值得评定的感觉模式。大多数关于脑瘫患儿感觉障碍的研究主要涉及偏瘫型的单侧感觉障碍，也涉及健侧，而对其他类型报道少见（Krumlinde-Sundholm 和 Eliasson，2007；Sanger 和 Kukke，2007）。

有关触觉的具体测试如下。

1. 轻触以增强稳定性，这里是指被动触摸而非主动触摸。

2. 压力觉，使用 Semmes-Weinstein 纤维精确测量。

3. 针刺觉，针刺测试。

4. 温度觉，使用两个相同的分别装有热水和冷水的容器。

5. 两点辨别觉，使用卡尺或其他标准化工具。

6. 触觉定位和双侧同时触摸。

对于触觉定位，最好考虑评定没有或较少参与功能活动的那一侧肢体进行。

在测试过程中，患儿必须被蒙上眼睛或其他限制使用视觉的方法。评定不局限于手，也包括身体其他部位。

另外需要记住的概念是，机械感受器对接触方式的反应不同，检查者可以改变刺激的强度和

（或）持续时间，也可以改变刺激和识别请求之间的时间间隔。无论选择什么程序，意味着必须始终仔细地遵循同样的程序完成评定。

此外，由于这种评定是人工操作的，所以只是一种定性的描述评定。

（三）本体感觉

本体感觉是一种有关于关节位置感觉、四肢运动及它们之间关系的躯体感觉模式。本体感觉信息由包括肌肉、肌腱、关节和皮肤受体在内的许多感觉通路提供，在身体姿态的构建和维持中起着重要作用（Paillard，1980；Schwoebel 和 Coslett，2005；Pitron 等，2018）。

人们认为即使是胎儿也对自己的身体有一些原始的感知。人类妊娠期间最早开始发育的是触觉。妊娠 8 周时，胎儿可对嘴唇周围和脸颊的触摸产生反应，11 周时，他们可以用嘴、手和脚来触摸自己的脸、身体和宫腔内壁。运动系统也发育得很早；从妊娠中期开始，运动和触觉一起成为胎儿了解他们周围环境的两个最早的工具。他们忙着踢腿，改变姿势，练习呼吸运动和非营养性地吮吸拇指。在有限的空间内，他们与身体各个部位不断接触，而子宫壁则划定了空间界限。研究报道提示，新生儿和婴儿已具有身体意识（Rochat 和 Striano，2000；Filippetti 等，2013）。

婴幼儿的一个关键能力是 3—4 月龄时手－眼协调能力的成熟，并随着运动发育和与人和环境关系的发育而逐渐完善，这个过程将持续整个儿童、青春期。本体感觉和选择性手部运动的发育成熟也需要很多年才能完成。一项机器人辅助评定研究报道，手腕运动大约在 12 岁时可达到成人水平（Marini 等，2017）。

大量关于脑瘫损伤机制的研究主要集中在偏瘫型脑瘫患儿（Hohman 等，1958；Opila-Lehman 等，1985；Cooper 等，1995；Aulde 等，2012；Pavão 等，2015；Pavão 和 Rocha，2017），遗憾的

是，相应的评定方法很少见（见第 13 章）（Wingert 等，2009）。

诺丁汉感觉评定（Nottingham Sensory Assessment，NSA）（Lincoln 等，1998）提出，当评定运动觉时，能区分不同水平的感知能力非常重要，分类如下。

0 为没有检测到任何运动。

1 为喜欢运动，但缺乏正确的方向。

2 为可以控制运动的方向。

3 为能复述或指出关节的位置。

由于患儿损伤程度的差异，很难保证准确评定他们的运动觉和关节位置觉。这就意味着在整个评定过程中，因患儿不能使用他们的眼睛观察，当需要患儿对侧肢体参与时，评定人员也应当首先协助移动能力较弱的身体部分。如果患儿的运动障碍阻碍了运动复制，可以要求口头描述回答，必要时还可使用其他交流系统。此外，在这些主观评价中，评定者和患儿之间的密切合作也是必要的，首先需要治疗师明确的指令要求，然后才是患儿有效的回应。只有结果保持良好的可重复性才能保证评价的准确性和可行性。

阿福尔特模型

阿福尔特模型（Affolter-Modell）是基于儿童发育时由他们与环境的互动所影响的形成的观念，这个观念也符合 Bronfenbrenner 生态发展理论（1981）。因此，患儿在日常生活中如何及何种程度地感知和使用来自环境的触觉、运动觉信息尤为重要。有作者描述了旨在帮助存在感觉障碍的患儿（和成人）克服障碍的治疗方法（Affolter，1981；Hofer，2009；Affolter 和 Bischofberger，2016）。

治疗指南所涉及的治疗师和照护者的操作，涉及到非常紧密的身体接触。患儿通常可与家长共同计划实施的活动，最后应有效

地按照计划执行并达成功能使用。在训练过程中，治疗师传递和强调触觉和本体觉信息来执行和完成计划的活动，如压力、体重、体重变化、对手部接触的积极反应、旋转等。不是口头提供建议，而是与患儿密切接触的动作和行为。

（四）视觉

脑瘫患儿的视觉问题及康复建议均在第 11 章讨论。然而，在考虑了本体觉信息的作用后，研究视觉和本体觉及如何交互、交互多少，以及一个是否优于另一个是很有趣的议题。头部有两个重要的感觉系统：视觉和平衡。头部的抗重力控制在出生就开始发育，是身体对重力做出反应的首要部位。这种需要视觉辅助的早期头部空间稳定能力在妊娠 36 周时形成，并在随后的几个月内逐渐发育成熟。

在物体和运动的检测中，中央和周围视觉共同起着重要作用（Gibson，1966，1979）。当一个人移动时，由于其和环境之间的相对运动，会感觉到一种逐渐移动并向相反方向延伸的视觉流动。

我们感知的速度取决于人的速度、目的地的距离、延伸的焦点及以不同速度延伸的环境可能的布局变化。这是在线性方向移动时，但如果一个转移需要平移和旋转运动相组合时，头 – 眼协调运动才能帮助完成旋转。

视觉的另一个功能是区分自我的运动和外部产生的运动。如果头和眼睛都跟随一个物体移动时，该物体的图像就保持在中央凹。同时，大脑也知道这个物体在移动。此外，当一个人环顾四周去探索环境以寻找到感兴趣的事物和人时，他们必须协调处理视网膜上不断变化的图像与物体在环境中不断的移动。

所有这些能力不仅依靠视觉，还依靠前庭系统和本体感觉的参与，后者通过颈部的肌肉感受器和认知系统实现。在头部运动和确保适当的头眼协调时，也是所有系统共同参与的信息处理。

脑瘫患儿的感觉问题背后可能存在原发性损伤。众所周知，所有类型脑瘫的运动障碍都存在不同的病理改变，那就不难理解这些患儿同时存在不同的感觉运动功能协调障碍。

Abercrombie 在 1964 年阐述了运动障碍是如何限制患儿空间意识和导航能力的发育。Pavlova 等在 2007 年的一项研究认为，由于围产期脑室周围白质软化引起的存在运动障碍的脑瘫青少年，在视觉导航能力方面明显落后于健康青少年。Ritterband-Rosenbaum 等在 2011 年和 2012 年的研究报道也得出类似结论，通过一项计算机辅助训练程序在显示器跟踪显示他们的运动轨迹，可以帮助改善患儿的空间意识和导航能力。

有证据表明，对运动障碍婴幼儿早期开始竖头训练和不同场景下的运动训练是非常重要的。许多脑瘫青少年也需要相应的指导和辅助，以支持不同水平的主动抗重力控制的发育成熟，并进一步体验独立运动或被动移动，所有这些都需要与其所关注到的周围环境相结合。此外，独立行走的患儿也可以在辅助环境中练习不同的移动方式，如使用辅助设备和（或）在带轮子的椅子上移动，从而提高空间、运动意识和技能。

（五）前庭系统

脑瘫患儿的运动功能障碍明显，往往导致前庭功能障碍被忽略。但前庭系统对于有效的姿势控制和视觉稳定是至关重要的。2016 年，Akbarfahimi 等的一项研究表明，48.4% 的 BSCP 患儿存在前庭功能障碍。这很可能与脑瘫的病理损伤特征有关，包括前庭脊髓束的白质损害和（或）软化，也有可能与进行大量而持续的运动训练时前庭器官的参与减少有关（Rine，Wiener-Vacher，2013；Ghai 等，2019）。

最近的研究报道了采用传统的前庭康复治疗（vestibular rehabilitation therapy，VRT）与专门定制的"儿童平衡治疗"（pediatric balance therapy，PBT）相结合对脑性瘫痪或其他平衡功能障碍患儿进行前庭刺激有良好的疗效（Lotfi 等，2016）。VRT 和 PBT 的主要目标是提高注视能力和姿势稳定性，从而让患儿更有效和丰富地参与日常生活。

提高注视稳定性的建议包括头部和头部－躯干旋转练习，同时保持目标物体的视觉注视。其他练习旨在改善睁闭眼时的眼球运动和图像追踪（Han 等，2011）。

至于姿势稳定性练习要求在主动移动（如在脚踏车上）或被动移动（如坐在轮椅上）过程中通过采用姿势恢复策略和对体感信息整合来控制身体姿态，如识别自己的空间位置和目标距离。

2017 年，Tramontano 等报道了在接受神经发育疗法和前庭训练 10 周后，BSCP、USCP 和共济失调型患儿的目标达到量表测试（Goal affainment scale）有显著提升。也有其他关于前庭刺激能改善脑瘫患儿平衡功能的研究（Hosseini 等，2015；Shahanawaz 等，2015）。

（六）振动觉

振动感或振动觉是由机械感受器产生，再通过结缔组织和骨骼将信息传递到大脑。因为骨组织是一个很好的振动谐振器，所以振动觉检查通常是通过放置一个持续振动的低频（一般为 128Hz）音叉在人体骨性突出部位上来进行检测。

近几十年来，人们对振动疗法（vibratory therapy，VT）及其对脑瘫患儿的疗效越来越感兴趣。更特别是，有两种方式可以使用 VT：①局部振动，直接应用于肌腹或肌腱；②全身振动（whole-body vibration，WBV），通常要求受试者站在振动平台上而传递到全身。

VT 的短期目标主要是降低脊髓的兴奋性和高张力，从而提高竞技肌肉活动、力量和灵活性；长期目标是为了持续改善痉挛。

关注振动觉应用的研究报道并不多。重复肌

肉振动应用于 8 名脑瘫患儿的跟腱（Celletti 和 Camerota，2011）和 1 名 5 岁双瘫患儿的小腿三头肌（Camerota 等，2011）可显著改善痉挛。一项研究报道 22 名脑瘫患儿流涎和吞咽问题通过肌肉振动对其口腔运动控制产生积极疗效（Russo 等，2019）。

全身振动已在更大量的脑瘫患者中应用和测试。大多数研究有改善，如改善步速，减少膝关节伸肌痉挛，在计时起立行走测试（Timed Up and Go，TUG）中得分更高（Ahlborg 等，2006；Ruck 等，2010；Lee 和 Chon，2013；El-Shamy，2014；Dudoniene 等，2017；Park 等，2017）。全身振动训练对改善站立姿势和增加腹部肌肉活动也有积极的影响（Unger 等，2013；Ali 等，2019）。

一些相关研究（Sá-Caputo 等，2016；Ritzmann 等，2018）和全身振动疗法方案分析（Pin 等，2019）报道，尽管在研究报道中的应用参数存在异质性且缺乏长期疗效的数据，但振动疗法对于中度障碍的脑瘫患儿仍然是可行且耐受性良好的治疗方法。

二、疼痛

已有综述（van der Slot 等，2020）和研究（Schwartz 等，1999；Jahnsen 等，2004；Opheim 等，2009；Penner 等，2013；Poirot 等，2017；Eriksson 等，2020）报道显示，55%～70% 成年脑瘫患者经历疼痛，比例远高于一般健康成年人或其他获得性神经疾病患者。平均年龄在 34.3 岁的疼痛患病率是非常显著的，特别是粗大运动功能分类系统Ⅲ级和Ⅳ级的脑瘫患者，后者主要由于他们的肌肉骨骼问题和关节挛缩的日常管理存在困难而导致。GMFCSⅢ级的患者主要是腿部疼痛，可能与行走时力线错位和过度屈曲模式相关，或是因为他们长期使用助行器导致。另外，颈部和手臂疼痛在脑瘫患者中也会随着年龄而逐渐出现。

脑瘫有许多病理特性可导致疼痛发生，包括由于病理损害导致的感觉异常和自主神经功能障碍、痉挛、关节脱位、软组织改变和便秘。另一个导致疼痛产生的来源可能是流程中的处理不当，包括穿衣、转移等被动移动过程中发生的（Parkinson 等，2013；Bourseul 等，2016）。高度情绪化的人更容易经历疼痛。

关于帮助父母来理解患儿传达不适和疼痛信号的建议，已在第 1 章中有说明。疼痛的存在会限制患儿的社交生活，使他们情绪更激动，失去积极参与治疗的兴趣，放弃实现自我独立的尝试。

治疗师进行干预的一个基本部分是发生严重和非功能性的身体力线错位，这些错位会导致肌张力增高，继发性挛缩和异常收缩合并关节活动度减小，以及关节半脱位，而这些都会导致疼痛。

疼痛预防也在第 7 章中论述。专门用于软组织护理，其中讨论了软组织问题的干预措施，包括预防和治疗的已发生的异常情况。

门控理论

Melzack 和 Wall 在 1965 年构建了一个关于疼痛感知和传导的模型。他们认为触觉、压力和振动觉感受器直径较大且不传导疼痛刺激，而不像疼痛感受器那样通过有髓 A-δ 纤维传递急性锐痛，通过无髓 C 纤维传递慢性疼痛。如果疼痛刺激和非疼痛刺激同时发生，由于脊髓抑制性中间神经元的参与，神经纤维在向大脑传递信息时表现是不同的。粗大纤维刺激中间神经元，从而调节疼痛强度，而细小纤维绕过抑制性神经元而不起调节作用。例如，一个人身体某部位被撞时，可以通过用力抚摸该部位来缓解疼痛。这是日常生活中随处可见的。

门控理论（Gate Control Theory，GCT）的原理可应用于治疗中。事实上，经皮电刺激疗法（transcutaneous electrical stimulation，TENS）的目的就是通过影响大直径传入纤维来缓解疼痛（Kandel 等，2000）。

组织的生理状况是正确传递触觉和本体感觉和控制伤害性刺激的重要基础，治疗师可以通过他们细致灵活的手法操作来有效地影响 Aβ 纤维的兴奋性。因此，对于那些因为软组织问题而存在疼痛风险的患儿，治疗师在一定的条件下徒手放松软组织的治疗是非常有用的（见第 7 章）。

三、运动技能

运动技能不是一种感觉，而是在没有瘫痪、协调障碍、感觉障碍或理解障碍情况下，进行有目的的运动和恰当使用物体的能力。它是认知和躯体行为的升华，是执行任何有意义行为所必需的。

将这个话题引入讨论的目的，正是为了聚焦感觉 – 运动技巧和运动技能之间的密切联系。运用障碍是一种由躯体感觉处理不良引起的功能障碍，与脑瘫相关的损伤会增加观念运动的障碍程度，如"如何"操纵物体，就像运动性运用障碍患者一样，由于感觉信息的缺乏而导致行动计划的失败。2016 年，Lust 等研究称脑瘫患儿不习惯使用运动想象方式来解决任务，并建议进行康复治疗来改善这种特别有用的时间行为能力。

参考 2012 年欧洲残疾儿童学会发表的建议，Baxter 指出运动性运用障碍只是一种症状，可见于轻度脑瘫患儿和发育性协调障碍（developmental coordination disorder，DCD），这只是导致运用障碍的众多可能原因之一（Baxter，2012）。

由于只有在 2 岁以后才会出现象征性功能，所以行为障碍才能被识别出来。也只有在那之后，识别行为障碍的最早迹象可能涉及所谓的"传递"手势（包括使用物体，如勺子）或"不传递"手势（而不是针对物体，如飞吻）。

至于治疗，以任务为导向的训练方法对运动

技能障碍的病例更有效，治疗师应该确定特定的治疗活动，并通过将活动分成一个个的小步骤来帮助患儿进行治疗训练。

四、不同身体部位治疗中的知觉问题

传统认为姿势控制是一个特定术语，是指人在静止和动态条件下实现、保持或恢复身体抗重力姿势的能力。它是一种基本的功能性运动技能，通过具有正确收集和整合环境信息的能力来实现。

2000 年，Berthoz 和 Weiss 重点关注人类感知和运动控制的方式。他主张重新思考传统的行动与知觉之间的关系，并将感知觉划分为五种感觉。Berthoz 认为知觉和认知本质上具有预测性，能让人预测当前或潜在行为的后果。大脑活动就像一个模拟器，不断地发明可以通过稳定、微小反馈调节的模型来模拟变化的世界。一个人朝着他们所看的方向移动，预测落球的轨迹，当他们跌倒时可迅速恢复和调整他们的身体姿态，这些都要归功于运动感知。上述对知觉和行为的解释，让 Berthoz 认为在标准教科书里心理现象被极度忽视：即本体觉和运动觉。它们帮助维持平衡和协调行动，参与基本的知觉、记忆及引导过程。

所有感觉和身体各部分都共同参与上述过程。在康复过程中，关注某一因素而忽视其他因素是不合理的。然而，头部、躯干和四肢都有它们的功能特性，当它们的功能受限时，应在治疗一开始就采用特定方法分别单独处理。同时，也需要将它们再次积极地相互关联起来成为一个功能整体。

为了厘清这一概念，我们人为地将身体各部分进行单独讨论，因为只能在功能和康复中它们才会被一起考虑。

（一）头部

头部是视觉和前庭系统的解剖所在，当患儿

移动时在空间定向起着稳定参考框架的作用。痉挛型脑瘫患儿整个身体在冠状面进行移动时，由于关节相关的自由度降低而出现明显的"活动结构"重力再平衡，导致头部和躯干、骨盆带和肩胛带间出现旋转不良。由于这些原因，作为空间移动困难的补偿机制，头部在平面移动时表现出更大的运动可变性（Hsue 等，2009；Wallard 等，2012；Bartonek 等，2019）。

不随意运动型脑瘫中，由于头部受到不随意运动的干扰，而无法实现对目标的关注。很容易理解这种功能障碍让患儿感到不安，治疗师用手稳定他们的头部可以给患儿带来很多好处。这使得患儿能在对终点有更清晰感知的基础上进行运动，并显著减少他们运动中的"混乱"。

共济失调患儿中也存在类似问题，由于肌张力降低和时空协调能力较差而表现出抗重力不稳定性。

头部在空间中的稳定、更好的视力都是良好姿势控制、高效行走及未来患儿能胜任阅读和写作的基础，同时还能改善下颌关节控制，从而有助于喂养（Redstone 和 West，2004）。

2010 年，Saavedra 等研究 15 例不同类型脑瘫患儿（GMFCS I ～ III）静坐时视觉和躯干控制对头部稳定性的影响。研究发现，痉挛型脑瘫患儿与不随意运动型患儿不同，不但没有受益，还在冠状面上表现出更严重的头部不稳定性，特别是 BSCP 患儿在闭眼情况下会出现更多的姿势摇摆。

临床经验也是如此，观察到痉挛型脑瘫患儿高度依赖视觉反馈来进行精准的运动，但是以减少本体感觉输入为代价而完成的。另外，不随意运动患儿存在更多的视觉注视问题，因为头部持续的不自主运动使得视觉信息的可靠性降低，从而会增强对其他感觉通道输入信息的感知能力，如听觉通路。

同时必须强调，头部稳定性与躯干稳定性密切相关。

（二）躯干

当患儿需要完成独立坐姿时，躯干功能才引起重视。因为姿势任务要求头 - 臂 - 躯干（head-arm-trunk，HAT）复合体作为一个短倒立钟摆进行活动。患儿在卧位通过移动和踢腿锻炼核心肌群力量为实现和保持坐姿打下了最初的基础，这些在患儿独坐里程碑年龄之前就已经开始。

正如 Massion 和 Woollacott 在 1996 年所述，任何动作在实现功能目标时都有一个负责稳定身体的姿势成分和一个完成功能目标的运动成分共同构成。特别是拥有大量姿势维持性肌肉的下肢，是身体站立和运动时参与维持稳定性贡献最多的部分。

显而易见，在抗重力情况下保持运动控制的最核心区域是与身体重心（centre of mass，CoM）相对应的区域。这不是巧合，这和东方医学中所说的"丹田"是同一个地方，人类可以通过练习积累丹田力量、能量。

核心稳定性依赖于腹肌、腰骶链周围肌肉、膈肌和盆腔底肌群的激活。它们激活成为身体内部的锚点，使身体所有部位都能平稳而有效地移动。

下部躯干活动就像一种"交点"，为保持身体处于直立位而将两部分汇聚使用。在上 - 下模型中，身体多个部位控制问题首先考虑的是头部位置，其次才考虑躯干、骨盆和腿部。这就是患儿从逐渐学习掌握抗重力姿势到最后完成站立姿势所使用的生理序贯模型。使用下 - 上模型时，一旦直立脚接触地面，平衡控制就变成主要任务，要保持身体垂直方向首先需要一个作为参考点作用的支持面，主要涉及踝关节和髋关节的受累情况。

运动控制主要感觉输入除了来自迷路、视觉和本体感觉（包括轻触觉），还有重力感受器也有助于直立位控制。它们是位于胃、肠、肾和躯干血管壁上的机械感受器，是单独的自主感觉系统，其感觉信号从肠壁输入到达顶叶皮质，能使身体意识到姿势变化（Mittelstaedt，1996，1998；Vaitl 等，2002；Sack，2009）。骨盆运动刺激重力感受器加之腹肌和多裂肌共同激活会变得更加敏感，都进一步支持说明在进行姿势控制治疗过程中需要关注躯干的重要性。

（三）足部

人类有两只脚，运动控制不是右脚和左脚的区别，而是在进行接触地面的支撑运动时和在进行非支撑活动的摆动运动时扮演了两种不同的功能角色。

当脚进入站立相并接触到东西时，其感觉功能就会增强，同时接受外部感受和本体感受器输入。足部的解剖形状像一个大平台，大量机械感受器根据任务不同而进行有效的分布。生物工程师会说这是一个复杂精密的力学平台，与步态分析中使用的力学平台一样，当人在平台上面站立和移动就可以记录重心位移和地面反作用力（centre of pressure，CoP）相关的数据。

人体就像一个倒立的钟摆，在安静站立时，通过脚踝的扭矩进行旋转，从而在矢状面和冠状面上产生细微地来回摆动。通过对 CoM 位移和地面反作用力点分布差异的检查可以确定摇摆的存在（Morasso 等，1999）。

在一个更动态的情况下，如向前走，从脚后跟首次接触地面开始，CoP 逐渐从脚后部转移到大脚趾，为足部蹬离动作做好准备。在这两种动作过渡期间身体向前移动时，有一个完整的单足负重期 CoP 会发生从外侧弓向足横弓移动（Winter，1995；Kavounoudias 等，1998）。

要使这种转移能有效进行，人体需要具有完整的足部和三个足弓的正确排列，但这对于脑性瘫痪患儿却非常困难，因为他们大多存在马蹄足，无法对踝关节进入任何扭矩训练。

此外，足部机械感受器分布特征也不是随机的，而是基于它们接收的功能刺激类型来进行分布的。例如，尽管脚趾感觉更敏感，但慢适应感受器更多出现在足部边缘，脚趾和脚跟感受器对横弓和跖骨区域有较高的慢适应感觉信号传入阈值（Inglis 等，2002；Strzalkowski 等，2015）。

对于医生的治疗干预来说，有效区分感觉刺激不同目的和场景是非常必要的。

（1）对患儿来说，足部有丰富触觉体验是相当有益的，所以要经常赤脚，并在游戏、穿衣、洗澡等过程中获益。治疗过程可以使用海绵、洗涤手套和软尖球等物体刺激脚底。记住一点，患儿喜欢在沙滩和彩色球坑里玩水。这些体验的目标是在感觉阈值过高时增加对脚部感官刺激的感知水平，或其阈值低时提高其感知耐受力。

（2）从坐到站再到坐，或迈步和行走这类体位转换紧迫的康复治疗目标主要是改善腿部和足部的组织张力，获得更大的关节活动度、重新调整身体姿势、改善运动控制和为下一个功能性任务做好准备。马蹄足踝关节和跖趾关节的背屈均受限，并且无法完成"脚跟到脚趾"的运动，这些障碍限制步态周期的支撑相，因此治疗师应充分利用生物力学相关条件来改善足部与地面的接触。

【实用建议】

- 为了促进足部功能，改善力线对齐（图 6–1），建议由坐到站立的转换或行走或在仰卧位时进行简单有效的臀桥训练。

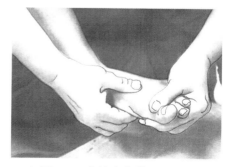

▲ 图 6–1　身体直立前的足部排列

- 首先，徒手牵拉小腿三头肌，激活胫骨前肌向心性收缩，增加胫骨 − 跗骨关节活动度。

- 将徒手牵伸压缩技术应用于跗骨关节，包括所有立方体骨，调整足部内侧排列重建足内侧弓使足踇趾在蹬离阶段能接触地面并发挥作用。

- 对于足外侧，徒手放松蚓状肌和背侧骨间肌，激活小趾展肌，通过改善足外侧弓来增加足的长度和宽度。

【注意】

- 有了这些前提，前横弓与其他弓更好地联系起来，足部更稳定地处理 CoM 的内外侧位移。同样，在矢状面上脚跟到脚趾的转换也更容易完成。只有做好这些准备之后，给足部提供其他类型的感觉信息才是有意义的，这些感觉信息需要更多地关注脚与地面的接触、矢状面和冠状面的重量变化，闭眼时会感知到更多信息。

脑瘫患儿在支撑相期间，由于脚与地面不能均匀接触，来自腿部远端的传入信息在脊髓、脑干和小脑水平无法进行很好的信号整合，从而导致这些患儿无法完成有效的抗重力反应。此外，降低的踝和跖趾关节活动度也会导致站立姿势和动态运动受限。

当支撑相结束，足与地面不再发生接触的其他姿势情况下，足部会改变它的角色，表现为在开链状态下的运动控制作用。这期间不同类型的信号输入的影响是不同的，本体感觉变得比外部感觉更加重要，充分考虑到"感觉足"的作用是必要的。

为了支持肢体运动，身体需要保持姿势稳定，所有的肌肉都要根据所需执行的动态任务来发挥功能。因此，治疗师意识到正在进行的运动最可能的运动顺序是非常重要的，必要时还可以提前给患儿提供必要的本体感受输入，帮助患儿积极地完成，以提高他们的身体意识和运动控制能力。

在不同类型脑瘫的相关章中，都对如何处理这些功能情况的提出来实用建议。

关于考虑矫形器

使用矫形器来改善患儿抗重力姿势是一个综合的决定，需要对患儿的情况做详细的评定（Brunner 等，2008）。

踝 - 足矫形器（ankle-foot orthosis，AFO）的目的是改善足部对齐，稳定踝关节和伸展膝关节。同时，它明显限制关节的调整策略和脚跟 - 脚趾的运动。如今，大多数由半柔性热塑材料制成的矫形器是活动性极低或不能活动的。从生物力学的角度来看，当踝关节策略受限时，远端关节的活动性将在其他关节得到补偿，通常是髋关节，这在老年人中经常发生。踝、膝和髋关节之间相互关系密切，正常肌肉骨骼系统和抗重力姿势调整情况下，一个关节的行为完全是根据其他两个关节的活动度来决定的。

髋关节策略本应发挥作用，但脑瘫患儿中由于下肢背侧肌群活动不良，髋关节很难做出适当反应。这种情况下，最可能的反应就是增加髂腰肌向心收缩来过渡稳定髋关节。治疗师意识到这种可能性，即使是在俯卧位，患儿还没进入站立之前，也应当通过增强姿势性肌肉肌力，维持髋关节活动度来积极预防上述情况的发生。

2018 年，Lintanf 等综述证据表明，脑瘫患儿佩戴 AFO 受益匪浅。目前，对铰链 AFO 和其他可控制踝关节同时允许一定程度关节运动和更灵活踏板的矫形器越来越受到欢迎（Park 等，2004）。这些矫形器的运用需要治疗师和矫形器专业人员之间需要密切合作，并对矫形器对患儿姿势和运动的影响进行持续、专业的联合验证，且应该在 ICF-CY 框架下，验证矫形器是否能真正同时满足患儿及其家庭的实际需求，以及生物力学和功能活动的要求。

（四）手部

手部感觉感受器的分布方式就像足部一样，有其特殊的功能意义。它们的任务不仅与伸手、抓握和操纵物体等基本功能有关，还参与身体在环境中的稳定和定向。手本身是动态触摸的主要工具，但动态触摸不仅是手臂参与，而整个身体都参与多感官输入。

1983 年，Jeannerod 准确描述了关于手接近目标对象的方法顺序，主要分为最初手快速打开手指伸展的初始阶段，以及速度减慢大约占 2/3 时间的终末阶段，这时手开始根据对象内在特征调整手形及在环境中的位置，最后实现功能使用计划。

在这个过程中，远端工作的重点在手部，但空间里整个运动轨迹的发生是将身体作为稳定点来实现的。手是决定成功抓握物体的独特要素，但整个运动需要近端姿势稳定性的配合，否则，此功能运动会发生受限和错误。

众所周知，物体是不会移动的而是人去接近它们。应该鼓励脑瘫患儿自己去拿，而不是由家长将东西放到他们手中。上肢损伤严重的情况下，真正的手部功能是无法独立完成的。为了促进手接触到物体的行为，治疗师应该首先确保患儿躯干处于直立姿态和肩关节有充分的关节活动度，必要时，在上肢进行训练前先对软组织进行适当治疗，以保证充分的肌肉长度和关节位置。手接近目标物体首先需要肩关节有一定程度的上抬和外旋，外展激活肱三头肌基础上，肱二头肌及三头肌相互作用，拇指直接指向目标方向。当靠近物体时，手腕和小手指保持一定的伸展，保证手的小鱼际一侧能接触到物体并紧紧抓住它。在抓握的终末阶段，手的大鱼际侧是最重要的部分。

手的功能不仅是与物体的相互作用，还包括为了提高核心肌群的活动而支撑在物体表面并推离开，另外也能承担部分体重。执行这些任务的策略与抓握策相似，但要实现上述功能，手必须是打开的，以准备放置在物体表面，去感知物体表面特征并为交互做好准备。因此，治疗师应该在患儿手接触物体之前，选择性地加强手内在肌肉训练。

前臂和手腕内侧及手的小鱼际相比外侧来说有更强大的稳定性功能，因此这一侧接触物体表面对促进有效放置和提高整个手感知意识是非常有用的。这只"有意识"的手可以帮助患儿有更稳定的参考点和主动的支持，如仰卧位旋转骨盆时，坐着进行旋转时。

2009 年，Raine 等报道手与物体表面的摩擦接触体验［接触手定位反应（contact hand orientation response，CHOR）］能传递到全身，使人能保持中线定向、平衡和四肢负重。CHOR 应用于患儿治疗的科学研究很少，但它已成功地应用于成人运动障碍，以改善站立和姿势转换，如坐立转换（Seo 等，2018）。

轻触觉感知

轻触觉是手对身体抗重力稳定性的一种特殊贡献，它起到减少直立时姿势摇晃的作用（Holden 等，1994；Jeka 和 Lackner，1994，1995；Jeka，1997）。例如，包括脑瘫患儿在内的感觉运动障碍患者站立和行走都可通过轻触觉得到功能改善。

轻触觉感知（light touch contact，LTC）便于主动接触。当指尖在一个稳定的物体表面上轻轻停留和滑动，所施加负荷不超过 100gr 或 1N 时，运动觉信息就会通过皮肤传

入发挥作用。这意味着通过这种轻触，人可以借助一个稳定面作为参照系来组织和改善姿势。许多研究报道了当一个人在睁闭眼时用手指或通过棍子触摸一个水平或垂直面，是如何感受到轻触的效果（Krishnamoorthy 等，2002；Baccini 等，2007；Shima 等，2013；In 等，2019；Mitani 等，2019）。

LTC 在年轻人中也有类似应用，在脊髓 L_5 水平使用两个振动触觉装置作为生物反馈来改善他们的姿势控制和平衡（Ballardini 等，2020）。2021 年，Shima 等用指尖可穿戴轻触系统获得了相似结论。

少量研究报道了 LTC 对发育期患儿的影响，其中一项研究是在患儿独立行走前进行的。力学平台分别记录他们自由行走的数据和持一个认定为参考系的氢气泡沫气球行走的数据，结果发现患儿抱着气球行走时身体摇摆明显降低（Shimatani 等，2015a，2015b；Shima 等，2017）。

2020 年，Watanabe 和 Tani 分析发现在日常护理和康复过程中一个有趣的相关性，研究当一个人执行不同的姿势任务时，主动、被动轻触摸和不接触都有着不同的影响。当治疗师和照护者只触碰患者而不帮助支撑他们体重时，被动轻触体验就会起作用，从而有助于他们感知和保持自己的姿势。结果表明，被动轻触接收信息对姿势稳定性的效果不如主动轻触，此外闭眼时主动轻触觉感知最有效。

第7章 身体软组织的治疗方法
Therapeutic Approaches for the Soft Tissues

Psiche Giannoni 著

李昕松 王 端 译 刘国庆 冯 英 校

人体组织包括上皮组织、结缔组织、肌肉组织和神经组织（图7-1），这也是通常所说的不包括骨骼硬组织在内的、广义上的软组织。

软组织是保证机体各系统正常运作的重要结构成分，机体各系统又以其独特的方式协同参与整个机体的运动过程，发挥人体正常功能。

脑性瘫痪康复治疗的基础主要是针对肌肉组织的治疗，一方面是因为需要改善脑性瘫痪患者肌肉力量减退的症状，另一方面是需要干预此类患者由于身体核心力量差引起的肌肉过度募集而导致的异常姿势。

因为肌肉和神经系统的关系密切，所以通过干预中枢神经系统可使脑性瘫痪患儿获益匪浅，尤其是那些运动严重受限、长时间伴有异常姿势者。

与此同时，针对结缔组织的康复治疗也起着重要的作用，因为结缔组织不仅为身体各部位保持一定形状提供结构支持，而且对包括肌肉和神经在内的各个器官提供支持，在连接和保护各个重要脏器、参与血液和淋巴液等体液流动、储存能量等方面也发挥了重要作用。忽视对结缔组织的关注会削弱对其一般功能和身体各部位之间连接功能的重视程度。

结缔组织存在于真皮、筋膜、肌腱、韧带、附着点和腱膜中。与主要依赖于细胞成分的上皮组织、肌肉组织和神经组织不同，形成这些结构的结缔组织的性质主要取决于细胞外蛋白质纤维的数量、类型和排列方式，以这些性质表征它们

的功能（图7-2）。

例如，不同筋膜因功能不同而呈现不同的黏稠度：由疏松结缔组织组成的浅筋膜允许真皮层在其中滑动，而以致密结缔组织为特征的深筋膜，允许更多的内脏器官滑动，特别是包绕血管的筋膜，以及包绕神经肌肉的三层筋膜，均有利于它们正常活动和功能发挥（Schleip 等，2012）。

筋膜通常被认为是被动结构，它将肌肉活动或外力产生的机械张力传递到身体其他部位。然而，一些研究表明，它们可以独立收缩并主动影响肌肉动力学，并因此在人类姿势和运动调节中作为力传递器而发挥重要作用（Schleip 等，2005）。筋膜与肌肉、关节与韧带的相互联系形成了一个非常庞大的、相互作用关联和依赖的组织网络，综合各个层面，可以被视为"筋膜系统"（Stecco 和 Schleip，2016；Adstrum 等，2017；Schleip 等，2019）。

这也意味着在治疗师对某一部分组织进行治疗操作时，存在会同时影响某一器官周围所有组织的状况。

主动物理治疗和仅表面上的"被动"治疗均有助于患儿的康复，前者旨在通过改变身体各部分之间的位置关系及增强肌肉力量来促进运动和协调功能改善，而后者是针对身体组织的手法治疗。肌无力、痉挛状态、痉挛症和错位会导致身体节段性过度僵硬，导致特定组织内在性质发生变化及长期的关节肌肉疼痛（Jahnsen 等，

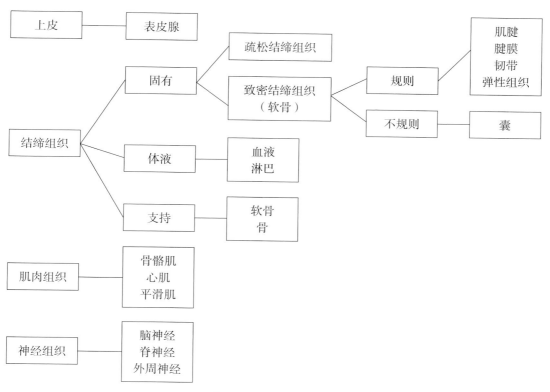

▲ 图 7-1　身体组织的类型

位置	主要细胞类型	优势纤维	机械性能
皮肤	成纤维细胞	胶原蛋白 / 弹性蛋白	抗张力、适度压缩和拉伸
肌腱	腱细胞	胶原蛋白	抗张力
关节软骨	软骨细胞	胶原蛋白	抗压力
骨骼	成骨细胞 / 骨细胞	胶原蛋白	抗张力、压力和扭力

▲ 图 7-2　结缔组织主要类型的特性总结

2004；Opheim 等，2009；Alriksson-Schmidt 和 Hägglund，2016；Eriksson 等，2020）。

一、结缔组织

紧邻上皮组织下方的真皮层有两种功能：①通过触觉感受器提供附近环境的信息；②保护其下方的内脏器官。

触觉信息的处理比其他感觉模式发育得更早，这不仅让患儿能够探索外部世界、保护他们的躯体免受外部环境的伤害，而且有助于患儿在机体和社交层面上与他人互动（Gallace 和 Spence，2014）。

对于存在运动障碍的患儿来说，通过触摸和被触摸的过程来增强他们对环境的感知是非常重要的。然而，有些家长常常因为患儿的活动受限而感到担忧及苦恼，而忽略患儿的这种感觉体验。为克服这种局面，患儿父母和照护者以正确的触摸方式和按摩手法与患儿互动，这将大有裨益（Vickers 等，2000；McClure，2017；Pados 和 McGlothen-Bell，2019）。

毫无疑问，感官上的体验对于患儿来说非常重要，对此我们将在第 6 章进行阐述。

正如家庭护理方法所建议的（见第 1 章），让家长参与并逐渐加强协作性的干预过程是非常重要的（Novak，2011；Novak 和 Berry，2014；An 等，2019）。在日常生活中，为了使患儿能得到更好的姿势护理和保持良好的软组织状态，患儿父母或照护者需要同治疗师一起合作。作为一种"小型体操式互动"，和患儿一起做简单的运动能增强患儿与家长的共情联系，也有利于维持结缔组织的重要代谢功能（图 7-3）。

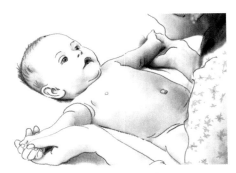

▲ 图 7-3 "小型体操式互动"

要理解如何通过结缔组织有效提高康复治疗效果，必须要提到其三个主要的特殊机械特性：黏弹性、触变性和压电性。

黏弹性与组织的大分子结构有关，大分子结构包括成纤维细胞和细胞外基质，该细胞外基质含有黏性流体的"基质"和特殊的纤维组织。

触变性是指某些流体作为基质的能力，其在静态条件下是厚的或黏稠的，当受到振动或剪切应力时就变得不那么黏稠。触变性具有时间依赖性，因此需要固定的时间来恢复到更黏稠的状态。

此外，作为结缔组织中最主要的纤维，胶原蛋白在长时间压力及潜热下表现出压电特性（Curie，1880）。这意味着胶原蛋白可以通过积累电荷来调节组织的结构和功能（Fukada 和 Yasuda，1964；Shamos 和 Lavine，1967）。例如，当治疗师进行手法松解术时，就会发生这种情况，因为他们的手会对皮肤施压并传递热量。

软组织松解术最初是应用于整骨医学，但不久后也应用于物理治疗，当时研究的重点是筋膜系统对身体生理平衡的作用（Barnes，2004；Davis，2009；Stecco 和 Schleip，2016）。

目前，软组织治疗相关的几种手法技术都是类似的。许多研究发现，针对软组织功能障碍的治疗无论是在成人还是儿童患者都取得了积极效果。无论是在幼儿及儿童脑性瘫痪患者的预防治疗，还是青少年或成人脑性瘫痪患者的治疗，这些技术都能有效地松解紧绷组织，特别是肌筋膜（Macgregor 等，2007；Whisler 等，2012；Hansen 等，2014；Kumar 和 Vaidya，2014；Loi 等，2015）。

总之，本章的目的不是为了着重强调选择某种治疗手法，而是为了说明哪种干预措施最适合应用于特定的患儿，并主张这些技术的目的不是单纯为了放松组织，而是改变受损组织的状态，从而改善其功能：压力和运动相结合的治疗方法可以对结缔组织产生积极的影响（Juhan，1987；Lederman，1997）。

结缔组织按摩（connective tissue massage，CTM）（Dicke，1953；Shiffer 和 Harms，2014）是一种针对结缔组织的特殊治疗方法，通常与软组织松解术一起使用。CTM 可以产生局部效果，有利于恢复组织的固有特性，也可以产生整体效果，影响自主功能（Barr 和 Taslitz，1970；Goats 和 Keir，1991）。为了更好地理解 CTM 的手法技巧，我们有必要参考"限度"的概念，治疗师也应认识到在紧绷组织上施加合适压力的重要性。

"限度"的概念

骨科医师首先采用了"限度"这个术语，它最初指的是关节，但也可以指软组织和肌肉的弹性和活动性。

1997 年，Kuchera 将限度定义为主动活动的极限，但是根据 Lewit 于 1999 年的说法，将限度定义为最大被动活动的极限更为合适，因为其活动范围大于主动活动。

研究活动受限的专业人士能够识别以下不同种类的限度。

1. 解剖限度：由于关节、韧带、肌肉和筋膜等解剖结构的存在而产生的活动限度或最大被动活动范围。如果在某种情况实际活动限度大于这种限度，将会导致组织的损伤。

2. 生理限度：主动活动范围的限度，小于被动活动范围。这是检查者感觉到第一个阻力点，提示肌纤维和筋膜中存在张力。

3. 弹性限度：介于活动的生理限度和解剖限度之间的范围。在这个范围内，弹性限度会产生轻微的"弹跳"感，形成一个潜在的活动范围空间。

4. 病理性或限制性限度：活动限制范围小于生理性限度，主要存在于病理情况下，感觉到活动突然停止，缺乏弹跳感。这种限制会改变身体节段的静息中立位，如导致躯体不对称。

在病理性或限制性功能障碍的情况下，医生可以通过视诊观察患者的主动关节活动度和触诊检查组织的状况来对患者的活动受限做一些治疗。他们治疗的目标是找到活动受限的限度，然后将手指放在组织表面，使其活动范围尽量接近生理限度。在这个过程中必须时刻注意他们的手和手指感觉到了什么：最初会遇到受限限度的阻力，此时可以用柔和且平稳的推力来对抗，从而使得该组织得到放松和弹性增加，最终达到新的可能的弹性限度（图 7-4）。

- 结缔组织的评定和治疗要点
  - 手法松解术的最终目的是恢复组织的弹性和灵活性，以改善活动和功能。
  - 手接触用于评定和治疗软组织受限，评定和治疗两者相互关联。
  - 松解术不强行实施，整个过程中患儿不应感到任何疼痛。
  - 通过触诊所做的评定不同于视诊，因为触诊在闭眼状态也能完成。手和手指的感受器不仅能够感受到触觉，而且也可感受到运动、纹理及其他感觉，而治疗师可通过双手轻微的压力感知到潜在组织的变化。
  - 通过触诊以寻找活动限度时必须借助轻微压力。轻微的刺激有助于感受组织所给出的反馈，而深压刺激时则相反。
  - 病理性限度的消除总是伴随着疼痛症状的消失。
  - 过早的松解术操作中断将无助预期目标的完成。
  - 肌腱、韧带、腱索和腱膜也由致密的结缔组织组成，但它们的内在特性有时需要用特殊的技术来处理，这将在后面做出说明。
  - 松解术不是按摩，而是为功能性活动做准备。使用按摩油和按摩膏会让治疗师感觉不到他们手下组织的改变。
- "寻找"并突破限度的步骤（Lewit，1999）
  - 通过触诊寻找限度。
  - 如手法松解术那样，轻压或拉伸组织。

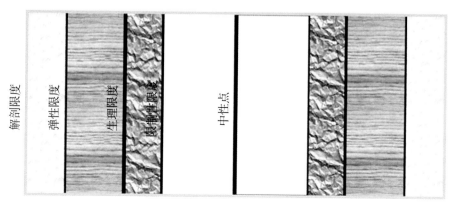

▲ 图 7-4　限度

－ 拉伸操作过程中不予或仅予最小的压力。

－ 感受组织的松解变化（一般在 90～120 秒出现，严重者可能需要更长时间）。

－ 在附近区域反复触诊以找到具有相同紧张或疼痛特征的所有其他区域。

（一）实用建议

如前所述，针对结缔组织及其他组织的松解治疗并不是让患者放松休息，因为它会诱导患者更多的被动活动，而非主动活动。松解组织的目的是因为组织张力过高或潜在压痛点影响功能性运动模式的效率。

软组织松解的主要目标是为患儿能进行更好的运动功能康复做准备。因此在组织松解后，治疗师应尽早提出新的、积极的、能解决功能问题的康复治疗方案。

软组织治疗的不同目的

• 患儿（独立和生活质量）

－ 防止患儿因活动模式受限或身体节段性异常姿势而发生挛缩。

－ 让脑性瘫痪患儿或家长感到不那么紧张，从而更有信心解决功能性问题。

－ 帮助患儿克服对可能发生的痛苦事件的恐惧，减少因不可避免的不适而引起的组织或关节僵硬。

－ 在松解术治疗后，让患儿有更多的感官体验并增加他们的功能性活动技能。

－ 改善他们的自主神经系统功能。

• 父母 / 照护者（患儿管理）

－ 帮助他们了解与受损组织的相关问题。

－ 让他们更有信心去接触患儿（患儿按摩，肿胀、瘢痕、出汗等问题护理）。

－ 通过良好的接触促进父母和患儿之间的交流与沟通。

• 治疗计划

－ 减少患儿、青少年和成人脑性瘫痪患者软

组织僵硬导致的主动关节活动度受限和（或）疼痛。

－ 改善筋膜的内在特性，进而改善肌肉和肌腱的内在特性，从而改善关节的活动度、对位关系及肌肉活动。

－ 改善功能性活动。

可以应用一些基本技术来松解软组织，特别是肌筋膜，以在一定程度上恢复其特定的内在特性并恢复其机械性能，这有助于流畅且高效地执行序贯运动（Lewit，1999；Sanderson，2021）。

1. 皮肤拉伸术

皮肤拉伸术用 1～2 个手指便可进行，它特别适用于身体小范围拉伸。操作时以手指按压皮肤达到真皮和腱膜的第一层，并以柔和且平稳的手法轻推患处（图 7-5）。

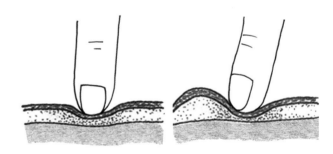

▲ 图 7-5　皮肤拉伸术
改编自 Sanderson 2021

【建议】

• 根据口轮匝肌的形状，轻轻地牵拉患儿的脸颊及口周皮肤，必要时可用手指拉伸脸颊内侧，以帮助患儿控制流涎及改善喂食或学语时口唇的闭合。

• 如果患儿表现出屈肌协同收缩，或者耸肩时感觉肩膀上方张力较高，可用一个或两个手指拉伸组织使其放松。

• 屈肌协同的患儿很可能会采用下颌前倾的坐姿以使身体重心（center of mass，CoM）维持在支撑面内，防止失去平衡。在这种情

况下，可以用两个手指捏住胸锁乳突肌，轻柔地横向拉伸，使头与肩膀恢复正常位置关系，进而使躯干伸直。

- 膈肌松解可以帮助膈肌活动性较差患儿固定开放胸腔，可改善患儿肺功能和膈肌运动功能（Diwan 等，2014；Rocha 等，2015；Rutka 等，2021）。

- 站在患儿身后，双手各用两个或更多手指随着患儿的呼吸轻轻按压肋弓下方。

- 针对瘢痕组织时，可使用拇指与食指捏住患处并予轻微的剪切拉伸，直到感觉弹性限度。

2. 压力

皮肤拉伸术可根据施加压力的大小而到达不同的组织层，但前提是手法必须要轻柔。图 7-6 展示了施加不同大小的压力可到达的组织层。在感觉到第一道限度后，手指可进一步施加轻柔的压力，直到感受到新的生理限度的弹跳感。

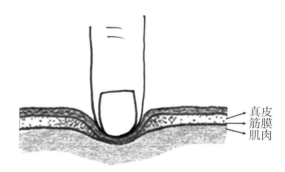

▲ 图 7-6 压力

修编自 Sanderson 2021

【建议】

- 肩胛带屈曲和肱骨内旋意味着被动 RoM 受限及胸大肌过于僵硬，此时，可根据患儿的体型，选用两个手指或全手掌进行松解。此外，温暖的手掌可传递热量，这有利于结缔组织的压电特性（图 7-7）。

- 横向拉伸患儿长期呈握拳姿势的掌侧筋膜，使其手掌尽量打开，从而更好地感受掌侧表面，或触摸自己或父母，或使用打开的手掌侧向支撑身体（图 7-8）。

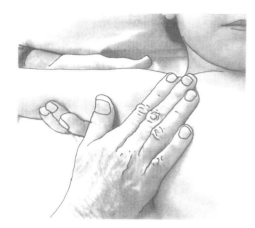

▲ 图 7-7 松解胸大肌连接处

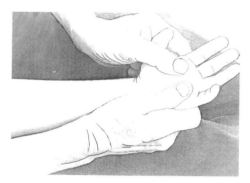

▲ 图 7-8 拉伸手掌筋膜

- 当踝关节背屈困难时，通过触诊可以发现比目鱼肌、腓肠肌内侧和胫骨后肌有许多疼痛的僵硬带。此时，使用手法松解患处以减轻肌肉僵硬程度，从而在一定程度上恢复踝关节功能（Sanderson，2021）。

- 可在肩胛骨的外侧缘或内侧缘触诊到由于肩胛骨长期前伸导致的肩胛下肌紧张。通过肩胛骨内侧缘触诊时，使用食指侧面按压可能比指尖按压更容易（图 7-9）。

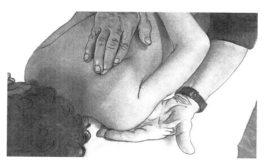

▲ 图 7-9 松解肩胛下肌

3. 深筋膜延展术

这项技术用于松解深层肌肉筋膜或涉及协同肌肉链时。因为在这种情况下单用手指力量不可能到达深层肌肉，或者需要同时松解不止一块肌肉时，它经常联合拉伸术一起使用。

【建议】

- 明显的躯干错位的同时也意味着肌肉活动的不平衡，从而导致筋膜系统受损。对于身体较大部位治疗时，需要用具有温度的、张开的手掌来进行操作。在这种情况下，针对背阔肌的治疗可能很重要，操作时将一只手置于一侧髂嵴，另一只手置于同一侧的肩胛骨，两只手向相反的方向轻轻地移动（图7-10）。

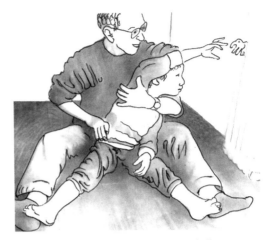

▲ 图 7-11 主动拉伸深筋膜

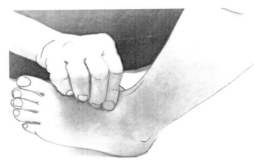

▲ 图 7-12 松解胫骨前肌腱

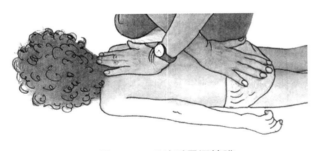

▲ 图 7-10 手法延展深筋膜

【注意】

- 背阔肌有两个重要的作用：肩胛段使肱骨旋转进入关节盂，背椎骨段协助下半部躯干的运动。根据要解决的功能性问题，治疗师可以着重于某一部位运动，在固定住其他部位的同时使用一只手拉伸该部位。

- 需要记住的是，在第一次松解肌群后，让患儿使用该肌群参与的功能性活动和游戏活动是非常重要的（图7-11）。

- 马蹄内翻足通常与胫骨前肌的拉伸有关，对其肌腱进行横向摩擦按摩（Cyriax，1982；Chamberlain，1982）可降低肌张力，使踝关节得到一定的调整，从而使足更有效地负重（图7-12）。

贴扎技术

如今，作为多模式治疗项目的一部分，弹性贴扎治疗经常被应用于脑性瘫痪患儿。很多综述认为，尽管仅有中度证据支持弹性贴扎治疗的有效性，但该技术仍是物理治疗的有用补充（Ortiz Ramírez 和 Pérez de la Cruz，2017；Cunha 等，2018；Unger 等，2018）。发育和运动水平较好的患儿，如GMF Ⅰ级或Ⅱ级，似乎从这项技术中可获得更大的益处。

起初，贴扎主要用于运动员，目的是促进肌肉收缩，增加特定肌肉的力量。尽管有时在康复治疗中会应用贴扎结联合压迫技术来改善腹横肌等的活动，但这不是贴扎技术用于脑性瘫痪患儿的主要目的。

贴扎与减压术一起使用时效果会更

好，因为肌肉从一开始便处于拉伸状态并可借助胶带的张力维持（Da Costa 等，2013；Shamsoddini 等，2016）。这类治疗的作用与真皮和筋膜的手法松解非常相似（图 7-13），因为它牵拉并使组织移动，从而促进血液和淋巴循环及肌肉内在特性的维持。

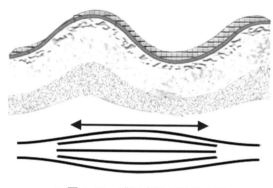

▲ 图 7-13 减压术结合贴扎应用

二、肌肉组织

需要记住的是，结缔组织、肌肉组织和神经组织是紧密相连。所有的肌纤维束都被结缔组织层层隔开（Turrina 等，2013）。然而，与其他组织相比，肌肉有其特定的行为，将化学能转化为机械功和热量。

脑性瘫痪患儿最初由于下行传导神经纤维受影响引起运动单位募集不足而出现肌肉无力。肌无力是上运动神经元损伤后观察到的阴性特征的一部分（Rose 和 McGill，2005；Barnes 和 Johnson，2008）。而痉挛作为阳性特征，其定义已根据 Lance 的内部陈述（Lance，1980）进行了全面修改。现在提到的定义是 2005 年 SPASM 联盟报告的，该联盟将痉挛的概念修订并重新定义为"由上运动神经元损伤引起的感觉运动控制障碍，表现为肌肉的间歇性或持续性不自主激活"（Pandyan 等，2005；Burridge 等，2005）。

肌无力虽然仅限于身体某些部位，但这会导致所有肌群广泛失衡。这种肌肉失衡是导致异常

姿势控制恶化、全关节的 RoM 受限及许多肌肉群缩短的决定性因素（Downing 等，2009；Barrett 和 Lichtwark，2010；Mockford 和 Caulton，2010；Barber 等，2011；Shortland，2011；Gough 和 Shortland，2012，2014）。

因此，康复治疗时应关注到肌无力这个基本问题，并通过积极充分的功能训练及巧妙的游戏设置，在训练相关肌肉的同时也要让患儿觉得这些训练非常有趣。

Henneman 尺寸准则

众所周知，肌纤维分为三种类型。

Ⅰ型：（S）慢收缩肌，低阈值，小直径，高抗疲劳性，高氧化力，低产力能力。这意味着它们可以长时间工作而几乎不会疲劳，主要用于保持姿势和产生不需要消耗大量能量的微小动作。

Ⅱa 型：（FR）快收缩肌，中等阈值，中等直径，中等抗疲劳性，高氧化力，中等产力能力。具有这些肌肉纤维的运动单位募集后，主要负责执行比姿势控制需要更多能量的运动，但不适用于非常快速的运动，如扔东西。

Ⅱb 型：（FF）极快收缩肌，高阈值，大直径，低抗疲劳性，低氧化力，高产力能力。它们易疲劳，因此被用于快速而有力的运动。

根据 Henneman 尺寸准则，细胞体较小的运动神经元倾向于支配较小的肌纤维，而细胞体较大的运动神经元倾向于支配较大的肌纤维。在大多数情况下，运动单位的激活顺序在肌肉收缩期间是固定的：首先，Ⅰ型纤维被激活，能够产生较低的收缩力，如有必要，Ⅱ型纤维再被激活而产生较大的力（Henneman，1957；Henneman 等，1965）。

为了提高肌力，募集更多的运动单位是最重要的，正如正常患儿在生后 1 年或更长时间中肌

力逐渐增强至抗重力水平。

正是遵从这个原理，脑性瘫痪患儿由于运动系统的原发性损伤而不能遵循这一路径，因此他们的神经系统可以激活 I 型纤维，但难以激活 II 型纤维。

一种对抗运动单位活化能力弱的可能策略是通过共收缩来募集更多的运动单位（Chae 等，2002a，2002b）。这是脑性瘫痪患儿在试图对抗重力时经常使用的方法：他们会募集下肢所有的肌肉以避免跌倒，但产生的后果是他们不能自由移动。

因为脑性瘫痪患儿的躯干肌肌力不够，无法保持良好的核心稳定性，因此，他们即便处于坐位时也可以采取类似的极端策略来应对平衡性不好的问题。当他们尝试功能性抓握和使用躯干和手臂作为一个整体来完成目标动作时，也会发生同样的情况。

这些运动受限很快就会导致继发性的、通常是进行性的功能障碍，同时伴有结缔组织的内在性质，以及肌肉的形态和机械特征的改变。有限、刻板的运动模式导致收缩变短的主动肌的牵张反射活动增强（Gracies，2005a，2005b），而其拮抗肌并未参与运动，从而影响了收缩肌与拮抗肌之间的相互协调（Nielsen 等，2007）。

一些研究还报道了持续痉挛患儿肌肉的变化、细胞外基质的变化（Booth 等，2001）和 I 型纤维的百分比增加（Marbini 等，2002）。

因此，有必要在治疗性游戏和功能训练方案中引入变化，使患儿做重复但有一定变化的活动，这与第 2 章中解释的 Schmidt 图式理论（1975）是一致的。重复训练可能会诱导那些不能正常工作的特定肌肉功能强化（Sheperd，2014）和耐力的提高。在文献报道中，这种力量训练经常被提及，并且以实现有效且高效的行走为目标（Yang 等，2006；Clutterbuck 等，2019；Hegarty 等，2019），但它也被建议用于其他活动，如从坐位到站立、站立到坐位、上下楼梯的

活动，或者在保持躯干活动稳定的同时进行功能性活动。

治疗师应考虑到，患有运动障碍的患儿与健康儿童感觉运动发育的主要步骤和特征是不同的，需根据患儿不同特征采取个性化干预治疗"捷径"。

此外，遵循 Henneman 尺寸准则，治疗师应该在运动开始时努力控制维持姿势的慢收缩肌，以维持运动活动，并在执行任务的过程中根据任务的需求，按顺序并在恰当的时机募集快收缩肌和极快收缩肌做向心或离心运动。

（一）实用建议

结缔组织和肌肉组织之间关系密切，针对两者的训练目标类似。目标的最大差异在于治疗方案的设计。

不同的治疗目的

- 对患儿而言（独立性和生活质量）
- 防止患儿因运动受限或身体错位而产生挛缩。
- 让患有脑性瘫痪的患儿或成人感觉不那么紧张，并更有信心解决功能性问题。
- 让患儿改善他们的感官体验，增强他们的功能性运动能力。
- 父母/照护者（患儿管理）
- 让父母和照护者更轻松、更舒适地照护患儿并管理他们的日常需求。
- 治疗阶段
- 募集更多的运动单位，并诱导主动运动反馈，以提高疲软肌肉的力量和耐力。
- 松解高张力的肌肉，恢复身体各部位功能位置。
- 在执行功能性任务时中，引导正确的伸展肌肉活动顺序。
- 预防或更实际地说是延缓肌肉组织的变化及其固有特性的丧失。

1. 功能性坐姿

提高患儿主动运动能力应该是所有康复者一致关注的目标。年幼儿在坐和玩耍上花了大量的训练时间，然后从大约 6 岁开始可以在学校坐着上课。在此过程中，治疗师在纠正姿势上的策略是有效的，但在执行过程中伴有明显的身体结构错位。

在治疗期间，作为康复计划的一部分，应要求中度或轻度脑性瘫痪患儿自己维持坐姿，这对其日常活动也是有益的。如果这一步不能完成，需要协助患儿维持坐姿，此时，治疗师应该首先关注肌肉的募集，并在此基础上重新调整身体各部位位置功能关系。紧接着，他们应该制定游戏或功能性活动，以获得有效的训练效果。无支撑的坐姿比有支撑的坐姿更能吸引患儿，而且少量的肌肉募集可以让他们有更多的机会来提高他们的力量和运动能力。

【建议】

- 让患儿坐下，尽量使脚主动接触地板。
  - 如有必要，可行手法松解胫前肌和跨长伸肌肌腱，以便于足部保持与地面的接触（图 6-1）。
  - 松解骨间肌筋膜，然后激活跨展肌和小趾展肌，使脚掌尽量打开，从而主动感受与地面之间的接触。
- 在横断面及矢状面上恢复骨盆功能位。
  - 尽量松解股直肌和腰大肌的长头，然后促使骨盆主动前倾，同时激活多裂肌、腰方肌和脊柱伸肌。
  - 引导患儿将骨盆重心向一侧髋关节小幅移动，并将这侧髋关节作为支点，对侧髋关节前移并与此侧髋关节重新对齐。
  - 通过这两个步骤，为患儿同时激活躯干伸肌和腹部肌肉做好准备。
- 尽量使整只脚主动接触地面。
  - 再次检查脚与地面的实际接触面积：通过手法尽量减少屈趾肌的运动，从而尽可能

减少脚趾的抓握反应，使前脚掌更好的接触地面（图 7-14）。

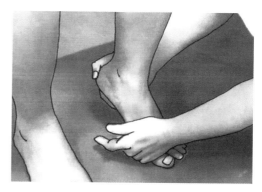

▲ 图 7-14　让前脚做好承重准备

- 帮助患儿在矢状面上向后移动双脚，以确保重心在脚 – 股骨 – 骨盆支撑面安全移动。这是保持躯干伸肌活动的基础，当坐着的患儿使用上肢玩耍、旋转或过渡到站立时也是如此（Roy 等，2006）。
  - 松解小腿三头肌的结缔组织，用一只手（在拇指和食指之间形成一个拱形）握住胫踝关节的背侧部分，以促进脚踝的主动背屈，同时保持脚跟与支撑面接触牢固。这导致胫骨前肌向心性激活和伴有比目鱼肌延长的小腿三头肌共同激活。
  - 在要求患儿向后移动他们的脚之前，保持另一只手牢牢地放在他们后腿的上 1/3，以避免在脚移动和膝关节弯曲时骨盆向后移动。
  - 现在患儿可以向前移动或旋转躯干，去接触、抓住或玩耍物体时脊柱保持主动伸展。

2. 伸手功能

伸手功能只是上肢的众多功能之一，上肢还有其他基本功能，如支撑、抓握和操作。从感官的角度来看，手可以获取与环境有关的重要信息，并随时准备与环境互动。努力实现有效的伸手功能需要特别注意，这不是简单的让患儿坐下来，然后让他们向前移动手臂，这仅仅是个开始。

功能性伸手训练应该从近端躯干开始，逐渐至肢体远端区域。这需要一些基础准备：核心肌群的稳定性，躯干伸展的线性加速，肱骨位于关节盂的适当位置，良好的肩肱节律，以及肢体的选择性运动。

同样值得注意的是，要考虑到伸手功能主要由快肌纤维负责，因此建议以适当的速度而不是以慢动作来完成伸手功能。

【建议】

- 根据起始姿势（坐着或站着），检查并保持骨盆和躯干对齐，以保证良好的肩部动力。
    - 检查骨盆在三个空间平面上的正确位置：骨盆和躯干下半部姿势维持相关肌肉的位置关系是否正确（Barr 等，2005）。
    - 并核实双下肢负重是否足够，根据需要达到的目标位置，脚是否与地面有良好接触。
    - 检查躯干是否能在移动时也能保持适当的姿势：激活多裂肌（Moseley 等，2002）和竖脊肌等姿势肌。
- 肩部复合结构的准备（Hess，2000）。
    - 核实因肩胛骨错位而导致的肱骨头在关节窝内的运动不协调。
    - 松解因过度紧绷而导致肩带弯曲和肱骨位置错位的肌肉：胸大肌、胸小肌、背阔肌（接近其附着点）和大圆肌。
    - 促进肩袖肌群的正确活动，冈上肌、冈下肌、肩胛下肌和小圆肌，从而使得肱骨和肩胛骨同步滑动。
- 上肢伸展及向前活动的准备。
    - 保持盂肱关节的位置，放松肱二头肌和肱桡肌，然后激活肱三头肌，提高肘部的关节活动度。
    - 松解前臂旋前肌和腕屈肌。
    - 握住患儿手的两侧，并用桡腕关节施加压力，以使其手腕背屈和手指外展（图 7-15）。
- 准备伸手活动。

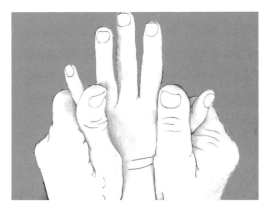

▲ 图 7-15　患儿手腕背屈和手指外展

- 激发并引导患儿的拇指伸向目标，从而激活上肢的整个后肌链，此时手腕仍保持背屈，并且张开手去接近目标物体。
- 根据要达到的目标物高度，可能还需要三角肌参与。

3. 坐、站和开始行走

成功地完成从坐到站再到行走这一系列体位转换需要足够的肌肉力量作为支撑。因此，有必要训练患儿体验这一系列动作转换，以激活从坐到站时作用于髋关节、膝关节和脚踝关节的肌肉（Yoshioka 等，2007），以及行走时作用于前足关节的肌肉。

在游戏和以任务为导向的环境中，可以实现所有这些目的，建议在游戏过程中，让患儿从坐着的位置站起来拿玩具，走着将玩具递给别人，爬上楼梯把玩具放在某个地方，或者蹲下来把玩具放在地板上。

【建议】

- 准备从坐位到站位的过渡。
    - 首先确保双脚正确地站在地板上，骨盆适当地前斜，躯干的后方肌肉链被激活。
    - 动作启动时，患儿应将躯干向前移动，转移重心到脚上，然后上抬骨盆：保持或引导比目鱼肌的伸长与踝关节的背屈肌的向心活动相协调，使胫骨干向前移动。
    - 最后抬升躯干，减少骨盆前倾，最终使髋关节和膝关节主动伸直：锻炼患儿的臀大肌，稳定坐骨结节附近的腘绳肌和两块大股肌以支撑膝关节伸展。

- 训练从站立到坐下的反向活动。
  - 这不仅仅是将坐到站这一系列动作倒转过来：此过程有更多的肌肉离心活动，以更好地对抗重力来维持姿势稳定，此外其所需视觉引导更少（Ashford 和 de Souza，2000）。
- 让患儿准备好在功能性场景中移动，移动过程中要向多个方向移动，包括向前、向后、侧向甚至交叉行走，因为每个方向都涉及不同肌肉的活动。
- 引导患儿向前走。
  - 在蹬地前，需要稳定大脚趾和小趾外展的肌肉，让前脚掌承受重量，然后推动身体向前。屈髋肌群被拉伸。
  - 蹬地时，首先引导小腿三头肌的向心活动（图 7-16），紧接着引导胫骨前肌的向心活动，以使脚抬离地面。在髋关节水平，阔筋膜张肌和对侧肢体的臀中肌必须发挥身体承重的作用。

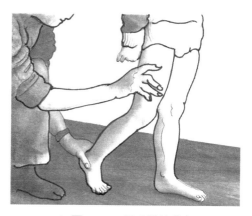

▲ 图 7-16　摆动期的准备

- 摆动相结束后，有效的脚跟接触必须由强大的胫前肌和下肢伸长的后肌链来协调完成。
- 为了在支撑腿上获得有效的负重，胫骨前

肌继续工作直到脚完全接触地板，同时臀大肌和臀中肌稳定髋关节，股肌稳定膝关节。

三、神经组织

神经组织是脑、脊髓和周围神经的基本成分，它包含了传递电脉冲的神经元和支持神经系统基本功能的神经胶质细胞。

该系统的所有组成部分均受结缔组织保护，脊髓和神经也被筋膜包裹，故当身体拉伸、屈曲或伸展时，神经组织和结缔组织同时运动且相互影响。

脊髓和神经可通过改变其内部的压力、形状，甚至可拉伸 9cm 的长度来适应运动过程。若神经组织缺乏或极少运动，会导致张力增高、外膜层失去弹性和滑动效应，进而神经末梢会被渐进的机械应力损伤。

有许多试验可用于评定和治疗神经张力增高（Maitland，1985；Elvey，1986；Butler，1991），其中包括一系列在神经系统中产生机械反应和生理活动的四肢和（或）躯干的多个关节的活动。

如前所述，神经、结缔和肌肉组织之间存在如此紧密的联系，以至于很难界定在治疗过程中主要涉及了哪些组织。但是，可通过一些测试来对肌张力和神经张力进行鉴别，即从所谓的"症状激发测试"中选择对应的测试节段，旨在短暂地改变检查部位神经张力，从而突出其与先前所感受到的张力之间的关系。Slump 试验及其症状激发试验是区分肌张力和神经张力最常用的检查之一（Butler，1991；White 和 Pape，1992）。

将这些方法严格地应用于喜欢玩闹的儿童中很困难。因此，我们可以创造性地将一些检查试验改变为包含这些规定动作的游戏。当然，对于青少年或成年人而言，运用该方法要容易得多。

（一）实用建议

下列目标与肌肉治疗目标十分相似，其本质区别在于干预对象为神经组织，其与肌肉组织在生物力学、生理学和形态学上具有不同特征。

神经组织治疗的不同目标

- 针对患儿（独立性和生活质量）
- 使患脑性瘫痪的患儿及成人感受到张力的降低，从而在活动及处理功能问题时更有信心。
- 克服由于神经张力过高可能导致的痛楚，它会让患儿预先变得焦虑和肢体僵硬。
- 通过降低神经张力来拓展患儿的功能性运动潜力。
- 对于父母/照护者（患儿管理）
- 让父母或监护人更轻松、舒适地照顾患儿并解决他们的日常需求。
- 在治疗期间
- 减少神经粘连并促进神经滑动。
- 改善神经系统的生理功能。
- 促进主动运动反应从而改善功能。

Butler 推荐的张力试验不仅可以被有经验的治疗师用来作为评定工具，也可以作为一种治疗技术。治疗师首先在有神经张力增高体征的部位，逐步增加试验所需的不同动作，直至在不引起任何疼痛的情况下使目标关节达到全被动活动范围。此后，可沿着神经或脊髓的自然伸展方向，行温和且连续的活动操作。该治疗方法无须强制拉伸，而是根据不同个体进行不同强度的活动，并且应该始终保持在疼痛或张力的阈值以下（Rolf，2001，2002）。通过这样的活动使目标关节获得更大的关节活动度。

下面描述三个最容易应用于患儿的试验及其包含的一系列的动作：治疗师应先使目标关节达到生理活动范围，然后进行动态松解。这对儿童和青少年来说可作为一种有趣的治疗方式。

1. 上肢神经张力试验 1

上肢神经张力试验 1（upper limb neural tension test 1，ULNTT1）通过影响正中神经的拉伸和滑动机制，以协同作用的方式有效抵消上肢的异常张力。测试应按照严格的顺序进行，并确保逐一达到以下步骤。

- 肩胛下压。
- 肩胛外展。
- 肩胛外旋。
- 前臂旋后。
- 手腕和手指伸展。
- 肘伸展。
- 症状激发性运动：颈部向对侧侧屈。

【建议】

- 为了试验准确，患儿应该取仰卧位（图 7-17），但如果能保持肩胛下压且上肢关节能逐步在上述所有范围内活动，患儿也可以取坐位甚至立位。

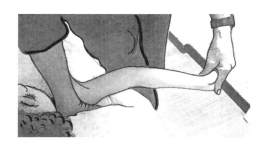

▲ 图 7-17　上肢神经张力试验 1

- 执行试验所需的所有动作，直至感觉到单个关节的关节活动度受限。
- 保持在张力阈值以下，动态松解相关的关节，步骤同前。
- 在获得一个更大范围的关节活动度后，进行包括伸展上肢在内的活动，如伸手抓握玩具并摸索它。

2. 俯卧屈膝试验

俯卧屈膝试验（prone knee bending，PKB）主要通过调动股神经以抵消在脑性瘫痪患儿中常见的髋关节活动受限，这在预防性治疗中特别重要。

进行股神经张力试验的患儿取俯卧位。治疗师将一只手放在患儿的骨盆上，以防止屈髋时的代偿运动，具体步骤如下。

- 伸展髋关节。
- 膝关节屈曲，维持 45 秒。
- 症状激发性运动：头部屈曲。

【建议】

- 患儿通常采用侧躺体位进行。在这种情况下，治疗师应注意保持正确的初始位置，并采取一些重要的预防措施。

  - 让患儿屈膝并抱住膝盖下方（与床面接触的那一侧膝盖）。
  - 站在患儿后方，支撑另一侧待治疗的股骨，并伸展髋关节。
  - 用你的手或身体抵消髋关节的所有代偿性屈曲运动，并屈曲患儿膝关节，使其达到被动 RoM 的极限（图 7-18）。

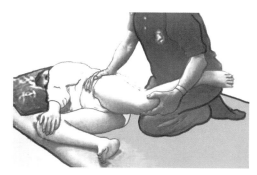

▲ 图 7-18　俯卧屈膝测试

  - 保持体位，然后在张力阈值以下动态活动膝关节。
  - 活动后避免患儿在坐位上活动，而是取跪、半跪或站立位，以避免髋关节屈曲。

3. 直腿抬高试验

直腿抬高试验（straight leg raise，SLR）通过活动踝关节而影响坐骨神经，但同时也可影响其他神经（如胫神经或腓总神经）。它也适用于脑性瘫痪患儿（Marsico 等，2016a，2016b）。

操作的顺序和特点如下。

- 膝关节伸展。
- 髋关节屈曲。
- 症状激发性运动：踝关节背屈或颈部屈曲。

【建议】

- 患儿需取仰卧位（图 7-19），取侧卧位也可进行上述动作，但需密切注意重复并保持关节的起始位置。

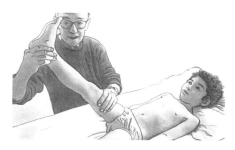

▲ 图 7-19　直腿抬高试验

  - 握住患儿的后脚跟抬起患儿的腿，同时保持膝盖伸直。
  - 抬腿直到达到髋关节被动 RoM 的极限或使患儿感觉腿后部紧绷。
  - 保持在张力阈值以下，在更小的 RoM 范围内活动关节（如髋关节、膝关节或踝关节）。
  - 让患儿做一些包含膝关节伸展，髋关节屈曲和踝关节背屈的活动。例如，一个蹒跚学步的患儿可以踢玩具或者四肢着地支撑（图 7-20），能独立站立的脑性瘫痪患儿或青少年可以向前弯曲躯干并双手触摸地板。

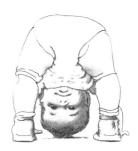

▲ 图 7-20　患儿四肢支撑着地

第 8 章 上肢康复指导
Guidelines for Upper Limb Rehabilitation

Gabriella Veruggio 著

王 端 译 李昕松 刘国庆 张亚莲 校

一、上肢的功能发育

日益精细和复杂的上肢运动和感知技能对患儿来说至关重要。这些技能是患儿玩耍、触摸、探索、抚摸、示意及进行所有日常活动所必需的，如进食、如厕、穿衣、绘画和写作等日常生活自理能力（图 8-1）。

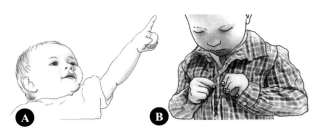

▲ 图 8-1 用手指物

手可以同时进行感觉和活动，因此上肢功能发育在患儿神经心理发育和自主能力习得方面具有重要意义。

（一）上肢的生理功能发育

在生后的第 1 年，伸手、抓握、松手等这些基本动作快速演变为越来越高效的操作模式。患儿逐渐获得控制伸手的能力，伸手抓物的动作越来越精准，抓放各种物品也变得越来越流畅（图 8-2）（Koupernik 和 Dailly，1968；Twitchell，1970；Rosembloom 和 Horton，1971；Erhardt，1974，1981；Jeannerod，1990，1994；Henderson 和 Pehoski，2006；O'Brien 和 Kuhaneck，2019）。

而后随着患儿的发育，我们可以观察到上肢（upper limb，UL）不同节段运用的逐渐分离整合，并习得一些固有的手部操作动作（图 8-3）（Exner，1990a，1990b，1992，2005；Pehoski 等，1997），同时双手的活动也更加分化和协调（Elliott 和 Connolly，1974；Henderson 和 Pehoski，2006）。

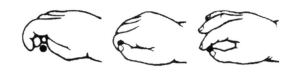

▲ 图 8-2 基本自主活动（手抓小球）
经许可转载，引自 EDPA by R.P.Erhardt 1994

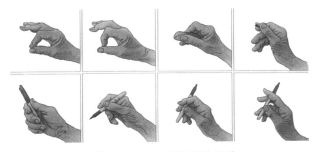

▲ 图 8-3 一些手部操作动作
改编自 Elliott and Connolly 1984

这些技能的习得使患儿的活动技能日益复杂，并更加有效的使用不同的工具（Napier，1956；Denckla，1974；Kamakura 等，1980；Elliott 和 Connolly，1984；Connolly 和 Dalgleish，1989；Humphry 等，1995）（图 8-4），这是孩童时期日常活动中必备的能力，如游戏、日常生活活动、工具性活动和书写。

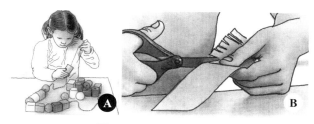

▲ 图 8-4　双手的协调与分工

生后第 2 年，这些姿势不断完善，变得更加流畅、协调、快速、适用且高效。

尽管治疗师很少能将具体的发育过程与康复治疗相结合，但全面了解上肢和手运动的生理发育过程对更好地理解脑性瘫痪患儿上肢与手功能的问题十分重要。

这些文献中有许多有趣的研究，有助于我们更好地了解患儿上肢功能的自然发育（Halverson，1940；Piaget，1952；Bruner，1970；Connolly，1970；Kopp，1974；Touwen，1975；Sheridan，1977；Holstein，1982；Fedrizzi 等，1994；Forssberg，1998；Henderson 和 Pehoski，2006）。

（二）脑性瘫痪患儿上肢的功能发育

脑瘫患儿在一些最基本的手功能发育里程碑（如伸手、抓握和松手）上常表现为延迟，在严重运动障碍的患儿中手功能可部分或完全缺失。近 50% 的脑性瘫痪患儿伴有上肢 – 手功能障碍（Uvebrant，1988；Fedrizzi 等，2003；Arnould 等，2007）。

异常的强直姿势、持续存在的原始反射、运动协调问题和感知觉异常是限制脑性瘫痪患儿手功能发育最常见的特征因素。当基础手功能出现严重损害时，会影响或阻碍更复杂及更成熟的操作功能的实现（Twitchell，1965；Gilfoyle 等，1981；Mark Carter，1983；Pratt 和 Allen，1989；Erhardt，1995；Henderson 和 Pehoski，2006；Arnould 等，2007，2014；Eliasson 等，1991，2006a；Himmelmann 等，2006），如更加分化和协调的手部操作及双手的使用。

脑瘫患儿手功能的问题可以通过儿童和青

少年版国际功能分类（WHO，2007）的理论框架来描述，该分类包含了三个独立但紧密相关的功能模块，分别为身体功能与结构、活动及参与（Beckung 和 Hagberg，2002；Rosenbaum 和 Stewart，2004；Arnould 等，2014）（图 8-5）。

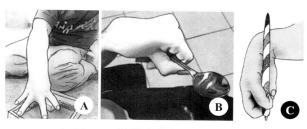

▲ 图 8-5　脑性瘫痪患儿的抓握障碍

脑瘫患儿的姿势也可受累。即使是轻度的脑瘫患儿，在完成一些更加精细、复杂的任务方面，如组装工具、使用钢笔和铅笔、扣扣子、使用剪刀等，也显得笨拙、缓慢和低效（图 8-6）。

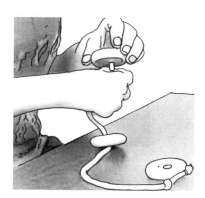

▲ 图 8-6　双上肢协调和分工障碍

上肢控制问题和精细运动发育的落后是以下几个因素共同作用的结果。

- 许多脑瘫患儿由于躯干控制障碍而难以正常使用上肢。他们常常需要使用单侧甚至双侧上肢来支撑自己及稳定坐 / 站姿，导致无法使用前臂和手进行功能性作业。
- 缺乏维持稳定坐姿的能力，甚至采取异常的坐姿，从而限制了双手的使用和精细运动的发育。
- 患儿在尽情玩耍及进行各种日常活动时逐渐学会了一些代偿运动模式，如躯干侧屈辅助伸手够物、躯干和头部在矢状面上伸展来协助上肢移动，甚至通过屈腕来打开手掌。

- 双手互补使用障碍（对称和不对称）非常常见。部分患儿在完成特定任务时无法将双手同时置于中线上；也有部分患儿则是由于某一侧肢体存在严重功能缺陷，仅在一些简单的既定任务中使用该侧肢体，如将纸固定在桌子上而使用另一只功能较好的手涂画，或者仅在进行握持动作或简单操作物品等方面利用该侧肢体。此外，一些患儿尽管能够在中线作业，并且双上肢均具有良好抓握能力，却无法分离两只手的运动，难以执行需以更加精细、分化且互补的方式使用双手的任务。

- 脑瘫患儿在上肢分级运动上也存在困难。他们的动作幅度、速度和力量常不足以完成任务，表现为上肢不同节段的运动协调困难和控制居间性运动困难。为了克服该困难，脑瘫患儿通常会"锁住"一个或多个关节以方便上肢的功能使用，如肩前伸、伸肘、前臂旋前、屈腕并伸指。

- 另一个问题是他们难以分离动作来完成特定的任务，这在轻度损伤的患儿中尤为明显。他们的双臂和手常共同运动，在精细运动时缺乏分离远端运动的能力，如不能单独使用手的桡尺侧、分离出单根手指输入键盘等。

- 为了克服这些问题，脑瘫患儿学会了各种不同的代偿模式。这些方法在最初可能是有效的，但从长远来看，它们可能会限制复杂运动的发展，或导致关节挛缩、关节活动减少，在某些情况下甚至会导致严重的骨骼畸形。

- 知觉、感觉和认知障碍与上肢功能障碍有着重要联系，因此需要进行适当的评定，明确实际的功能预后，从而制定合适的康复计划（Henderson 和 Pehoski，2006；Odding 等，

2006；Himmelmann 等，2006；Sigurdardottir 和 Vik，2011；Case-Smith，2019）。

- 最后，脑瘫患儿上肢的功能使用和孩童时期所有日常活动都可能受环境因素（如自然环境、照护者的态度及文化等）的影响（Law 等，1999；Ostensjo 等，2003；Rosenbaum 和 Stewart，2004；Mihaylov 等，2004；Arnould 等，2014），这也需要仔细分析。

二、一般干预原则

ICF 强调（Beckung 和 Hagberg，2002;Rosenbaum 和，2004）康复干预应运用"综合"的方式，旨在改善患儿全天活动中上肢的功能使用。

康复干预旨在优化上肢的功能以达到既定、实际且可实现的功能目标。与患儿和（或）他们的家属达成一致后，可通过游戏和特定的活动方案（图 8-7）来进行（Gordon，1992；Missiuna 和 Pollock，2000；Case-Smith，2019）。

但同时，康复干预也旨在通过各种代偿策略（旁路策略）为脑瘫患儿提供真正游戏、交流和运动的机会。例如，可以使用绑带（图 8-7）或带 Velcro❶ 魔术贴的手套、利用环境或辅助技术（assistive technology，AT）来简化任务，从而解决上肢功能问题（Pratt 和 Allen，1989；Ostensjo 等，2003；Eliasson 和 Burtner，2008；Henderson 等，2008；Sadao 和 Robinson，2010；Case-Smith，2019）。

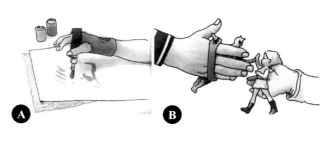

▲ 图 8-7　旁路策略

---

❶ Velcro Co., https://www.velcro.com

为了制定一份合适的计划，应在收集关于患儿的强项、兴趣、目标和所处的环境特征等信息后对其上肢功能进行详细且长时间的观察和评定。该评定应反复进行并记录上肢的所有功能变化，不断更新功能预后及相关的短、长期目标（Gordon，1992；Missiuna 和 Pollock，2000；Case-Smith，2019）。

三、上肢功能评定

治疗师首先应在临床和其他多个不同的场景（家庭、学校等）中对患儿使用上肢的情况进行总体观察，记录上肢在自然玩耍、交流及日常生活活动过程中的运用情况，同时需考虑环境限制因素。

当患儿满 3 岁后，通常建议对其上肢功能进行更深入和精确地评定（表 8-1）。

- 在评定的第一阶段，治疗师应寻找最佳的体位以便于患儿上肢的自主功能使用和视觉控制（Ward，1984；Pratt 和 Allen，1989；Myhr 和 von Wendt，1991；Myhr 等，1993，1995；Trefer 等，1993；Sahinoğlu 等，2017；Case-

Smith，2019）。为此，应让患儿坐在大小合适的椅子上，双脚着地，坐在桌子前，桌子最好带有凹槽，桌子高度有利于前臂支撑（图 8-8）。如果患儿因为姿势控制困难无法独坐，可以使用特殊的椅子或姿势维持系统，甚至采用额外的组件，如骨盆带、扶手、侧臀垫、头枕、脚板等。一些评定坐姿的临床量表也可以使用（Myhr 等，1993；Field 和 Roxborough，2011；Field 和 Livingstone，2013）。

- 之后，需通过有意义且符合患儿功能水平的游戏来评定他们对上肢的控制，并通过三个不同层面来体现其对上肢运动的控制能力（图 8-9）。在此，治疗师也可以使用特定的标准化临床量表对上肢进行功能评定（表 8-2）。基于此评定，通常可以确定用于功能活动的利手，以及"辅助"手的大致潜在用途。

- 在部分轻度和中度损伤的患儿中，可能需要进一步探索未确定利手的相关问题，这里可使用另一个特定的评定量表（Auzias，1984；

表 8-1　上肢功能观察和评定的方法（Veruggio，2000）

姿势控制 / 体位

- 评定坐姿以及影响坐姿维持的病理模式，如屈肌 / 伸肌协同、不自主运动、原始反射
- 明确一个恰当的体位模式，便于姿势维持、上肢功能使用和目光注视，可以考虑使用椅子 / 轮椅、桌子 / 有凹槽的托盘或其他姿势系统部件、稳定和固定系统等
- 在其他姿势（侧卧、站立、站立架辅助站立等）下上肢功能评定

自主的上肢使用 / 可能的功能表现 / 伸手控制 / 识别利手

- 全面观察在游戏、日常生活活动和交流中双上肢的自主使用和功能状态
- 伸手控制评定，尤其是利手确认
- 使用特殊评定量表来强化与未确定利手有关的问题
- 评定患儿身体其他部分或关注在功能活动和（或）选择使用辅助技术中的潜力
- 早期阐述感觉、知觉和认知因素如何影响上肢功能使用，并对这些因素进行深入分析

抓握 / 操作

- 36 个月以下：观察 / 评定手部基本技能发育（伸手、抓物、松手）；通过使用标准化的临床量表来评定双上肢的抓握模式
- 评定手部操作动作、力量、抓握的精准度和双手的使用（根据上肢表现和患儿的实际年龄评定）
- 针对性观察并评定所有非自主运动及其对上肢的使用和姿势控制的影响，尤其需关注为克服非自主运动而采取的代偿策略

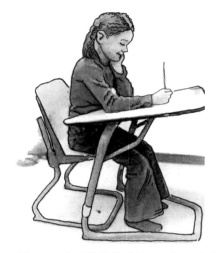

▲ 图 8-8　合适的体位系统，以便于上肢的使用和眼睛的注视

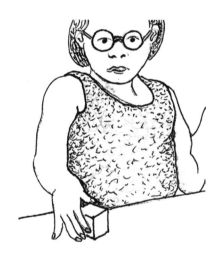

▲ 图 8-9　伸手评定

Henderson 和 Pehoski，2006；Erhardt，2012 ）。

- 此外，治疗师应该评定影响上肢使用的其他障碍（如触觉障碍、其他感知觉障碍、认知障碍），特别是手眼协调障碍。
- 对于严重残疾的患儿，如果上肢功能受到严重限制以至于不能使用或使用极其困难，则需评定患儿其他身体部位（头部、下肢等）或其他可控运动（如固定凝视）的使用情况（Henderson 等，2008；Borgestig 等，2015），也可采用适当的替代措施或辅助设备协助评定（图 8-10）。

- 对于中度 / 轻度损伤的患儿，应对双手的抓握模式进行评定。在脑性瘫痪患儿中，抓握能力评定主要基于在玩耍过程中和日常生活活动时抓握模式的观察，如 EDPA 评定（Erhardt Developmental Prehension Assessment，EDPA ）（Erhardt，1994），其包含了一系列用于评定基本的伸手运动、抓握和松手的模式（图 8-11）。
- 3 岁后，根据先前观察到的上肢功能（表 8-1）和患儿的实际年龄，治疗师还应评定手部操作动作、双手活动、握力和抓握的精准度。
- 下表为用于评定脑瘫患儿上肢功能的部分标准化量表的建议（表 8-2）。在确定目标、决策过程及评估结果的过程中，ICF 的应用在很大程度上帮助了评定者选择有效的评定工具（Coster，1998；Rosenbaum 和 Stewart，2004；Majnemer，2006；Gilmore 等，2010；Klingels 等，2010；Hoare 等，2011；Lemmens 等，2012；Santos 等，2015；Wallen 和 Stewart，2015 ）。
- 最后，治疗师需观察脑性瘫痪患儿上肢使用过程中的所有不自主运动，分析这些运动对功能性活动的影响，以及患儿为控制这些运动、克服干扰、玩耍和进行日常生活活动所采取的代偿策略。

四、功能治疗计划

基于针对患儿上肢功能的评定，可根据其达到的功能水平初步确定预后，并在治疗和随后的评定中不断验证和更新。

影响上肢功能预后的因素还包括触觉、感知觉、认知、关系和环境。

为描述患儿上肢的功能情况（除外单侧形式），我们针对其坐姿控制、伸手够物、抓握和操作模式进行临床评定，并定义了 0～3 三个等级（表 8-3）。

表 8-2　脑性瘫痪患儿中上肢功能评价的标准化临床量表

身体功能方面

- 脑性瘫痪粗大运动功能分级系统（Gross Motor Function Classification System，GMFCS）（Palisano 等，1997）
- 上肢技能质量量表（Quality of Upper Extremity Skills Test，QUEST）（De Matteo 等，1992）
- 墨尔本单侧上肢功能评定量表（Melbourne Assessment of Unilateral Upper Limb Function，MUUL）（Randall 等，1999）

活动方面

- AHA 量表（Assisting Hand Assessment，AHA）（Krumlinde-Sunddholm 和 Eliasson，2003）
- 手功能分级系统（Manual Ability Classification System，MACS）（Eliasson 等，2006b）
- 迷你手功能分类系统（Mini-MACS）（Eliasson 等，2017）
- Jebsen 手功能测试（Jebsen-Taylor Test of Hand Function，JTHFT）（Jebsen 等，1969）
- 贝斯塔量表（Besta Scale）（Rosa-Rizzotto 等，2014）

参与方面

- 患儿能力评定量表（Pediatric Evaluation of Disability Inventory，PEDI）（Haley 等，1992）
- ABILHAND-Kids 量表（Arnould 等，2004）
- 加拿大作业活动表现测量表（Canadian Occupational Performance Measure，COPM）（Law 等，1994）

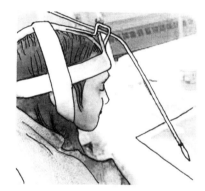

▲ 图 8-10　可能会用到患儿身体的其他部位

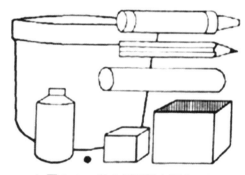

▲ 图 8-11　幼儿抓握能力评定工具

带有刻度的大容器（5～8cm 宽），带有刻度的小瓶子（直径 1～3cm），带有刻度的木销钉（直径 1～2½cm），带有刻度的木块或泡沫立方体（直径 3～6cm），三种可食用或把玩的面团颗粒（直径范围为 5mm～1½cm），蜡笔（直径 1½cm），铅笔（直径 7mm）（经许可转载，引自 EDPA scale，by R.P.Erhardt 1994）

功能水平为 0～1 级表示严重损伤，身体功能和所有活动（即玩耍、日常生活活动、运动、教育和交流）均受限制。该部分患儿需要照护者长时间监护，并使用旁路策略对可行的任务进行重要调整。

功能水平为 2～3 级的患儿基于环境中所需的任务，在日常生活中自主能力更强，预后更好。

基于评定结果制定治疗计划，确定短期 / 中期 / 长期目标，并随时间推移不断更新治疗策略（Law 等，1999）。康复计划的目的旨在提高特定上臂 / 手的功能，以及在 ADL/IADL 中的自主能力；对于 0 级或 1 级的患儿，目标是制定旁路策略解决方案，使得他们真正地参与社会生活（Rosenbaum 和 Stewart，2004）。

五、实用建议

以下列举了一些可行的康复治疗规划路径，第一个是针对严重功能受损的脑瘫患儿（0～1 级），第二个是针对中度 / 轻度功能受损的患儿（2～3 级）。

表 8-3　脑性瘫痪患儿的上肢功能水平（Veruggio，2000）

	0	1	2	3
姿势控制	没有躯干控制	通过上肢支撑/平衡以短暂维持坐姿	躯干控制，无复杂上肢任务	良好的头部/躯干控制
体位	高度调整	复杂但部分固定的体位调整	最小限度的体位调整	无须调整体位
控制伸手（可能的功能表现）	控制伸手存在严重问题（上肢内收/外展的水平运动）	控制伸手存在的问题（上肢内收/外展 - 肘关节屈曲/伸展）	控制伸手功能尚可（使用肘部）	控制伸手正常
利手	仅使用单个上肢（如果可行）	只使用利手/手臂或交替使用单侧上肢	双手使用受限（其中一只为辅助功能）	使用双手
抓握/操作	没有抓握和操作	有时可全掌抓物和侧捏	全掌抓物或三点捏握	有力且精确地抓握（各种类型的两点捏）
	有时可简单接触物体或移位或启动开关	严重操作限制可简单接触物体或移动或启动开关	双手使用受限（其中一只手为辅助功能）	双手使用（可同时且协调使用双手）
		有时可使用单个手指	可使用单手指	手部操作

0~1级

- 正确的体位能让上肢获得最大的功能自主性，需要特别注意头部、躯干和视觉控制。
- 通过游戏活动对上肢进行分析干预，旨在实现自主运动的控制，这对游戏、辅助沟通（Augmentative and Alternative Communication，AAC）系统、AT 工具（如书写能力、环境系统控制、轮椅移动的电源）的使用至关重要；寻找最简单的方式去触碰、抓握和释放；一个手指/点控制；启动或关闭特定开关，电动轮椅控制装置。
- 评定患儿身体的任何其他部位以代替上肢的使用，随后实施特定的康复治疗。
- 通过调整玩具摆放、患儿的适应性、策略选择，使患儿能够尽可能独立游戏；建议对护理人员进行培训，教他们如何调整和使用玩具。
- 支持有交流问题的患儿使用辅助沟通系统（面对面、书面和远程沟通，如使用移动设备、互联网等）；支持和开发可用于非辅助或辅助通信的"自然资源"［如通信卡、眼球转板（eye-transfer boards，ETRAN）、语音生成设备（speech-generating device，SGD）］（见第 12 章）。
- 直接干预有利于患儿实现部分自主功能，而间接干预有利于照护者，使其看护更加便利并可促进其护理积极性。
- 改善感觉/知觉和认知的发育。
- 通过对学习工具的适当调整、支持患儿参与学校活动：从简单的学习解决方案到先进的技术解决方案，如键盘使用培训，特制开关或使用眼动追踪，扫描软件等（见第 13 章）。
- 如果条件允许，建议日常生活中使用电动轮椅移动。

2～3 级

- 采取不用的体位以促进不同的日常生活自理水平，同正常发育的儿童一样。
- 分析干预上肢和精细运动技能，如在三个空间平面上实现控制，用径向钳和末端钳实现对物体的抓取和释放，手部操作和双侧手活动尽可能分离。
- 通过玩具、游戏和环境适应来促进玩耍成长。
- 鼓励患儿参加学校活动，如环境适应、写作能力方面的训练，使其可进行纸笔写作、电脑写作和其他学校设备的使用。
- 对日常生活障碍进行直接 / 间接的康复干预，如环境和自我护理技巧适应，包括穿衣、个人卫生等。
- 在可行的情况下，可使用或不使用辅助设备对患儿活动进行干预，需重点关注日常出行、户外活动或乘坐公共交通方面。
- 如有需要，对 AAC 系统接入提供长期支持，如面对面、书面和远程通信，或使用移动技术访问互联网（见第 12 章）。

最后，为制定康复计划，需了解更多关于不同类型的脑瘫儿童常见上肢活动问题的细节，我们将在后文进行描述。

第9章 不同类型脑性瘫痪的上肢功能障碍
Upper Limbs Functional Problems in Different Forms of Cerebral Palsy

Gabriella Veruggio 著

黄琴蓉 冯 英 刘国庆 译 李昕松 王 端 张亚莲 校

一、双侧痉挛型脑性瘫痪

在双侧痉挛型脑性瘫痪（bilateral spastic forms of cerebral palsy，BSCP）中，上肢功能分级可能不同（见第 8 章，表 8-3）。

轻 / 中度（表 8-3，功能分级 2～3 级）功能障碍脑性瘫痪患儿可以掌握基本的伸手、抓握和释放模式。但是，由于或多或少受到非利手不受控制的运动影响，他们在更高级的、成熟的抓物模式（如伸腕钳状抓物）、释放、手操作和双手共用方面存在延迟和困难（Kuhtz-Buschbeck 等，2000；Kim 等，2020）。

通常，这些患儿可以完成童年日常活动，但可能需要借助辅助工具或者环境改造来参与日常活动、书写或其他学校任务。

轻 / 中度运动障碍患儿，可伴发感知觉 – 认知障碍和学习障碍（Yin Foo 等，2013）。知觉、视觉和认知障碍可能影响上肢功能，这需要进行恰当的评定，以正确判断预后，以及制定恰当的康复方案（Henderson 和 Pehoski，2005；Sigurdardottir 等，2008；Case-Smith 和 O'Brien，2019）。

另一方面，重度运动障碍患儿（表 8-3，功能分级 0～1 级）的上肢活动可严重受限或完全不可用。这类患儿往往倾向于使用原始或共同屈伸模式，进而严重限制其日常生活活动。

即使 BSCP 患儿需要照顾者的持续帮助来参与日常活动，但治疗师仍应在接受功能缺陷的前提下，通过识别一个或多个功能性的自主运动来

强调和重视患儿保留的可用功能。因此，可以调整或修改部分日常生活活动，以便他们能通过其他途径参与这些活动。某些情况下，治疗师可通过评定患儿身体其他部位（头、脚等）使用或眼睛注视（Borgestig 等，2015，2016）等情况来帮助他们实现一些功能目标。

这些患儿日常护理难度大，存在诸多困难，包括进食（严重口腔控制障碍）、如厕、生理功能（经常便秘）、洗澡、穿衣等。因此，有必要通过对生活环境中的直接观察和访谈，评定影响日常护理环境的有利和不利因素。其次，治疗师可针对性设计日常生活活动康复训练项目，以帮助照顾者确定合适的护理步骤，例如如何穿脱衣服。通常需要进行设备设施调整、日常生活活动辅助和环境改造，以减轻日常护理负担（图 9-1）（French 等，1991；Korpela 等，1992；Hammel，1996；Finnie，2009；Dormans 和 Pellegrino，1998；Østensjø 等，2003，2009；Henderson 和 Pehoski，2005；Pirila 等，2018；Case-Smith 和

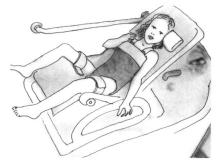

▲ 图 9-1 环境适配和辅助设备以方便日常护理

O'Brien，2019）。

严重运动障碍患儿也常伴有沟通障碍，因此，确定沟通方式及沟通支持非常重要，以便帮助指导照护者护理，如通过交流确定他们的食物偏好、衣服、发型等（图 9-2）（Morris 和 Klein，1987；Millar 和 Aitken，2003；Beukelman 和 Mirenda，2013）。

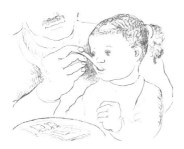

▲ 图 9-2　探索基于手指或眼睛注视的图标指示的交流策略

重绘自 Morris and Klein 1987

"当我眼睛向上看时，是在告诉你不要再倒水了。当我摇头说'嗯-嗯'时，表示我不想再要了。"（在个人通信卡中增加信息，指导饮水护理，Morris 和 Klein，1987）。

他们在游戏中也明显受限。在独立和合作游戏发展的各个阶段，能否去享受游戏和取得进步很大程度上取决于照顾者的支持，以及患儿对玩具的适应情况（Pratt 和 Allen，1989；Case-Smith 和 O'Brien，2019）。

研究报道，33%～88% 重度脑性瘫痪患儿合并言语和语言障碍，如言语输出减少、构音不清、言语可理解性低（Yorkston 等，2010；Beukelman 和 Mirenda，2013）。这些功能障碍需要利用辅助沟通（alternative communication，AAC）系统进行早期针对性干预（见第 12 章）（图 9-3）。

重度双侧痉挛型脑性瘫痪患儿常伴有感知觉障碍，尤其是实体觉和两点辨别觉障碍（Bolanos 等，1989；Odding 等，2006；Arnould 等，2008，2014；Auld 等，2011；Ferrari 等，2014）。

视功能障碍也很常见，如视敏度下降、眼

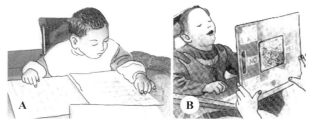

▲ 图 9-3　交流板（A）和 Etran 板（B）的使用

动障碍等。文献表明，60%～70% 重度 BSCP 存在脑源性视力障碍（cerebral visual impairment，CVI），如第 11 章所述（Fazzi 等，2007，2009，2012；Dufresne 等，2014）。

此外，许多脑性瘫痪患儿伴有智力障碍（Bottcher 2010；YinFoo 等，2013；Stadskleiv 等，2018；Batorowicz 等，2018）。

BSCP 患儿中，上肢功能很大程度上取决于多种因素的综合作用，包括姿势控制、伸手和抓握/操作。

（一）姿势控制

BSCP 患儿能不同程度实现和保持独立坐姿，在游戏和日常生活活动期间最常使用坐姿。

坐姿可受协同屈伸模式、对称性颈紧张反射（symmetrical tonic neck reflex，STNR）、非对称性颈紧张反射和惊跳反射的影响。

患儿坐位时骨盆后倾，不同程度的脊柱后凸、下肢伸展、肩前伸和上肢内旋屈曲（图 9-4）。在这种不稳定的姿势下，上肢常用于支持和保持平衡。当上肢固定并用于协助稳定和控制坐姿时，手臂和手则不能用于功能性任务。

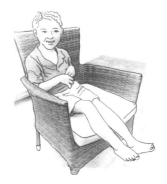

▲ 图 9-4　BSCP 患儿常见坐姿

因此，个性化的姿势控制系统对获得更好的力线和更稳定的肩胛带至关重要，也有利于我们更好地利用上肢来处理各种日常生活活动。

对重度运动障碍患儿而言，姿势控制系统至关重要，它可以改善人际关系和功能活动，预防或延迟畸形发生，增加舒适度，同时可能的话，还可做一些电动驱动的活动（Myhr 等，1995；Furusamu，1997；Bottos 等，2001；Stavness，2006；Ryan，2012；Case-Smith 和 O'Brien，2019）（图 9-5）。

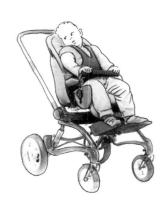

▲ 图 9-5　座椅系统

因不能将骨盆固定在椅子上，或者不能进行躯干和骨盆运动分离，许多患儿无法适应座椅系统。有时他们甚至不能长时间耐受坐姿系统。因此，在可能存在感知异常者，评定坐姿系统所有组件的结构特征（框架、质地、稳定性等）至关重要。

照护者参与的多学科团队合作，有助于制定满足患儿需求的姿势控制系统。但是，这仍需要时间与护理人员一起来验证姿势控制系统对患儿姿势和功能的影响。严重功能障碍患儿往往需要定制姿势控制系统（Ward，1983；Noronha 等，1989；Costigan 和 Light，2011；Ju 等，2012；Sahinoğlu 等，2017）。

弧形桌板尤其是与患儿胸廓相称的弧形桌板有利于增强躯干稳定性，改善上肢和身体其他部位功能。桌板或课桌应与患儿身材相称，并且高度和倾斜度可调（图 9-6）。

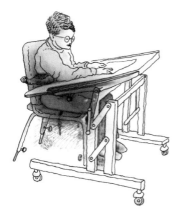

▲ 图 9-6　弧形桌板课桌

有时，有必要设置定制工作台，如坐姿辅助设备和其他姿势控制设备，以及辅助技术设备。这些设备需要更多的替代连接系统，以连接交流、游戏和书写的高技术设备（advanced techology，AT）系统，以优化上肢或身体其他部位功能（图 9-7）（见第 13 章）。

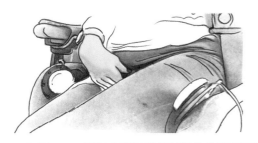

▲ 图 9-7　通过大腿运动控制开关的定制工作站

重度 BSCP 患儿，尤其是语言障碍和语言匮乏患儿，常通过触发协同运动模式进行交流，如情绪表达和表达是 / 否。如果姿势控制系统的主要目的是借助适合患儿需要的有效工具让其及早及时地进行有效沟通，那应该将这些系统的影响降至最低（图 9-8）（见第 12 章）。

年龄小的患儿，可以通过利用姿势辅助设备保持俯卧位或侧卧位（见第 2 章），或者坐在父母腿上或在弧形桌前玩耍来初步提高上肢功能表现（图 9-9）。

可以采用不太复杂的方式，如标准轮椅和特殊椅子来改善轻 / 中度运动障碍患儿的稳定性、躯干伸展和上肢功能，有时可通过改造家里或教

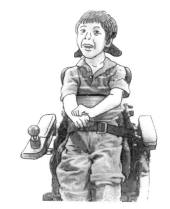

▲ 图 9-8　用于沟通的伸肌协同

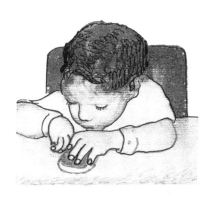

▲ 图 9-10　双手并用困难

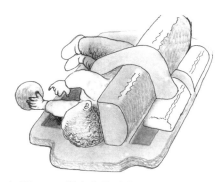

▲ 图 9-9　提高上肢功能的姿势控制设备

室现有设备实现，如座椅防滑垫、髋关节外展垫和躯干直立骨盆带等，甚至这些患儿可通过使用弧形桌受益。

对于病情特别轻的患者，使用改造后的设备对于强化患儿参与所有日常生活活动是至关重要的。这些设备还可协助患儿在所有生活环境中进行转移和活动，如可供玩耍的家具、卧室改造、可以辅助使用个人电脑（personal computer，PC）的桌椅等。

（二）伸手

不稳定坐姿、前弓位、双肩不等高、上肢内旋都可能影响上肢伸手功能。轻度功能障碍患儿大多数采用迂回路线抓物，往往双手并用困难（Koupernik 和 Dailly，1968；Erhardt，1995；Pratt 和 Allen，1989；Henderson 和 Pehoski，2005）（图 9-10）。

伸手运动主要在患儿身体周围有限区域内进行。患儿的伸手运动常常表现为动作缓慢、幅度

受限，并且完成费力。他们往往难以进行跨中线活动、上举上肢、侧方或后方运动，以及穿衣、如厕等日常生活活动。

当患儿一侧手受损严重时，伸手运动由优势手完成，劣势手进行不同程度的协同运动。部分患儿劣势手不能进行协同运动，只能将劣势手放置在工作台上；部分患儿可用其固定桌面物体，或过分抓紧物体。

有时，劣势手的稳定和锚定设备可改善躯干和头部的姿势控制，从而改善优势手功能（图 9-11）。

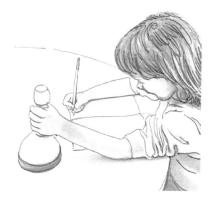

▲ 图 9-11　劣势手锚定器

重度运动障碍患儿中，持续存在的原始反射、异常反射和肌张力障碍，都将影响伸手运动。这类患儿受限于屈伸共同运动模式，伸手运动极其费力，运动幅度减小，运动范围受限（图 9-12）。

上肢的水平内收 / 外展和屈伸常常是不准确、有限的，这极大限制了患儿的日常活动。

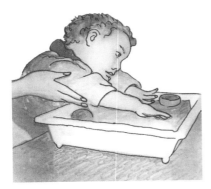

▲ 图 9-12　伸手运动困难且受限于共同运动模式

某些情况下，除特殊座椅系统外，还可以选择定制桌面来改善受限的上肢功能。包括倾斜绘画架、前臂支架或前臂锁、患儿可以在上面滑动上肢和游戏的双层书桌（如移动汽车、打开电动玩具）或使用 AT（如电脑写作）和 AAC 设备（图 9-13）。

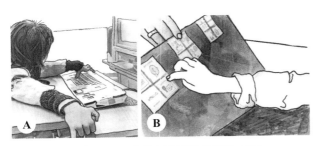

▲ 图 9-13　改善上肢活动的特殊桌面

A. 双层桌面和键盘；B. 倾斜绘画架

同样，照护者与患儿的相对位置也非常重要（如家长的脸在患儿眼睛水平），他们周围的所有物体和屏幕也应放在恰当的位置（Goossens 和 Crain，1992）。

此外，肘部完全控制对快速准确定位非常重要，可分离出一个手指以便于操作通讯板、语言输出设备（speech-generating device，SGD）或在键盘上打字。

键盘使用辅助工具可用于帮助手指分离并完成字体输入（图 9-14）。

然而，当伸手和定位控制不能完成和完成困难时，有必要考虑使用患儿身体其他部位和（或）眼睛注视（Borgestig 等，2015，2016）替代完成

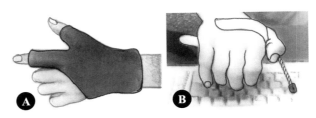

▲ 图 9-14　键盘使用辅助工具

A. 特殊连指手套；B. 打字辅助工具

玩耍、写作、教育和 AAC 系统（Pratt 和 Allen，1989；Henderson 等，2008；Sadao 和 Robinson，2010；Case-Smith 和 O'Brien，2019）（见第 11 章）。为此，有必要制定恰当的康复计划，并选择适合的定位和支架系统。

（三）抓握和操作

抓握困难与各种因素有关，如患儿姿势控制、伸手模式、原始反射和病理反射持续存在、知觉障碍、僵硬、挛缩和畸形等（Twitchell，1965；Erhardt，1995；Mark Carter，1983；Henderson 和 Pehoski，2005；Eliasson 等，2006）。

严重运动障碍的患儿抓握极其困难，仅可抓握部分物体，并且采用原始的抓握模式，甚至有时不能抓握。由于握持反射、感知觉障碍和缺乏触觉体验，这些患儿甚至难以张开手掌。所以，通常采用协同模式完成张手和抓握。

这些患儿只能短暂留握置于其手中的有特征性（质地、重量、大小、易于抓握）物品。

对于这些患儿，他们的手无法操作，有时只能用拳头来触碰或移动物体、按下大的按键、打开电动玩具开关或音乐盒大按钮（图 9-15）。

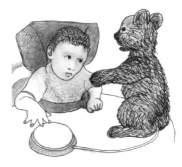

▲ 图 9-15　患儿操纵大的按键

上肢使用受限会导致肌肉挛缩、过度前臂旋前和腕屈，久而久之可能继发畸形。因此，为了改善功能和避免畸形，全面的康复目标和配套的解决方案（如工作环境改造、恰当的设备、医疗 – 药物干预、矫形器）非常重要（Wilton，2003；Morris 等，2011；Case-Smith 和 O'Brien，2019）（图 9–16）。

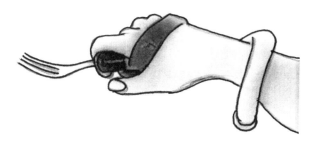

▲ 图 9–16　改善功能的改装设备或矫形器

中度功能障碍患儿可通过不同模式控制前臂旋前旋后和腕指伸展来抓握和释放物体。他们通常采用全指抓取大物体，三指或桡侧捏住小物体，桡侧和尺侧手指区别不大（图 9–17）。

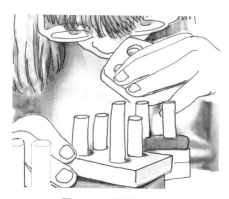

▲ 图 9–17　桡侧手指抓物

将双上肢动作分开操作虽然存在难度，但也是可能实现的。

轻度功能障碍患儿可实现更多的上肢功能：预见性直接伸手、有力而准确的抓握、手操作和双手协调分离运动（Koupernik 和 Dailly，1968）。在 ADL 治疗过程中，治疗师应注意区分尺桡侧手指和复杂的手部操作动作，如平移

和旋转结合、不同形状和大小的工具和物体相结合。

轻中度功能障碍患儿，尽管他们经常在复杂的日常活动（如扣小纽扣、使用剪刀、裁剪和系鞋带）中受限，但他们的日常生活活动自主性更好，对照护者依赖小。

日常生活活动能力的获得能增加患儿的自尊、自信、自主和自豪感。患儿自我照顾技能的获得不仅与运动能力有关，也与感知觉、认知、文化和环境因素相关。了解正常患儿发育里程碑，对理解残疾患儿可能达到的里程碑至关重要（Henderson 和 Pehoski，2005；Case-Smith 和 O'Brien，2019）。

制定适当的日常生活活动康复计划，需要进行以患儿为中心的全面分析，其目的是检查开展特定活动的必要组成部分和身体要求的状态，并确定残疾患儿可能得到干预机会（Coley 和 Procter，1989；Spitzer，2019）。根据这一分析，结合之前的上肢功能评定，如果可能的话，在观察患儿日常生活环境的基础上，治疗师应使用标准化评定工具来制定日常生活活动干预目标，并告知患儿及家人（Gordon，1992；Missiuna 和 Pollock，2000；Shepard，2019）（见第 8 章）。

对功能水平 2～3 级（见表 8–3）的患儿，有时有必要使用替代策略，以便他们能更独立的生活，如坐着脱衣服而不是站着，或使用手柄如厕等日常生活活动环境的改变、可选择的替代姿势和辅助措施，均可促进功能改善。治疗师可通过使用功能性玻璃杯、刀叉和餐具来提高患儿的自主进食能力。建议患儿穿容易系扣的鞋子或改良的衣服以克服扣扣子的困难（图 9–18）。

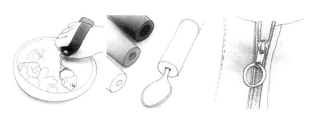

▲ 图 9–18　增强日常生活活动独立性的辅助工具

有必要确定最适合患儿的日常生活活动教学方法，如逐步增加完成一项活动的步骤数，或仅使用口头指令，同时让照护者参与并以此方式教育照护者（Klein，1983；Morris 和 Klein，1987；Shepard，2019）。

在青少年和成人中，其目的是支持他们实现独立生活和参与社会生活所必需的一切，必要时可借助可行的工具性日常生活活动（instrumental activities of daily living，IADL），用于乘坐公共交通工具、购物、做饭、家居管理和就业活动。

轻度双侧痉挛型脑性瘫痪（3级）可完成书写，他们书写动作可能较慢、费力且幅度受限。他们常常采用非常规书写姿势，并且紧握笔，书写用力。字迹不规则、倾斜、有折痕、不流畅（图9-19）。

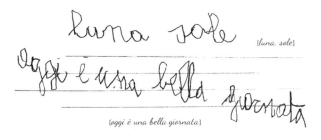

[luna, sole]

[oggi è una bella giornata]

▲ 图 9-19　2 例轻型 BSCP 患儿的笔迹

部分患儿可能需要对书写进行特殊干预和（或）使用其他替代方案（见第8章），如改善三指握笔能力的握笔器、边线清楚且带彩色书写线的特制笔记本、防滑垫等（Ajuriaguerra 等，1964；Klein，1982；Edwards 等，2002；Henderson 和 Pehoski，2005；Kim，2016；Case-Smith 和 O'Brien，2019）（图9-20）。

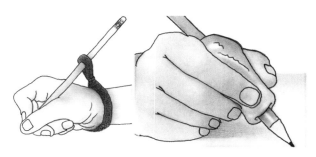

▲ 图 9-20　书写适配器

延长嵌入式书桌前臂支撑系统可以增强身体稳定性，有助于上肢在桌面上的功能使用。

当出现书写疲劳、速度过慢、可读性差和（或）大量书面作业时，可使用计算机或其他先进设备作为替代或补充手段进行书写（见第13章）。

部分轻度功能障碍患儿，可能未形成明确的惯用手，这可能会影响精细运动的发展，尤其是书写能力（Henderson 和 Pehoski，2005）。因此，治疗师应该进行长期的评定，仔细观察双上肢的功能表现，然后确定最有效的书写手（Auzias，1975）（见第8章）。

（四）BSCP 患儿上肢功能训练目标

根据表8-3所描述的上肢功能水平，针对重度（0~1级）和轻/中度（2~3级）功能障碍患儿提出以下目标和治疗方式。轻/中度功能障碍患儿的目标同样适用于双瘫患儿的康复。

- 重度功能障碍患儿
  - 伸手控制：肘部水平内收/外展，尤其是，增强优势工作区域的大范围移动和向难以到达区域的近端移动。
  - 手的使用：从手张开到接触/释放物体（如打开或关闭开关）；从只在物体表面移动到手掌抓握，如果可以，再到用手掌三点或侧向捏握。
  - 保留至少一个手指，以便在 AAC 系统上直接操纵或键盘上打字。
  - 双手使用：从简单的双上肢放在工作面到稍复杂的使用手臂，而非抓握来固定物体。
  - 眼/手协调。
  - 身体其他部位的功能性使用，尤其是上肢重度功能障碍的情况下。
  - ADL：照护者 ADL 工具的放置、操作和使用培训。
  - 书写：计算机书写和 AT 设备的选择和培训。

- 游戏：游戏定位、环境改造、替代策略、改造后玩具的使用、游戏 AT 的挑选。
- 根据全面康复计划，预防和遏制挛缩和畸形：姿势控制、任务调整、矫形器使用，甚至医疗 – 药物干预。
- 知觉障碍的评定和治疗。
- 轻 / 中度功能障碍患儿
  - 伸手和定位控制：在不同的姿势和平面上实现更精确的轨迹控制，尤其是跨中线运动、后伸模式（许多日常生活活动需要，如在穿衣和卫生方面）、前臂旋后和腕伸展。
  - 抓握：从桡侧捏物到高级的拇对掌捏物；逐渐减少尺侧手指的使用，倾向于桡侧手指的使用；抓住各种特征性物体（如平的、重的）；手的预见性控制。
  - 释放：从由手指伸开控制张手，到随着在物体表面、空间或小容器上的伸腕的改善，从而实现对各种大小和特征的物体进行精确有控制的释放。
  - 手操作：从手指的单一运动到尺桡侧手指分离运动；从手指到手掌的平移到复杂的内在运动，如平移和旋转相结合；同步训练触觉和本体感觉。
  - 双手共用：从用不太熟练的手去固定（伴 / 不伴抓握），到双手协同和分离使用，即使是较小的物体。
  - 惯用手：明确未形成惯用手的原因，尤其是确定书写手时；必要时进行相关干预。
  - 书写：必要时进行书写康复干预，计算机书写训练。
  - ADL：功能促进策略，环境和设备改造（如浴室、教室），ADL 辅助器具选择，照顾者培训；青少年 / 成人 IADL 辅助工具。
  - 如果需要，对知觉障碍进行评定和干预。

二、偏侧痉挛型脑性瘫痪

在偏瘫患儿中，有效伸出手臂和手去抓握、

释放和操作物体的能力通常会受到影响。根据 Uvebrant（1988）和 Beckung、Hagberg（2002）的数据显示，分别有 40% 和 30% 的病例上肢功能受损比下肢更严重。

手功能障碍程度受多种因素影响，包括瘫痪的严重程度、感觉缺失的程度、肌肉僵硬或痉挛的程度，在某些情况下还取决于认知障碍程度（Twitchell，1958；Uvebrant，1988；Cioni 等，1999；Brown 和 Walsh，2001；Niemann，2001；Hoare 等，2018）。手功能障碍程度和双手共用能力会不同程度地影响患儿的功能独立性和生活质量（Beckung 和 Hagberg，2002；Eliasson 等，2006；Rosa-Rizzotto 等，2014）。

偏侧痉挛型脑性瘫痪（unilateral spastic cerebral palsy，USCP）患儿，尤其是重型病例，通常存在上肢知觉障碍，特别是实体觉和两点辨别觉（Bolanos 等，1989；Yekutiel 等，1994；Gordon 和 Duff，1999；Brown 和 Walsh，2001；Krumlinde-Sunddholm 和 Eliasson，2002；Fedrizzi 等，2003；Odding 等，2006；Kinnucan 等，2010；Auld 等，2011）。有些作者还发现，健侧手也存在感觉障碍（Lesny 等，1993；Cooper 等，1995）。

许多研究报道了需要仔细评定甚至需要特殊干预的一些问题，如偏盲、视觉失认、偏身辨觉不能和偏侧视觉忽略等（Fazzi 等，2012；Dufresne 等，2014；Philip 等，2020）。

USCP 智力残疾的发生率低于 BSCP，并且程度不同（Cioni 等，1999；Niemann，2001；Hoare 等，2018），可伴有癫痫、语言及视觉等相关问题（Cohen Levine 等，1987；Vargha-Khadem 等，1994；Bates 等，1999；Salam 等，2016；Stadskleiv 等，2018；Blair 等，2018）。

一般说来，这些患儿可以完成儿童时期的日常活动，其中许多患儿经过正规的学历教育和职业培训，在成年后能完全融入社会。因此，根据国际功能分类（International Classification Functioning，ICF）的建议，最基本的康复目标是促进患者功能性活动和全面参与社会活动（Rosenbaum 和 Stewart，2004；WHO，2007）。

（一）USCP 上肢功能评定

为了制定恰当的康复计划，有必要评定患儿的抓握技能，以及在游戏和日常生活活动中患侧肢体的自主运动。可以采用几种评定抓握、操作和日常生活活动功能的标准化工具来（Gilmore 等，2010；Klingels 等，2010；Lemmens 等，2012）（见第 8 章）评定患侧上肢自主运动及另一侧上肢的参与程度。

临床常使用 1985 年开发的 Besta 量表（Rosa-Rizzotto 等，2014），此量表主要用于评定 USCP 患儿的抓握能力（手完成指令性动作）和自主用手（双手操作）的能力。

在康复工作中，Besta 量表是一种可靠的评定方法，可以跟踪和监测单手和双手操作的临床演变过程，并按照 ICF 的建议区分能力和表现，从而制定恰当的短期和长期干预措施（Fedrizzi 等，1994，2003；Rosa-Rizzotto 等，2014）。

Besta 量表包括了三方面的内容：①评定患侧手的抓握功能；②评定患侧手在双手共用中的自主运动；③评定患侧手在 ADL 中的自主使用功能。每个领域得分为 0～3 分，定义如下。

(1) 抓握评定

0 分：无抓握。

1 分：手掌抓握。

2 分：全手、桡侧或三指抓握。

3 分：钳状抓握。

(2) 双手活动中的自主运动

0 分：不使用患侧肢体。

1 分：以固定模式（手腕支撑）使用患侧肢体（非手）进行握持。

2 分：患侧手通过少数几种固定模式的握持方式协同完成某些动作。

3 分：患侧手通过使用不同模式的握持和操作协同完成某些动作。

按要求使用三个不同大小的立方体（侧面尺寸分别为 4cm、2.5cm、1cm）和一个弹珠来评定抓握功能。通常健侧手也可能存在轻微障碍，因此健侧手要先于患侧手进行评定（Gordon 等，1999）。

接下来，在双手参与的游戏和日常生活活动过程中评定患侧手的自主使用情况。根据年龄范围（每个年龄组四个任务）和游戏材料（双手参与）制定标准化游戏和 ADL 方案。

根据患者的指令性抓握功能评定结果，得分较低（0～1 分）的患儿表现出严重的上肢运动障碍。得分高者可以用桡侧或三指抓握（得 2 分）、钳状抓握（得 3 分）等不同的抓握方式来抓住物体。

根据对患侧手自主运动的评定，得分较低（0～1 分）的患儿在双手活动中缺乏或严重限制了患侧手的使用。得分高（2～3 分）者会以不同程度的固定模式、自发地使用患侧手进行双手操作活动。

然而，对于年龄小的患儿，需要对可能的知觉障碍进行更多的非正式观察，参考如下建议。

非正式观察的小贴士

- 患儿如何自主地使用他们患侧手？（他们是试着用它、把它放到嘴里、吮吸手指？还是不用、贴着身体或放在桌子下面？）
- 患儿会看着他们患侧手吗？
- 患儿是转过头去探索他们周围所有的空间，还是只专注于他们的健侧？
- 患儿是否接受你把一个物体放在他的手掌里或者触摸他们的患侧手？
- 患儿在玩耍时会忘记手中的小东西，如纸片或面包屑吗？
- 患儿对爱抚、挠痒或触摸有什么反应？对流动的水或拍打他们的手、为了好玩用铅笔尖导致的"刺痛"、在患侧逗乐式的移动玩具汽车有什么反应？

- 手臂和手的不同部位有区别吗？
- 患儿在双手活动和双手手势（如向父母伸出手臂或拍手）中使用他们患侧手吗？

（二）实体辨别觉

上肢的评定包括感知觉障碍，特别是实体辨别觉，以及视觉功能、肌肉收缩和 RoM 受限程度。

实体辨别觉首先评定健侧手，然后再评定患侧手，由于年幼的患儿经常不合作或者注意力不够，因此该评定通常在 5 岁时进行。文献一致认为评定时应该采用患儿熟悉的不同材质和形状的物品，不必限定物品的种类。例如有研究使用了小球、钱、梳子、牙刷、钥匙等不同物品（Tyler，1972；Van Heest 等，1993；Yekutiel 等，1994），还有一些研究通过辨认形状（Bolanos 等，1989）或熟悉的物体和形状的组合（Cooper 等，1995）来评定实体辨别觉。

用于评定实体辨别觉的不同对象集示例

- 1972 年，Tyler 提出：直径 2 英寸的橡皮球，5 英寸的塑料勺子，2 英寸的且带移动轮子的金属小车，3 英寸的毛绒填充狗，1 英寸的玩具塑料椅，便士，1 英寸四孔塑料纽扣，硬币大小的蜂鸣器。
- 1993 年，Van Heest 等提出：积木，铅笔，小勺子，回形针，安全别针，便士，纽扣，药丸，手套，细绳，弹珠，钥匙。
- 2002 年，Krumlinde-Sunddholm 和 Eliasson 提出：一块乐高（LEGO）[1] 积木和一块橡皮，一颗木珠和一个纸球，一枚硬币和一枚衬衫纽扣。

因肢体生长和手腕肌腱收缩增加，部分患儿11 岁后手功能恶化。

各评定方法存在一定差异，一部分评定允许患儿在测试前看和触摸物体，而在另一部分评定中不被允许。有时候任务是将测试物体与相应的可见物体或照片相匹配，有时候是要求患儿口头描述或命名测试物体（Bolanos 等，1989；Yekutiel 等，1994；Fedrizzi 等，2003）。

评定实体辨别觉时，每个物体都被单独放在患儿的手中，并用屏幕或一块纸板遮挡住患儿的视线，当患儿在操作和探索它们时可以提供必要的帮助。在图 9-21 是一个商用工具的例子 [2]。

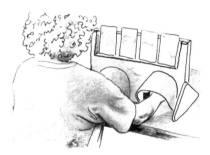

▲ 图 9-21　实体辨别觉评定装置

在 31 名平均年龄为 4 岁 4 月龄的患儿中，除去 6 名患儿不能配合完成测试，对剩余 25 名患儿进行实体辨别觉评定。25 名患儿均能用健侧手辨认出 5 个物体，13 名患儿能用患侧手辨认出所有物体，12 名患儿实体辨别觉缺失。在能识别所有物体的 13 名患儿中，没有一名患儿在抓握和使用评定中得分为 0 分或 1 分；此外，所有人都能实现双手共用：5 人用患侧手握东西（得 2 分），8 人使用手指操作（得 3 分）。相比之下，12 名实体辨别觉缺失患儿中没有一人在抓握或自主使用方面得 3 分。

（三）姿势控制

不管下肢的损伤程度如何，患儿都能独立行走，而且目标任务不同，运动行为也不相同。治

---

❶ LEGO System A/S, Billund (DK), https://www.lego.com

❷ Officina Ortopedica Ferrero Srl, Venaria Reale (IT), http://ferreromed.it

疗师应该在日常生活环境中观察并评定其行为，以及所使用设备（椅子、桌子等）的特点，并向家人提出必要的调整建议。

建议患儿使用商业座椅或姿势系统，以促进更好的姿势矫正，让患侧肢体更多的位于视野范围内的中线部位，如在患儿的肩胛骨后面放置一个小垫子。支撑式坐姿有利于眼－手－口及身体双侧协调运动的发育，并有利于内在的心理－身体－意象的发育。

USCP 的患儿可方便地坐在家庭和学校环境中现有的、足够高且稳固的椅子上。另外还可以在座椅上放上小的防滑楔改善承重分布，以此增加椅子的适应性。对于学龄前期和学龄期患儿，特别是针对严重上肢功能障碍患儿，凹陷式桌面非常有利于前臂在台面上的支撑，以便更好的视觉控制和双手使用（Kavak 和 Bumin，2009）。

在训练期间，治疗师还可建议使用患侧手臂的固定系统，以获得更好的姿势矫正，从而实现一些选择性活动，如自己进食或写作。

此外，为了促进患侧手臂在游戏和日常生活活动中的功能，有必要重新改造患儿的日常生活环境，如重新布置患儿的房间，配备适当高度的架子和桌子，浴室里安装水槽，以便更好地支撑手臂，或者使用肥皂或牙膏分配器等适应性设备（图 9-22）。

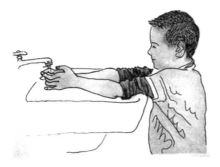

▲ 图 9-22　便于前臂支撑的水槽

（四）抓握

许多研究关注到 USCP 患儿有不同程度的抓握障碍（Uvebrant，1988；Eliasson 等，1991；

Sugden 和 Utley，1995；Kuhtz-Buschbeck 等，2000；Fedrizzi 等，2003；Holmefur 等，2009；Pagliano 等，2001）。

参考先前 Besta 量表所使用的评分系统，其得分为 0 分的患儿无法抓握。然而，在某些情况下，有些患儿会根据要求尝试用拇指和食指的侧面去抓住目标物品，有些则用半张开的手和伸展开的手指来抓握。但其缺乏拇指对掌动作，并且通常伴有前臂半旋前、肘部屈曲、腕部屈曲尺偏、手握拳姿势。

在评定指令性抓握的过程中，得分为 1 分的患儿可以使用手指手掌抓握，可以通过拇指内收抵掌来抵住物体，或者伸展手指进行多指抓握，即在手指之间夹住一个小物品。这些物品应该"易于抓握"，放置在靠近患儿身体的地方，并具有特殊的特征，如轻便、柔软和大小适中。抓取和释放物体通常采用上肢屈伸协同模式。此外，许多作者报道得分 0～1 分的患儿不仅有手功能障碍，而且还有严重的感知觉障碍（Van Heest 等，1993；Cooper 等，1995；Kinnucan 等，2010）。

中度运动障碍的患儿，即得分为 2 分的患儿，可以用桡侧抓握（图 9-23）或三指抓握物体。通常拇指内收，或与中指相对；腕关节可能屈曲时 RoM 不同和尺偏，但仍可进行简单的手部操作动作，如轻度的旋转。部分活动受限可能会导致实体辨别觉障碍。

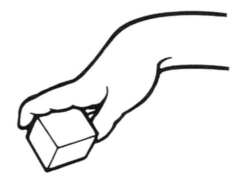

▲ 图 9-23　利用屈腕的桡侧抓握
重绘自 Erhardt 1995

轻度障碍的患儿，即得分为 3 分的患儿，存在不同的力量和精细抓握，如侧捏和上方捏、拇 – 他指对指。患儿可以根据物体的特征预先调整手的姿势，并将其准确地放到物体表面和小容器中（Eliasson 和 Gordon，2000；Gordon 等，2003）。前臂可旋前旋后，手腕可以处于中立位或伸展位。因为这些患儿往往没有严重的实体辨别觉障碍，所以也可进行更复杂的手操作动作（Fedrizzi 等，2003；Kinnucan 等，2010）。

（五）双手使用

USCP 患儿在婴儿早期就可能观察到不对称的上肢姿势和主动运动（见第 3 章），可能出现双手 – 口协调障碍或中线抓物困难（图 9–24）。通常，父母或祖父母是第一个注意到这些姿势和功能不对称的人。

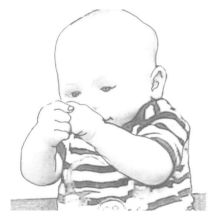

▲ 图 9–24　轻度 USCP 患儿双手使用

在轻度 / 中度障碍的患儿中，早期可以观察到对称性伸手，但一旦健侧手能更快速、有效地完成任务，患侧手的使用就会逐渐减少。

随着时间的推移，健侧手功能不断成熟，会影响患侧手，可以观察到双手活动中患侧手臂和手自主使用减少（Kuhtz-Buschbeck 等，2000；Beckung 和 Hagberg，2002；Eliasson 等，2006；Rosa-Rizzotto 等，2014）。

严重单侧损伤患儿的患侧手臂使用极其有限或根本不使用，而是通过越来越多地使用优势手，愈发熟练地执行手活动，如喝水、使用叉子和梳子等。这是患侧手臂使用忽略的开始（Taub 等，2004，2006；Aarts 等，2010；Fedrizzi 等，2013）。

坐在桌子前，得分为 0 分的患儿经常把患侧手臂放在桌子下面，即使手臂在他们的视野内，也不会用来完成挡住 / 握住物体等简单任务。

得分为 1 分的患儿，患侧上肢采用协同模式执行简单任务，如在桌子上移动玩具车或将上肢放到胸部或嘴巴处来阻挡物体。

中度障碍得分为 2 分的患儿，即使只有有限的固定模式，也能自主地使用他们的上肢，特别是在双手活动中，如挡住操作台上的物体或握住中等大小的物体（图 9–25）。双手活动可能会受到来自健侧手不自主运动的影响（Kim 等，2020；Kuhtz-Buschbeck 等，2000）。由于有限的固定活动模式，该类患儿在实体辨别任务中也存在困难。

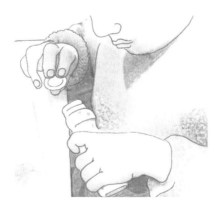

▲ 图 9–25　自主使用患侧手去握住一个"容易抓住"的物体

得分为 3 分轻度障碍的患儿会自主地采用各种模式让患侧手参与双手活动，并进行中等复杂的手部操作。患儿能用双手操作小型物体，如中型和小型珠子，甚至非注视下从一只手换到另一只手。通常，双手活动不会受到健侧手随意运动的干扰，也未见实体觉障碍的报道（Fedrizzi 等，2003；Kinnucan 等，2010）。

USCP 患儿上肢功能康复的主要目标是通过

提高双手技能达到 ADL 的功能独立。

干预应从患儿早期开始，并持续、集中地实施到学龄期，因为在该阶段进行干预改善效果最明显，并且通常需要长时间干预。部分研究报道表明，治疗强度和父母干预指导是促进新策略学习和提高手使用质量的最重要因素（Hanna 等，2003；Charles 和 Gordon，2006；Holmefur 等，2009；Gordon，2011；Akhbari Ziegler 等，2019）。

在日常照顾中，照护者可以促进患儿身体两侧的早期感觉体验，以改善患侧肢体视觉、触觉和本体感觉刺激输入的接收，并将其整合到身体模式中（Nuara 等，2019）。

为了鼓励患儿进行患侧注视，治疗师和照护者应该注意将玩具和其他有趣的物体放在恰当的位置。出于同样的原因，家人也应该记住从患侧进入患儿的视野。给家人的另一个可能的建议是重新布置患儿的卧室，如调整患儿床／床的方向，这样患儿就会被吸引去看有趣的玩具或从窗户射入的光线（Finnie，2009）（图 9-26）。

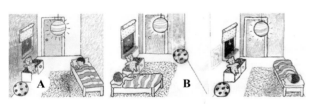

▲ 图 9-26 A. 右侧偏瘫患儿的不良睡姿；B. 恰当的睡姿
重绘自 Finnie 2009

为了提高患儿对患侧手臂的使用兴趣，以及眼 - 手 - 口的协调性，可为其提供具有不同特性（触觉、视觉、听觉）的玩具或使用配有铃铛、宠物玩具甚至发光的手腕式婴儿拨浪鼓（图 9-27）。鼓励患儿进行面部探索也同样重要，辅助患儿用手触摸他们的嘴、鼻子和头。对于蹒跚学步的患儿，可以建议玩手指涂色、水、沙子和豆子。

让患侧手臂／手参与其日常活动也很重要，如进食、如厕和个人卫生，甚至可以使用商业改

装设备（Finnie，2009；Case-Smith 和 O'Brien，2019）。洗澡时，可以给患儿使用不同种类的海绵，可以玩水或玩漂浮物，以诱导其使用双手（图 9-28）。

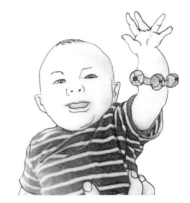

▲ 图 9-27 患儿手腕式拨浪鼓

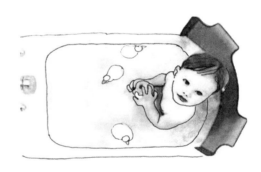

▲ 图 9-28 洗澡时浴缸里漂浮的玩具

需要记住的是，USCP 患儿穿脱衣需要遵循一个特定的顺序，患侧手臂（或腿）首先被穿脱：在穿衣过程中，首先被抬起的是患侧手臂，反之亦然。

父母为患儿提供不同大小和触觉特性的游戏和玩具，建议通过游戏活动来促进双手使用（图 9-29）。

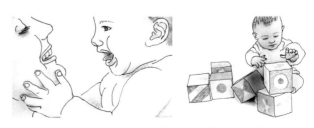

▲ 图 9-29 促进双手使用的患儿游戏和玩具

这些游戏和玩具应随着患儿兴趣、发育和能力的变化而做相应调整，如选择大小合适及符合个体使用特征的玩具，以增强患儿双手的使用（图 9-30）。

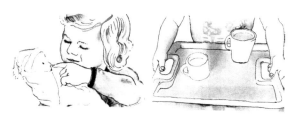

▲ 图 9-30　促进双手使用的玩具和游戏

从婴儿期起，父母和照护者就积极参与到康复治疗中来很重要，因为他们需要了解患儿的功能障碍所在，以便于更好地帮助患儿采取合适的姿势、明确玩具选择的标准及玩这些玩具的方式。

在有轻 / 中度功能障碍学龄前期患儿中，两个主要的目标是发展精细运动技能和在更复杂及差异化的双手活动中使用患侧手。通过与患儿智力发展相当的游戏活动，治疗师可以根据物体特征、患儿的手部力量及精准抓握能力、释放能力、手指分离情况、桡侧和尺侧手指区别使用，以及手的操作动作等，尽可能根据物体特性促进手部动作逐渐成形，同时提升各种触觉辨别技能。

这些目标既可通过具有良好运动技能的可购置玩具来实现，也可通过家庭环境中易得到的日常物品制作而成（图 9-31）。

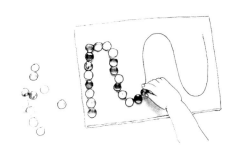

▲ 图 9-31　促进精细运动技能发展的游戏活动

对于严重运动障碍患儿，主要目标是在日常生活活动期间让患侧手辅助健侧手活动，如患侧手按住或握住薄片、拧开瓶盖或握住橡皮泥并用健侧手将其捏碎成小块。

为了促进更具功能性的双手活动，我们可向患儿引入一些替代方法来固定物品，如将物品固定在躯干上或将它们插入手指间。如果可能，还可尝试改善患侧肢体参与度，在一些游戏活动中促进水平内收 / 外展运动，如手指涂色画画或使用手掌 / 指间握法，也可以与患儿一起确定可行的打开手的方法。

某些情况下，康复计划可能需要考虑矫形器和（或）药物干预措施，以便改善功能，预防或减少畸形（Wilton，2003；Burtner 等，2008；Morris 等，2011；Case-Smith 和 O'Brien，2019）。

1. ADL

根据患儿的功能水平，治疗师应对其日常生活活动表现进行深入评定，重点是与患儿和（或）其家人共同商讨目标，以及短期、长期目标的可行性（Shepard，2019；Spitzer，2019）。根据年龄和损伤程度，商定可能的补偿措施，使用替代策略或设备调整使其可单手操作，如折叠卫生纸、牙膏和肥皂分配器（图 9-32）（Klein，1983；Morris 和 Klein，1987；Pratt 和 Allen，1989；Finnie，2009；Missiuna 和 Pollock，2000；Spitzer，2019；Case-Smith 和 O'Brien，2019）。

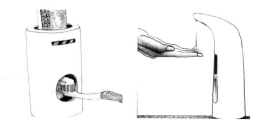

▲ 图 9-32　适合单手使用的设备

与 BSCP 一样，治疗师应同步向患儿和家长 / 照护者建议 ADL 改进方法（Klein，1983；Morris 和 Klein，1987；Shepard，2019）。

青少年和成年人可能需要定期重新评定 ADL 和 IADL，因为有时需要更新功能策略以满足新工作需要。

USCP 青少年经常会因为长期参加康复训练而倍感压力，特别是康复目标没有实现或没有提升时。为此他们非常沮丧，所以许多作者强调治疗适应生活的重要性，而不是让年轻人的生活来适应治疗（Scrutton，2001；Goodman 和 Yude，2001；Fedrizzi 等，2003；Skold 等，2004；Blank 等，2012）。

从幼年开始，就可以鼓励这些患儿从事体育和娱乐活动，如游泳、排球、骑马、皮划艇或滑雪，以促进运动技能和社交发展。

2. 书写

USCP 患儿能自主使用健侧手，因此其具备书写能力。

然而，由于优势臂或感觉 – 知觉 – 运动和认知等问题，有些书写可能需要早期仔细评定，甚至需要特殊干预。在这些病例中，可以观察到触觉 – 感觉障碍、协调障碍、视觉和空间感知觉障碍、速度和灵活性异常（Kavak 和 Bumin，2009；Bumin 和 Kavak，2010）。有时可借助"辅助手"锚定系统或书籍和笔记本的固定器，如防滑材料或磁铁。

此外，由于患儿易疲劳、动作过度迟缓或与患肢相关的一些异常反应，手写可以与计算机书写相结合来克服这些困难。

（六）USCP 患儿上肢功能治疗的目的

- 知觉：在游戏和日常活动中的早期感觉体验，并整合身体各部位之间的视觉、触觉和本体感觉输入，以改善身体模式，如有可能，最终增强患侧肢体的触觉辨别能力。
- 握力：从手的打开 / 闭合控制到三指捏，如果可能的话，到更高级的捏取；根据物体的特征对手进行预塑；改善手腕控制和拇对掌；桡侧和尺侧手指分离。
- 释放：从全手张开到精确的释放控制，通过腕部预先伸展，在表面、空间或小容器中释放各种尺寸和特征的物体。

- 手部操作：从桡侧和尺侧的区分到更复杂的内在运动；对触觉和本体感觉的平行干预 / 辨别。
- 双手使用：早期体验双手使用，在更复杂的双手游戏活动中刺激患侧手的自主使用；父母和照护者的培训，分享体位护理，提出游戏和玩具选择标准和方式。
- ADL：选择补偿策略；教学标准和适应技术；环境和设备适应性调整；ADL 辅助工具的使用；照护者培训；青少年的 IADL 干预。
- 矫形器：可用于改善功能和（或）预防或减少畸形，如有必要，可结合医疗 – 药物进行干预。

三、不随意运动型脑性瘫痪

与痉挛型脑性瘫痪相比，不随意运动型脑性瘫痪患儿在上肢使用方面存在更多的困难，这与姿势控制障碍、原始反射消失延迟、肌张力易变、不自主运动和感知觉障碍等诸多因素相关。这些困难也极大地影响了患儿参与日常活动。

在轻 / 中度功能障碍（见表 8-3，2~3 级功能水平）患儿中，抓握的力量和准确性、操作更复杂动作能力、协调和差异化的双手操作能力等方面存在明显发育延迟和功能局限。一般来说，这些患儿可以进行日常活动，但通常需要调整或修改任务功能。

严重功能障碍（0 级和 1 级功能水平）患儿最基本的手功能存在明显受限，如伸手、抓握和释放。即使是完成简单的任务，上肢运用也可能极其困难，有时甚至是完全不可用（Kyllerman 等，1982；Monbaliu 等，2016，2017b）。

这些患儿进行日常生活活动会受到极大的限制，他们往往需要照护者长期护理。因此，对于不随意运动型脑性瘫痪患儿而言，充分利用可依赖的资源非常重要。以一个或多个可自主控制的手部动作为基础，充分利用可依赖的资源，调整活动方式以适应日常活动是最重要的（见第 8

章）。其他更严重的患儿若要实现功能目标，可以尝试运用身体其他部位，如头、脚或眼睛等（Borgestig 等，2015，2016）。

他们若想实现日常生活活动自理能力也存在诸多局限性，如洗漱、如厕、穿衣和进食，其中进食困难与口腔控制障碍和上肢运用障碍相关（Monbaliu 等，2017a）。还应该评定可能影响日常护理的环境因素，如协助等级和障碍类型，同时与照护者交流护理过程，尽量提供援助。为了减轻护理负担，需要配套合适的辅具，调整环境设施（Finnie，2009；French 等，1991；Korpela 等，1992；Dormans 和 Pellegrino，1998；Østensjø 等，2003，2009；Henderson 和 Pehoski，2005；Pirila 等，2018；Case-Smith 和 O'Brien，2019）。

沟通和辅助方法同样很重要，可以让患儿指导其照护者如何照顾他们自己（Millar 和 Aitken，2003；Beukelman 和 Mirenda，2013）。

这些患儿进行游戏时也存在诸多限制，特别是严重功能障碍患儿。对他们中大多数人来说，游戏的不同阶段，无论是独立或合作完成游戏，能否真正沉浸其中取决于照护者的协助方式和游戏是否合适。治疗师可以推荐患儿使用一些简单的游戏辅具，如果患儿没有功能性抓握能力，用 Velcro[1] 手套可以协助锁定小玩具，或者可以使用定制开关来激活电动玩具（图 9-33）（Pratt 和 Allen，2009；Case-Smith 和 O'Brien，2019）。

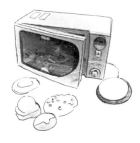

▲ 图 9-33　游戏适配：带自定义开关的电动玩具

有沟通障碍的患儿可以使用 AAC 板引导伙伴，与他们一起玩耍（见第 12 章）。

---

❶ Velcro Ltd., Knutsford (UK), www.velcro.uk

如果无法操作玩具，身体其他部位也可以参与到游戏中，如使用带画笔的头部指示杆进行绘画，使用头部控制器作为玩特殊电脑游戏的替代方法，或者用眼睛定位玩记忆游戏（图 9-34）。

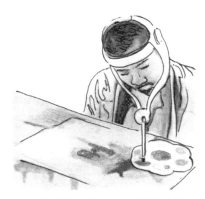

▲ 图 9-34　身体其他部位游戏：带画笔的头部指示杆

轻 / 中度功能障碍患儿也需要使用辅助方法来进行更多日常生活活动，增强自理能力并保证安全。例如，在洗漱、如厕和梳头时，他们可以使用补偿策略、环境适配和（或）简易辅具，有时还可以使用专门为患儿设计的沐浴和如厕辅具（图 9-35）。

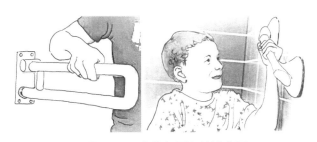

▲ 图 9-35　市售如厕和沐浴装置

关于自主进食，也可能存在与口腔控制、感知觉障碍和上肢使用等有关的困难，尤其是在更复杂的任务中，如用刀切菜、用叉子吃饭、使用勺子和倒水。

精细运动障碍往往会限制患儿接触更复杂的玩具和游戏，因此有必要在市售产品中选择易于操作并且适合患儿兴趣和表现能力的玩具，选择那些易于抓握、大小适中、有磁性或带尼龙搭扣的玩具（图 9-36）。

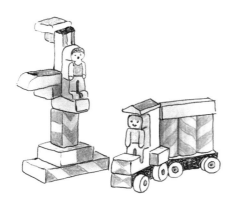

▲ 图 9-36　容易操作的磁性玩具

由于不随意运动的存在，他们试图操作的玩具会不受控制地移动。因此，建议使用宽桌子或带边缘的托盘，或建议将玩具放入插座框里，或使用防滑垫、吸盘、C 型夹，或者绑在患儿手上等方法稳定在操作台面上（图 9-37）。

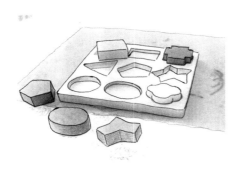

▲ 图 9-37　放在防滑垫上的玩具插座框

这些患儿往往存在发音困难和构音障碍。与 BSCP 患儿相比，这类问题让旁人理解他们的语言变得更加困难，并且他们通常需要使用 AAC 进行早期干预（Yorkston 等，1998；Himmelmann 等，2013；Beukelman 和 Mirenda，2013）（见第 12 章）。

感知觉障碍十分常见，主要与各种感觉输入的选择、抑制和校准有关（Odding 等，2006；Sanger 和 Kukke，2007；Himmelmann 等，2009；Monbaliu 等，2017b）。

特别是存在最严重功能障碍的患儿往往伴随听力障碍（Shevell 等，2009）和视力障碍（Jan 等，2001；Fazzi 等，2007；Ghasia 等，2008；

Dufresne 等，2014；Ego 等，2015）。

此外，存在严重功能障碍的患儿也可能合并认知障碍（Kyllerman 等，1982；Sigurdardottir 等，2008；Himmelmann 等，2009；Yin Foo 等，2013；Stadskleiv 等，2018；Batorowicz 等，2018；Ballester-Plané 等，2018；Laporta-Hoyos 等，2019）。

感知觉障碍、视力障碍和认知障碍之间存在显著相关性，它们可以影响上肢运用，需要适当评定以确定实际的功能预后，制定适当的康复计划（Beckung 和 Hagberg，2002；Henderson 和 Pehoski，2005；Case-Smith 和 O'Brien，2019）。

在不随意运动型脑性瘫痪中，上肢使用受到多种因素的综合影响。在严重功能障碍情况下甚至完全不能使用。

（一）姿势控制

坐姿是玩耍和 ADL 最常用姿势，而不随意运动型脑性瘫痪患儿坐姿保持存在严重困难。坐姿受到多种因素影响，如共同屈曲或伸展模式、不随意运动、非典型或异常原始反射持续存在（如 ATNR、Galant 等）、肌张力易变和感知觉障碍（见第 4 章）。

坐在椅子上，患儿倾向于被共同模式支配，这种共同模式迫使下肢在坐位下处于伸展或屈曲姿势，导致脚很难平放在地面上（图 9-38）。

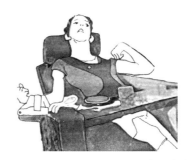

▲ 图 9-38　不协调的共同伸展姿势

以上问题会导致上肢支撑变得更难。如果患儿设法用手臂稳定了姿势，那么就不能用手完成其他功能性任务。

为了改善上肢运用和视觉控制，提高稳定性和准确性，治疗师应该选择可以容纳患儿且不妨碍患儿移动的姿势辅具。对于不同 ADL，患儿因自主进食、穿脱衣服、游戏或写作的姿势不同而需要不同辅具。

有时，轻 / 中度功能障碍患儿可以使用市售的稳定性座椅，使用软垫或防滑垫、改进现有装置或添加最简单的坐姿辅具等方法以促进更好地控制下肢。

座椅系统让严重功能障碍患儿受益匪浅，这种座椅通常需要定制，保持坐位的患儿增强了与他人的关系，增加了功能性活动，也让护理更方便（Costigan 和 Light，2011；Ryan，2012；Sahinoğlu 等，2017）。同时，强烈建议不同康复专业人员加强团队合作，因为他们需要共同评定和验证设计的坐姿系统对患儿姿势和功能的影响。

许多患儿无法忍受长时间脱离照护者和使用座椅系统，他们更愿意坐在父母和其他成人的膝盖上。

由于患儿存在感知觉障碍，定制座椅系统应该充分考虑所有组件的特性（质地、匹配度、尺寸），制定最合适的方案来帮助患儿逐渐接受姿势系统。

根据功能障碍的程度，可以考虑为髋关节、下肢、头部及任何锚固系统增加组件。

为了提高坐姿的稳定性，患儿可以使用带凹槽的桌子，有利于手臂支撑和功能活动。他们通常在维持坐姿时采用补偿策略，如将一只脚固定在椅腿上。应该仔细评定这些补偿策略，因为它们可能产生了功能性代偿，也有可能会导致关节挛缩和畸形。

有时候定制一套工作站很有必要，如在座椅系统上使用 AT 的一些替代控件可以促进沟通、游戏、写作等。若存在手臂功能障碍，使用轮椅移动也会存在问题。这种情况下，治疗师应该评定患儿使用身体其他部位（如头或脚）控制操

作界面的可行性（Furusamu，1997；Bottos 等，2001；Case-Smith 和 O'Brien，2019）。有关助行器 AT 的更多信息，请阅读第 13 章。

不随意运动型脑性瘫痪患儿在交流时会诱发整体协同模式或不随意动作，尤其是那些合并语言障碍的患儿（图 9-39）。可以设计姿势系统来最大限度地减少这些影响，同时与实时交流方案联系起来，为患儿提供适合他们沟通需求的方案和工具（见第 12 章和第 13 章）。

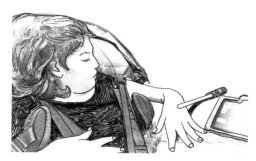

▲ 图 9-39　功能性整体协同模式

（二）伸手

伸手受各种因素影响很大，包括姿势控制、异常原始反射持续存在（主要是 ATNR 和逃避反射）、不自主运动、肌张力易变和感知觉障碍。

重度功能障碍患儿在视觉控制下维持身体姿势和上肢动作是极其困难的。他们通常只能功能性使用一侧上肢，如利用 ATNR 面部转向侧上肢伸展动作实现手臂摆动。尽管如此，干预旨在优化这些有限动作达到实现部分功能性活动的目的，如操作带有开关的玩具（图 9-40）。

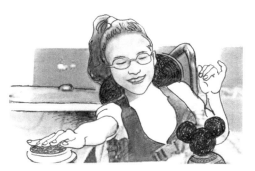

▲ 图 9-40　即使受到 ATNR 影响，仍可以操作带开关的玩具

为患儿建立一个功能性工作区域非常重要，在该区域内放置物体、玩具或开关，患儿使用AT增强ADL参与度。然而，当伸手和上肢运用不能实现时，应当评定患儿运用身体其他部位、眼神注视或声音等来替代游戏、写作和教育的可行性。治疗师可以建议使用AT或AAC，设计全面的康复训练方案，更好地实现定位，以及功能性使用身体其他部位和眼神注视（Henderson等，2008；Pratt和Allen，2009；Sadao和Robinson，2010；Borgestig等，2015，2016；Case-Smith和O'Brien，2019）（图9-41）。

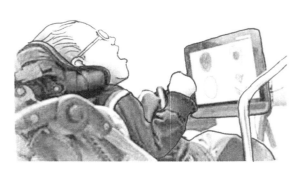

▲ 图 9-41　使用眼动追踪玩电脑游戏

即使用不同补偿策略，中度功能障碍患儿也比重度功能障碍患儿表现出更好地姿势调整和视觉控制。他们根据任务和目标的不同，经常交替使用双侧上肢，即使当存在ATNR时伸展侧上肢功能更强大，也会交替使用上肢。对于更精细的任务，他们会通过屈腕来使一根手指独立出来点击手机面板的符号或在键盘上打字（图9-42）。其他在更大区域内进行更广泛运动的任务（如绘画）中，他们通过内收/外展来移动伸出的手臂。

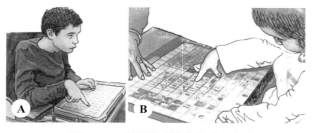

▲ 图 9-42　利用屈腕使食指独立出来

为了促进更好的姿势控制，或进一步改善能力较好侧手臂的功能运动，治疗师可能会引入"非接触式"手臂锚固系统或应用边界缓冲器来改善患儿姿势稳定性（图9-43）。同样需要关注相关人员与患儿之间的位置、物体的位置，以及其他类型输入设备的位置（Goossens和Crain，1992）。

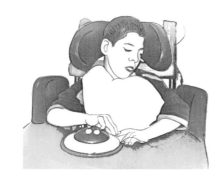

▲ 图 9-43　促进手臂功能性跨越中线的边界缓冲器

轻度功能障碍患儿具有更好的伸手控制能力，双手协调性、分离动作和手-眼协调等能力相对更好。他们控制姿势和控制前臂的能力更好，这允许他们可以移动双上肢更靠近中线，有时甚至可以跨越中线，并且他们还可以更好地控制肘关节屈伸运动。他们也可以在前臂完全旋前位和中立位范围之间有一个旋后动作，这允许更直接地接触目标和功能性指向目标。

如前所述，使用带凹槽的桌子或托盘至关重要，这使患儿可以将前臂稳定地放在台面上，并具有前臂旋后和伸腕功能，以便更轻松地使用手。

（三）抓握和操作

不随意运动型脑性瘫痪患儿进行抓握和操作等动作时同样困难重重，即使是完成最简单的一些动作。抓握和操作的难度与诸多因素相关，与伸手涉及的影响因素类似（Sanger等，2010；Monbaliu等，2016）。

重度功能障碍患儿双手无法操纵物体，甚至在执行简单动作时也受到很大限制。只有在手臂伸展时才能使用手。手以各种方式接触物体，如腕关节屈曲和手指伸展，或前臂旋前和握拳尺偏。由于存在逃避反射，手在第一次接触物体时会产生回避动作，同时伴随视线回避。双手操作是不可能实现的。

手的使用也受到手眼协调障碍的干扰。患儿会利用余光或者分离注视和动作（先看后触摸）等方法实现视觉控制。

对此类患儿干预的主要目标是帮助他们实现手部分自主张开的能力（图 9-44），其至可以通过改变手臂位置促进手抓握模式，如操作操纵杆并驾驶电动椅（图 9-45）。

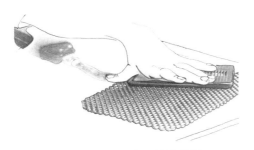

▲ 图 9-44　手张开按压装置

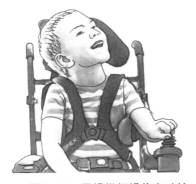

▲ 图 9-45　用操纵杆操作电动椅

中度功能障碍患儿在适应情况下可以操作易于控制的物体。如果坐得稳，患儿可以更好地伸手及控制旋后范围，这使他们能够用手掌抓握或三点式抓握有特定特征的物体，如宽把手的杯具或"易于抓握"的铅笔、刷子等（图 9-20 和图 9-49）。

如图 9-44 所示，利用"非接触式"手臂锚固系统将物体固定在防滑表面上，也可以改善物

体的抓握和释放。

患儿可以通过屈腕使一根手指独立出来在键盘上打字，也可以直接点击手机面板或语音生成设备（speech-generating device，SGD）。

即使受到 ATNR 影响，中度功能障碍患儿也可以获得双手操作能力和基本技能。他们可以用一只手保持物体不动，另一只手进行操作，如一只手拿着一张纸放在桌子上，而另一只手绘画。

为了能操纵简易物体并增强对其动作的视觉控制，不随意运动型脑性瘫痪患儿经常使用补偿策略，如前倾靠在桌子上或者上抬肩部阻止上肢紧贴身体。

这些患儿可以实现部分日常生活活动，但通常需要改良或适应环境特性。

轻度功能障碍患儿即使手臂处于开链状态，仍可以实现一些有力量和精细的抓握动作、更复杂的操作动作、以及更好的双手协调性和差异化。精细运动技能的好坏取决于控制伸展的能力、不随意运动的影响（通常随时间延长不随意运动变得更加明显）和患儿采取补偿策略的能力。评定这种补偿策略能力很重要，有时可以帮助患儿建立易用、省力及更有效的代偿策略。例如，在写作时握着带有"交叉拇指"握柄的铅笔可以控制远端不随意动作（图 9-46）。

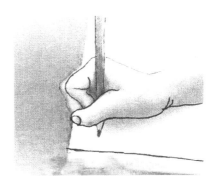

▲ 图 9-46　交叉拇指握柄铅笔

1. ADL

通常，轻 / 中度功能障碍患儿可以获得更大的自主性，但在更复杂的日常生活活动（如扣纽扣、使用剪刀、系鞋带、梳头）中也存在一些限

制。青少年和成年人也可能难以实现某些 IADL，如使用公共交通、家庭管理、工作和休闲。

为了建立一个良好的功能康复过程，需要定期评定患儿的潜力和困难，首先对上肢进行评定，然后在日常环境中观察他们（Law 等，1999）。标准化评定工具的运用使治疗师能更精确地制定康复短期 / 中期 / 远期目标，并与患儿和家庭其他成员分享这些康复目标（Gordon，1992；Missiuna 和 Pollock，2000；Shepard，2019；Spitzer，2019）。

不随意运动型脑性瘫痪患儿往往需要通过改良环境和（或）调整任务（使用补偿策略）的方法实现更多 ADL 自主性。例如，在自主进食时，专业人员可以减少环境感官刺激，选用合适的座椅可以更好地维持体位和（或）运用 ADL 辅具，选择易于握持的餐具或大手柄杯具（Morris 和 Klein，1987）。如有必要，治疗师也可以通过补偿策略改善功能。

不随意运动型脑性瘫痪患儿自主进食可能存在许多困难，如使用刀叉将食物送入口中（图 9-47）。

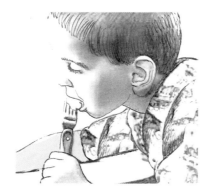

▲ 图 9-47　自主进食：将食物送入嘴里的策略

姿势也需要特别关注：治疗师应该选择带有凹槽的托盘或桌面的座椅，为躯干和肩部提供更大的稳定性，或者使用适配装置，如手部戴上橡胶条或吸盘，固定在上面的餐具就可以舀取食物（图 9-48）。

为了方便自主饮水，可根据患儿抓握模式选择合适的杯具，如宽把手的马克杯（图 9-49）。那些口腔控制良好的患儿更喜欢带柔性吸管的杯具，但是建议严重功能障碍患儿使用不需要上肢操作的特殊助饮器。

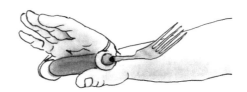

▲ 图 9-48　适配设备：带橡胶条的刀叉

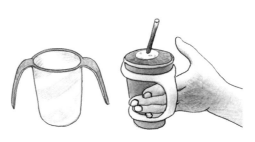

▲ 图 9-49　自饮杯具

与 BSCP 一样，不随意运动型脑性瘫痪患儿需要逐步学习策略，才能更好地执行日常生活活动，同时家庭成员和照护者也需要参与培训，帮助患儿实现目标。对于青少年和青年人而言，干预的目标不仅在于独立，还在于积极参与社区活动。

2. 书写

轻 / 中度功能障碍患儿使用易于握持的工具也许可能完成绘画，如使用大型号画笔、特制的铅笔和笔架（Klein，1982）。甚至有必要使用防滑材料来放置纸或笔记本，使绘画顺利进行（图 9-50）。

▲ 图 9-50　用于书写的适配辅具

存在中度功能障碍的不随意运动型脑性瘫痪患儿只能完成有限的书写工作，而且需要付出极大的努力。通常，他们会写几个单词或简写来做笔记，而且他们更喜欢用大写字母，因为笔画简短，书写快速（图 9-51）。

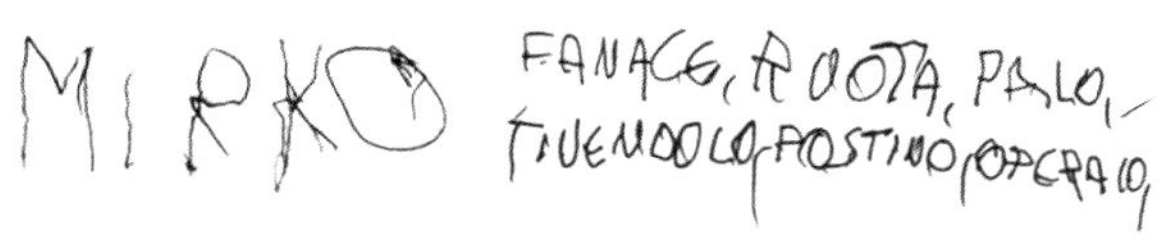

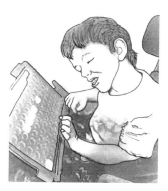

▲ 图 9-51 两个不随意运动型脑性瘫痪患儿的字迹

推荐所有脑性瘫痪患儿和中 / 重度功能障碍患儿使用带凹槽的座椅，这种座椅可以支撑前臂维持稳定，从而更好地使用上肢，同样也适用于轻度不随意运动患儿（Kavak 和 Bumin，2009）。

如果未能识别轻度功能障碍患儿手功能障碍，会影响患儿书写表现，所以有必要对上肢功能进行长期细致地观察和评定（Auzias，1975；Henderson 和 Pehoski，2005）。

如果轻 / 中度功能障碍患儿接受教育需要使用计算机，同样也应该进行仔细评定，从而确定最实用的姿势和（或）合适的计算机，如键盘类型、锁屏模式和（或）使用鼠标的替代方案（图9-52）。

▲ 图 9-52 带键盘保护的替代键盘，用于计算机写入

（四）不随意运动型脑性瘫痪患儿上肢功能训练的目标

根据患儿上肢功能水平，治疗方案建议如下（见表 8-3）。

1. 严重运动功能障碍

● 伸手控制：从内收 / 外展运动控制到肘部运动控制。特别是应该提高至少一只手臂的运动范围，使其更靠近中线，有更多视觉控制。

● 手运用：从手自主张开到自主操纵 / 释放物体（如开关）。通过改变手臂的位置来启动和维持抓握模式，如操作操纵杆并驾驶电动椅。

● 独立至少一根手指出来点击 AAC 系统或者在键盘上打字。

● 双手运动：从双上肢维持在桌面上到逐渐使用没有抓握动作的手臂稳定物体。

● 感知觉障碍的评定与干预。

● 手眼协调。

● 身体其他部位功能使用的康复干预（如果上肢严重受损）。

● ADL：对照护者在姿势、ADL 辅具使用、处理策略等方面的培训。

● 书写：计算机书写备选方案的选择（硬件、软件的选择和培训）。

● 游戏：游戏时姿势、环境适应、补偿策略和使用适配玩具；选择 AT 进行游戏。

2. 轻中度功能障碍

● 伸手及姿势控制：更精确的轨迹控制，不同姿势在不同平面完成任务，特别关注日常生活活动（如穿衣、如厕等）需跨越中线和后伸动作，前臂旋前 / 旋后动作，腕关节屈伸动作等。

● 抓握：从三指捏取到拇食对指；逐渐使用桡侧手指、抑制尺侧手指；抓取各种特征的物体（如扁平状、笨重的）等。

● 释放：从腕中立位伸展手指使手张开到在台面上或小容器里，更精准控制释放各种性状的物体。

● 至少使一根手指独立出来，以便直接点击 AAC 系统或在键盘上打字。

● 手部操作：从孤立的手指运动到桡侧和尺侧手指分离运动；从平移到复杂运动，如将平

移与旋转结合，对触觉和本体感知 / 辨别的平行干预。

- 双手使用：从不太熟练地用手固定功能（伴或不伴有抓握）到用双手自发或独自使用；评定功能性补偿策略，帮助患儿制定那些容易、省力、效率更高地任务。
- 用手习惯：仔细识别手功能障碍，特别是用于书写的手。
- 手写：在功能可行的情况下进行手写训练；电脑写作训练（选择合适的硬件和软件）。
- 必要时评定和干预感知觉障碍。
- ADL：规范训练；合适的技术，环境和装置适配，ADL 辅具选择；培训照顾者；青少年 IADL 康复干预。

四、共济失调型脑性瘫痪

非进行性先天性共济失调（nonprogressive congenital ataxia，NPCA）患儿上肢功能性使用存在不同程度的困难，取决于运动中涉及抗重力姿势或精细动作成分的多少。这些患儿表现出以缺乏肌肉协调性为特点，所以动作的力量、节奏和准确性都存在异常。此外，还会观察到震颤和低声调现象。通过长时间的学习，这些患儿可以在玩耍和日常生活活动方面具有良好的自主能力，但是在更复杂、协调性更高的活动方面仍存在困难，如自主进食、写作、扣纽扣和其他精细动作。

许多作者报道 NPCA 患儿各种问题的发生率较高（Hagberg 等，1993；Esscher 等，1996；Steinlin 等，1998）。这些问题包括：①认知功能障碍（2/3 患儿有学习问题，其中一半患儿相当严重）；②超过 50% 患儿存在视觉问题（Black，1982；Dufresne 等，2014；Kozeis 和 Jain，2018）；③感知觉和语言障碍；④癫痫（Bertini 等，2018）。

必须全面评定，按照第 8 章的建议指南制定适宜的上肢康复计划。

（一）姿势控制

姿势不稳定是影响患儿坐姿维持的主要问题，而坐姿是患儿在玩耍和进行日常生活活动时最常使用的姿势。

上肢使用以及对环境的视觉控制对于患儿提高稳定性至关重要，选择合适的坐姿可以改善写作、自主进食和更复杂的游戏活动。

在家庭或教室里可以使用市售稳定可靠的座椅或其他设备。某些情况下，需要使用防滑垫或特殊坐垫提高座椅的稳定性。

为了增强上肢功能，共济失调婴幼儿需要坐在有凹槽的座椅上，以便前臂支持，有时需要在座椅上或脚下增加防滑垫增加稳定性。这个方法也适用于婴患儿玩耍场景，即使是坐在地上（图 9-53）。

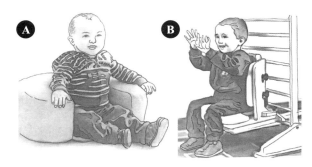

▲ 图 9-53 共济失调患儿的坐姿

与其他类型脑性瘫痪患儿一样，为了提高患儿适应性，应该评定他们生活环境的特征。为了提高患儿转移能力和日常生活活动参与度，重新规划浴室、卧室等，应用适配于自主进食、玩耍和使用电脑等活动的辅具十分重要（图 9-35）。

（二）上肢运用

共济失调患儿通常具有正常的上肢基本运动模式，但是功能获得可能延迟，并且上肢使用受到辨距不良影响。运动协调不良会导致加速、制动和瞬间手势调整存在异常。另一个典型特征是对指实验，即目标指向运动的过度和不足。这意味着共济失调患儿可以"计划"实现目标的过程，但不能精确执行。关于这些功能的更多信息请参考第 5 章。

这些患儿身上经常可以观察到典型的共济失调症状。例如，在自主进食过程中，他们能把勺子送入口中，但起始阶段动作很快且不受控制，存在伤害自己的风险。特别是当患儿僵硬不太严重时，他们自主进食时可以没有明显问题，但随着年龄增加，姿势会变得越来越不稳定，动作也变得难以控制。这种情况下，治疗师应该通过为手臂和躯干提供更多支撑以促进目标完成，并使用特殊设备减少疲劳和精神消耗。

关于视觉 – 运动行为，在需要手眼协调的运动任务中，我们经常能观察到这些患儿表现出特殊的运动模式。例如，他们将目光锁定目标这个过程分解为两个阶段：首先他们把头转到一个极端相反的位置，然后把眼睛转向目标。

存在轻 / 中度共济失调时，随着时间推移，患儿的力量、精准度、简单的手操作动作（如旋转、平移运动）及协调或差异化使用双手通常能得到改善。精细运动技能获取取决于姿势和手法控制，不协调运动的发生率，以及患儿采取补偿策略的能力。

事实上，患儿在采取补偿策略完成任务方面具有丰富的想象力。最常见的补偿策略包括保持手臂贴近身体，将肘部固定在一个平面上，并使用躯干和上臂支撑重量（图 9–54）。

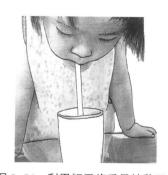

▲ 图 9–54　利用躯干将重量转移至手臂

这些补偿策略减少了需要多关节控制的任务，将少关节控制的功能表现优势放大，有利于控制共济失调，并且允许更有效的操作。

然而，家庭成员和治疗师应注意避免在婴幼儿中使用过多的异常补偿策略，同时鼓励习惯性地使用正常功能模式。当患儿开始更加独立时，评定这些补偿策略同样重要，有时可以帮助患儿制定那些更容易使用、能更有效地执行各种任务的补偿策略。

为了让这些患儿在 ADL 中获得更多自主性，通常有必要调整任务，引入补偿策略。如在自主进食方面，专业人员可以进行姿势适应（如使用市售的适配的座椅）和（或）使用 ADL 辅具（如易于握持的餐具）（Morris 和 Klein，1987；Case-Smith 和 O'Brien，2019）。

通过改变物体的重量、大小、质地、摩擦力等性能，以及使用稳定性高、易于操作的磁性玩具等也可以改善双手功能。有时只做一些简单的修改就足够了，如把穿项链的线变硬。

通过鼓励更多地使用视觉控制来验证、引导和调整手势以适应任务也可以促进操控。同样重要的是，推荐更复杂、更精细地活动来诱导任务相关地听觉、视觉和触觉输入地准确性，支持多模态整合。

在婴儿阶段，改善精细运动技能的康复干预应尽早开始，并融入所有日常活动中。与其他年龄组一样，需要康复小组仔细评定，并对家庭活动进行准确指导，特别是在幼儿园时，可以制定更多具有创造性地活动以促进手和手臂功能的进步（Novak 等，2009）。

1. ADL

手势和姿势障碍极大地影响了部分 ADL 获得，进而影响到 IADL 地获得。ADL 评定时会发现在那些更精细、更协调地活动中表现出十分笨拙，如捡小物品、穿衣服和自主进食。此外还经常遇到书写问题，如下所述。

2. 自主进食

在自主进食时，患儿可能难以完成所有或大部分从碗到嘴的任务，如使用餐具并协调地将食物送到嘴里所需的动作。为了部分克服这些问题，明智的做法是用橡胶条把餐具固定在患儿手上，或者使用带边框的盘子盛装食物（图 9-55）。

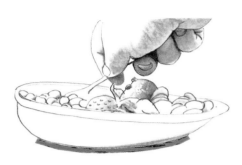

▲ 图 9-55　带边框和吸盘的盘子

对于自主进食的体位，带有凹槽托盘或桌面的普通椅子可以提供更大的躯干和肩部稳定性，并减少躯干前倾的趋势。

结合口腔控制干预，首先有必要确定有用的补偿策略以简化任务，并促进逐渐获取自主进食的能力。

应特别注意促进自主饮水的能力，评定最适合患儿当前能力的饮水装置，如建议使用稳定性好的、带或不带把手的塑料杯。对那些存在明显运动功能障碍的患儿，治疗师可以建议使用"嘴到杯具"的策略，如使用固定在稳定支架上的倾斜杯子，或带吸管的稳定杯子（图 9-49）。

与其他类型脑性瘫痪一样，康复团队应该建议逐步增加完成每项功能性任务的步骤数量，让家庭成员和学校照顾者参与进来并正规培训。在年轻人中，目标主要集中在实现 IADL、工作、休闲活动和社区参与。

【实用建议】
- 向照护者提供一些简单实用的基本技巧可以改善共济失调患儿自主进食能力。
- 要求患儿将肘部稳稳地放在桌子上，以稳定上肢和手。
- 选择用手抓食品和带纹路的食物使自主进食更容易，如土豆泥等。
- 使用防滑垫固定碗和盘子，或使用带吸盘的碗防止餐具移动。

3. 洗澡和如厕

在浴缸和卫生间附近放置栏杆（图 9-35）可以增加安全性和独立性。重要的是，应该预见患儿长大后会出现的问题，因此也要计划使用浴椅或淋浴以减少所涉及的精力消耗，增加独立性。另一个有用的技巧是使用带有肥皂或串了绳子的肥皂和毛巾，避免肥皂四处滑动和掉落（图 9-56）。

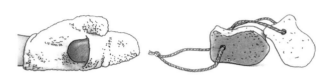

▲ 图 9-56　带有肥皂或串了绳子的肥皂和毛巾

4. 书写

一般来说，共济失调患儿可以完成书写任务，大写字母只需简单笔画动作，而连笔书写多为草书，在学习时间、书写速度、疲劳程度和易读性等方面，不同个体之间也存在明显差异。在书写时，患儿调整手 / 手臂动作的协调性存在困难，特别是长时间书写时（Ajuriaguerra 等，1964）。尤其是书写的动态过程，他们有时会像年龄小的患儿那样使用怪异的握笔方式。

患儿可以采用补偿策略使书写更方便，如将躯干和上臂重重地依靠在工作台上，使前臂和腕关节保持稳定。他们也可以将手尺侧压在桌上，让桡侧能更自由地活动，但同时需要控制不随意动作，导致患儿会对绘图仪器用力过大，间接对纸张施加过大的压力。

笔迹出现断断续续、颤抖、不精确现象，有时太轻，有时又太重，符号和字母的大小和方向变化，使笔迹常常无法辨认（图 9-57）。

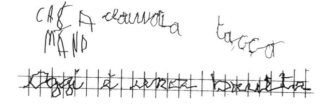

▲ 图 9-57　两个共济失调患儿的字迹

在患儿2—3岁处于预写阶段时，治疗师应该首先评定绘画能力。到5岁时，如果患儿书写看起来很有希望，并且可以使用特殊的书写工具，就可以评定书写能力。

治疗师还可以建议患儿使用易于握持的工具，如大的马克笔和画笔，绘画用的菱形铅笔，建议使用防滑垫，患儿可以在上面放置纸或笔记本（Klein，1982）。此外，倾斜45°的书写板可以为前臂提供更多稳定性，并使患儿更容易注视任务（图9-58）。

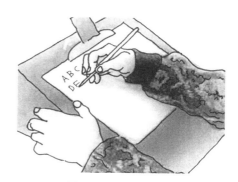

▲ 图9-58　书写适配装置

市售的书写工具通常都能适用于共济失调患儿书写。当然有必要评定工具光滑度、大小和形状等方面的特征，如六角形的笔可能比圆柱形的笔更实用。某些情况下，患儿可以利用自适应书写工具，如加重的笔或磁性护腕，维持前臂和手腕在工作台上的稳定性，或者使用带明确边缘线标记或彩色指引的笔记本作为书写成行的参考（图9-59）。

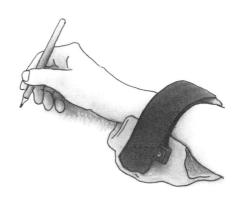

▲ 图9-59　使书写更方便的磁性护腕

除了进食外，患儿也可以坐在带凹槽的桌子前，用不同的书写设备进行书写、绘画等活动（Kavak和Bumin，2009）。

考虑到易疲劳、速度过慢、可读性差和其他大量书写要求等问题，电脑和其他教育设备也可以取代或补充手写工作。

然而，电脑书写可能会带来访问电脑困难的问题，由于打字使用单指会使准确性降低，如同时敲击两个键。

此外，仔细评定上肢功能十分必要，以确定最佳功能性定位方式和电脑配件，如键盘类型、锁屏模式和鼠标类型，然后进行适当康复干预。

确定共济失调患儿精细动作和书写的优势手也有必要。这需要对双上肢功能进行准确的观察和具体评定，如有必要，还可以进行具体训练（Auzias，1975）。

（三）共济失调患儿上肢治疗目的

- 支持感知觉发展（主动触觉、视觉等）和多感官刺激。
- 通过复杂的游戏和日常活动获取更高级抓握和操作模式（特别关注双手使用和手部操作），先让患儿"坐在桌子旁"，然后适应不同坐姿。
- 持续观察患儿自主采取的补偿策略，如有必要，提出更适用的解决方案（重点关注书写、进食等活动中定位装置的选择）。
- 玩耍：玩具的选择，固定系统的使用。
- ADL：教学标准和适应性技术；环境和设备适应性，如有必要，选择有助于提高ADL辅具（如浴室）；培训照护者；青少年IADL干预。
- 用手习惯：详细研究用手习惯问题，特别是选择优势手进行书写；必要时进行相关干预。
- 书写：书写康复干预，预测患儿书写能力的发展；电脑书写训练。

五、脑性瘫痪患儿的游戏活动建议

建议的游戏和玩具需要根据患儿的兴趣、功能水平、发育水平及康复目标进行选择和调整。

（一）伸手

- 改善内收 / 外展水平运动、肘关节屈伸、渐进式张手控制的活动。
  - 如果可能的话，触摸并握住物体、玩具和材料，以探索 / 激活它们（如将手放入水碗中玩水，先用一个大开关操控电动玩具，然后再用两个开关操控）。
  - 将物体（与游戏发展水平相对应）从操作台面的一侧推到另一侧，忽近忽远（如将玩具狗推到同伴附近，将玩具车推到停车场，或滑动物体，根据颜色或形状对它们进行分类）。
  - 同上，但是要求将对象引入玩具屋（如将玩具狗放入一个大的狗舍，然后又放入更小的狗舍）。
  - 同上，但是要求患儿对玩具进行"多次停放"（如玩具车依靠汽油行驶，然后去洗车处，然后去车库）。
  - 在较大（或较小）的空间内用手指涂色后画画，然后用海绵或易抓握的刷子画画，逐渐到达上肢使用较困难的区域。
  - 清洗玩偶、熨斗、刷子或灰尘（如果需要，固定 / 稳定桌子上的物体）。
  - 演奏带有大按钮的乐器。
  - ⋯⋯

（二）握持 / 松开

- 在两个或更多的容器中抓取容易握持的物品（如将货物放在不同的篮子里准备购物游戏等）。
- 建造大型环形塔楼；使用易于抓取的大型、磁性建筑物品，包括动物、汽车、带有大旋钮的品牌拼图等（如有需要，把元素排列在稳定的木板上）。
- 玩 LEGO DUPLO❶ 建筑游戏、钉板等。
- ⋯⋯

（三）手操作

- 寻找平移、移动和旋转模式。
  - 从钱包中取出硬币（如在商店假装付款）。
  - 将硬币放入在不同位置有孔的盒子中。
  - 揉皱纸。
  - 移动磁性棋子 – 从手掌到手指 – 把它放在磁板上（如二维磁性游戏）。
  - 分发扑克牌。
  - 在玩具车里放入 / 取出或旋进 / 旋出小部件。
  - 翻书。
  - 按按钮（如玩洋娃娃）。
  - 玩贴纸。
  - 用同一只手拿笔并推开笔盖。
  - ⋯⋯

（四）双手使用

- 目的：从低效率的手使用（稳定功能，伴 / 不伴抓握）到双手同时和差异化使用，甚至是操作较小的物体。
  - 一只手拿纸，另一只手在纸上着色 / 画画。
  - 抵住拼图底座。
  - 为涂色马克笔打开或关上笔帽，用大的塑料工具拆卸项链。
  - 双手将水或沙子倒入大容器中。
  - 玩橡皮泥，用双手进行捏挤、搓动，压扁。
  - 演奏需要双手操作的乐器：锣、鼓、木琴。
  - 分开链锁块或把链锁块连在一起。
  - 用中等大小的珍珠做成项链。
  - 剪东西。
  - 折纸。
  - ⋯⋯

❶ LEGO System A/S, Billund (DK), https://www.lego.com

第 10 章　脑性瘫痪患儿喂养及吞咽障碍
Feeding and Dysphagia in Children with Cerebral Palsy

Monica Panella　著

刘　玲　译　钟　敏　江　伟　张明强　张亚莲　袁广燊　校

每个儿童都是独一无二的，脑性瘫痪（Cerebral Palsy，脑瘫）的儿童也是如此。即使病理表现相同的患儿都有不同于其他人之处。同理，他们的口腔运动功能障碍也是脑瘫的功能障碍特征中的一种。有的患儿发声有困难，有的为流涎、进食固体食物和（或）进食液体有问题。然而，基于个性化的、恰当的、谨慎的早期干预及特定的康复计划可改善口腔功能，口腔作为一个感觉输入器官，能够感觉到味道、香气和颜色，并牢牢记住这种感觉，让食物和进食行为成为一种快乐的源泉。

在关注这些患儿的口腔功能时，需切记脑瘫患儿有姿势和运动的持续障碍并伴随有感觉、知觉、认知、沟通和（或）行为障碍，这些需要在口腔运动康复中考虑到。

呼吸、吸吮和吞咽均涉及口腔的活动，并且从出生开始这三项功能都是生存所必需的，以确保必要的营养供应和空气流通以维持鼻呼吸。

从出生后的最初几个月开始，婴儿就开始通过吸吮、咀嚼和协调呼吸来感知、探索并满足他们的基本营养需求。

患有喂养障碍的患儿可从极早期的治疗干预中明显获益。如今，已在新生儿重症监护病房（Neonatal Intensive Care Unit，NICU）中，甚至在明确诊断之前，康复治疗师对有病理性喂养问题患儿的护理人员和父母提供专业支持是常见的临床实践操作。这种针对性的干预特别适用于脑

瘫患儿，并且可延续到其后每个发育阶段。

一、儿童口腔功能

吞咽的生理

吞咽主要是一种与食物营养相关的功能，通过口、舌、咽、喉和食管肌肉的协调收缩使食团从外部（口腔）到内部（胃）。

吞咽是一个复杂的动态过程，是需要高度整合的神经肌肉行为，并由延髓调节。此功能与呼吸同步，由皮质和皮质下中心控制，同时受控于效应器的敏锐感知。在神经生理学上与呼吸和发声相关。"神经肌肉协调必须取决于中枢神经系统、感觉传入、肌肉的随意和不随意运动、脑干和肠神经系统，另外激素也有至关重要的作用，然而人们对此知之甚少"（Arvedson 等，2020）。

从新生儿营养性吸吮到成年中后期，根据年龄吞咽包括多种功能形式。

阶段 0：食物准备期。包括烹饪、粉碎、保存及不同物质之间的搭配。原本无法食用的食材经过精心准备，需考虑不同年龄和喜好、特殊情况，包括疾病或残疾，也需要关注口味、视觉、嗅觉、温度和稠度。

阶段 1：口腔准备期。这个阶段食物进

入口腔被感知并准备被吞咽，并防止食物外漏。4—6月龄的宝宝通过吸吮从乳房或奶瓶中摄取流质食物；患儿的嘴唇紧贴乳晕，舌头、牙龈和下颌位于乳头下方，通过上牙龈活动挤奶汁。宝宝摄入液体食物的过程并不复杂，因为食物的稀稠度使其能够快速顺畅地滑入口腔。随后是一个逐渐断奶的时期，在此期间，食物的稠度及进食方式逐渐演进，咬合和咀嚼功能则随后出现。

阶段 2：口腔期。 食物被推送到口腔后部，开始吞咽。食物已准备好被下咽，舌肌不断收缩将食团向后推送，到达咽部触发吞咽动作的地方（反射性运动）。在婴儿期，下颌的开合与舌肌的前后运动共同完成食团的推送。

阶段 3：咽期。 咽部是呼吸与吞咽的解剖和功能相交错的部位（十字路口区域），由下咽部和咽部收缩产生的舌头推力和吸吮负压，允许食团通过。"咽期开始于软腭抬高以关闭鼻咽部，咽缩肌收缩以推动食团通过咽部，同时，关闭喉部以保护呼吸道"（Arvedson 等，2020）。

阶段 4：食管期。 这是一种自动蠕动波，可将食团运送到胃部。与平滑肌相比，颈段食管的骨骼肌将更快地推送食物进入胸段食管。第一个蠕动波从食管上括约肌传到食管下括约肌。第二个蠕动波往往开始于食管中部并延伸至胃部。若存在异常蠕动，常会发生胃食管反流。

阶段 5：胃期。 包括食物经过食管下括约肌并留在胃内，直到被排空到十二指肠的整个时段。胃功能受肠肌层神经和激素的调控。食物体积、质地、稠度（固体或液体）和特定食物组成都会影响胃排空（Arvedson 等，2020）。

参考概念

喂养： 涉及食物的性质、质量和安全，最方便的制备方法，以及如何使用它们。

营养： 是科学的一个分支，是为个体的健康和成长提供和获取必要食物的过程。涉及食物所含营养素的利用方式和措施，满足特定的营养需求，以及各种营养成分的平衡和失衡。

营养不良： 由于身体的需求和营养摄入之间的差异导致的结构和功能异常。儿童与成人一样，营养需求是生长所必需的。食物摄入量影响着体重的稳定增长、器官和系统的功能成熟，以及认知和精神运动的发育。此外，这些营养需求与免疫功能密切相关（Rempel，2015；Leal-Martínez 等，2020）。

吞咽障碍： 来自希腊词"dis"（有问题的）和"phagia"（吞咽），指不能或很难自主、安全的经口进食。它包括任何稠度（固体、液体、气体或混合）食物的吞咽困难以及其从口腔到胃的推送障碍。

异常呼吸可引起异物进入气道，从而影响患儿的肺部和全身健康。

脑瘫患儿儿童期常有口腔的感觉和运动功能障碍。国际数据估计口腔运动功能障碍的发生率为27%～99%，具体取决于研究人群和进食能力评定所采用的方法（Parkes 等，2010；Van Hulst，2019）。所有颅神经（Ⅻ除外）的感觉和运动均参与了吞咽时从口腔期到咽期的过程。因此，这不仅会导致吞咽困难，如吞咽路径异常，可对呼吸道造成潜在风险，也涉及喂养及其相关的感觉整合，大脑由此接收和处理来自口腔感受器的信息。

品尝食物意味着感知它的味道、看它的颜色、闻它的气味，通过触摸来感知其质感，并以大众所接受的方式适当加工（想想如何使用餐具），这些都包含在个人用餐安排里。这些考虑也解释了将"喂养"作为密不可分的功能组合的重要性。

吞咽障碍患儿的治疗方法应该是整体的（Arvedson 等，2020）。除了评估器官和功能，还需要根据国际功能残疾和健康分类（WHO，2007；Arvedson，2008；Grosso 等，2011）对患儿的活动（个人执行任务和行动）和参与（参与日常社交场合）进行评定。

康复团队包括康复专业人员、家庭成员和照护者，可以增加患儿的发展潜力并实现最高水平的功能自主（Setaro 和 Fedrizzi，2016）。吞咽障碍的早期干预很容易融入整体康复治疗计划，这不仅有助于提高患儿的喂养能力，还能防止医疗相关的并发症。

二、康复评定

众所周知，疾病诊断是一个静态阶段，不能充分反映个体康复需求，而是基于对现阶段动态标准的理解及对患儿发育潜能的评价。因此，需研究病理损伤如何影响其功能，并制定针对性、个性化的康复计划，且要不断更新，并始终与其活动和参与水平相适应（WHO，2007）。临床的逻辑判断需兼顾患儿的各个方面，并基于科学循证、整体考虑、并以患儿为中心的策略。

吞咽功能的评定与患儿的日常环境密切相关。专业人员观察和评定患儿需观察口腔运动功能，以及他们的全身姿势和运动能力。言语语言治疗师（speech and language therapist，SLT）确定主要的喂养问题，并制定治疗目标。

他们提出适当的喂养方法，以及患儿可以接受的食物类型和浓度，所有这些都必须充分确保安全性，既保证充足的营养和水分，同时又需要良好的呼吸功能。由此判断是否存在吞咽障碍，并确定其性质和病因。

（一）病史采集

SLT 收集患儿既往的生理和病理资料，以及既往史和现病史等相关所有资料信息。特别关注的信息包括围产期情况、神经运动发育水平和从母乳喂养和（或）奶瓶喂养到断奶的喂养史，还包括从首次固体膳食到当前饮食习性，据此可反映患儿的吞咽功能状况。

通过询问家人访谈和录像资料获得既往喂养经验的病史资料，为如何处理营养问题和制定康复干预计划提供重要的指导。

临床评定（Grosso 等，2011；Ramella 和 Panella，2011；Arvedson 等，2020）括进食前基线检查、功能评定和仪器评定。

以下重要参数是进食前基线调查所必需的。

- 氧饱和度（大于 85%）。
- 心率（80～220 次 / 分）。
- 呼吸频率（30～80 次 / 分）。
- 进食状态监测。
- 状态反应（新生儿行为观察）（Brazelton 和 Nugent，2011）。
功能评定如下。
- 与营养有关的口腔功能。
- 颜面部神经运动功能（观察自动反应和口腔反射功能）。
- 观察进食和非进食状态时的呼吸特点。
- 观察和分析流涎。
仪器评定如下。
- 颈部听诊（Frakking 等，2016）。
- 光纤喉内镜检查（Sitton 等，2011）。
- 吞咽造影检查（Galván 和 Mendoza，2020）。
2014 年，Sellers 等制定的进食能力分级系统（Eating and Drinking Ability Classification System，EDACS），可供父母和（或）专业人士使用，用于评定脑瘫患儿的吞咽功能。最近还针对 18—36 月龄的脑瘫患儿提出了 Mini EDACS（Sellers 等，2019）。

（二）观察评定

吞咽障碍的管理必须要有连续的动态评估。

它会随着患儿的发育成熟而改变和更新。通过以下方面的观察和评定以制定康复治疗计划。

- 家长访谈，了解新生儿时期情况、患儿的行为和喂养问题，以及明确干预的目的（Molinaro 等，2017）。
- 研究患儿的进食模式、探寻提高患儿喂养能力的方法并与父母和其他照护人分享。
- 基于目标达成，为患儿和照护者的互动活动提供支持。
- 注意患儿、家庭和多学科团队之间的协作。
- 鼓励患儿积极参与日常生活活动。

在处理患儿吞咽障碍和喂养问题时，专业的 SLT 应鼓励康复团队的所有成员和患儿家人共同参与，帮助他们更好地了解评定和干预的所有重要细节，这确保每个人的干预措施都是安全的。

在训练以最合适的方式喂养患儿过程中，SLT 需要对照护者提供足够的帮助支持。事实上，他们不仅要给患儿提供足量的和多种类的食物、水分，这在脑瘫及吞咽障碍的患儿中可能非常困难，且容易让人紧张、焦虑和疲惫，而不是平心静气的乐在其中。另外，还需帮助照护者感觉到有能力去喂养患儿，意味着将日常进食转变为可以促进亲子关系、健康和发育的相关体验。

三、吞咽的发育

孕第 10 至第 11 周可以观察到胎儿的吞咽（Arvedson 等，2020）。从第 18 周开始，观察到更频繁的吸吮动作，为新生儿期营养吸吮能力做准备（Schindler 等，2011）。吞咽的神经生理机制是由延髓调控的一连串精准序贯性的协调动作来完成。这种独特的协调运动发生在三个不同的层面。

- 皮质水平（发起动作：Rolando 沟前端）。
- 延髓外侧水平（通过特定刺激，肌肉不受反射调节控制）。
- 食物和液体的自身特征诱发调节，如稠度、温度和体积，会刺激不同的动作（如舌部通

过舌下 – 三叉神经触发吞咽动作）（Schindler 等，2011）。

在生后第 1 年，患儿不断学习新的进食技巧和适应新食物。所有这些新知识和新技能都随着患儿精神运动的发育而成熟。

（一）神经功能障碍患儿的进食发育

1. 早产儿

对于有神经功能障碍的早产儿，喂养困难可能包括嘴唇闭合困难、舌无法推送食物及生理蠕动障碍。他们可能会出现吸吮 – 吞咽 – 呼吸不协调、咳嗽无力及烦躁不安。

如今，营养已包含在以家庭为中心的个性化护理计划中，如 Heidelise Als 的新生儿个体化发育照护和评定计划（Neonatal Individualized Developmental Care and Assessment Program, NIDCAP），大多数新生儿重症监护病房都在采用。该计划包括父母和多专业团队（新生儿科医生、护士、儿童神经精神科医生、物理治疗师、SLT、心理学家），他们既为患儿生理发育提供跨学科的专业支撑，并能及时处理新生儿功能障碍（Hilditch 等，2019）。SLT 在营养支持团队中扮演重要角色，尤其是对护士和家长的喂养管理和提升喂养技巧方面（Ericson 和 Palmér，2019；Maastrup 等，2021；Majoli 等，2021）。

【实用建议】

- 专家团队合作借助经过验证的工具和量表评定患儿［如母乳喂养 LATCH 评价量表（Latch，Audible Swallowing，Type of Nipple，Comfort，Hold，LATCH）（Jensen 等，1994），早产儿行为母乳喂养量表（Premature Infant Behavior Breastfeeding Scale，PIBBS）（Nyqvist 等，1996），新生儿经口喂养支持量表（Supporting Oral Feeding in Fragile Infants，SOFFI）（Ross 和 Philbin，2011），新生儿口腔运动评定量表（Neonatal Oral Motor Assessment Scale，NOMAS）（da Costa 和 van der Schans，

2008），早产儿经口喂养准备评定量表（Preterm Infant Oral Feeding Readiness Assessment Scale，PIOFRAS）（Fujinaga 等，2013）]。

- 按照 NICU 里的规程（Baley and Committee on Fetus and Newborn，2015）采取环抱和皮肤接触的袋鼠式护理来增进亲密关系。
- 支持新生儿 NICU 医生和护理人员的母乳喂养计划。
- 建议并与护理人员和家长分享特定的非营养性吸吮活动，如早产儿口腔运动干预（PIOMI）（Lessen Knoll，2012；Ghomi 等，2019）。

> **参考概念**
>
> **管饲喂养**：通过鼻 / 口胃管提供营养，通过鼻子或嘴插入，直到管的末端在胃内约 2.5cm。
>
> **肠外营养**：部分或全部静脉注射营养，仅用于无法进行肠内和经口喂养时的特定情况。
>
> **肠内营养**：在有明确指征且无法经口喂养时才使用管饲。从营养和生长的角度来看这是安全有利的。宝宝尽快经口喂养，以促进口颜面感觉运动发育，这是自主进食和提升口腔技能的基础。
>
> 家庭压力和对经口喂养的厌恶（食物厌恶）可能影响不同发展阶段口腔运动技能的发育（如口头表达），这可能发生在一些早产儿的发育过程中。

2.6 个月以下的患儿

母乳喂养和奶瓶喂养的营养性吸吮是获得生命最初几个月所需营养的口腔生理性运动行为（McFadden 等，2017；Joffe 等，2019）。

众所周知，母乳喂养是一项耗时间和需要练习的亲密行为，应该大力提倡，因为它对婴儿（包括生命最初几个月的免疫保护）和母亲有很多好处，提供母婴间独一无二的亲密互动。从感官角度来看，母亲的特有气味，母乳也富含配方奶所不具备的母爱。在这复杂的情况下，受过专门培训的护士、助产士、儿科医生，SLT 及母乳喂养顾问可以帮助促成实现母乳喂养。

【母乳喂养的实用建议】

- 习惯性的创造亲密、愉快和安静环境。
- 母亲选择一个有支撑且对自己舒适的姿势以便抱患儿，利于身体放松和保持合适的呼吸节律。母乳喂养的姿势包括摇篮式、交叉摇篮式、后仰式、橄榄球式、侧卧式和倒立式侧卧、直立等。
- 分享具有良好稳定患儿头部和身体的拥抱技术，在患儿移动和体位转换时做出恰当的处理。
- 鼓励宝宝探索乳房和乳头区域，促使他们口腔更好地含住乳晕和乳头进行吸吮。
- 建议母亲用手引导，以方便患儿衔接到乳房，并根据需要提供更个体化的方法促进口腔运动。

在某些情况下，由于产妇或患儿的原因无法进行母乳喂养。这两种情况都会让母亲感到焦虑和失落，这是值得深思的另一个重要的压力因素。

【奶瓶喂养的实用建议】

SLT 要和母亲和患儿的其他专业人员［新生儿科医生、儿科医生、护士和（或）助产士］共同协调工作以及积极分享交流他们的喂养支持计划。

- 通过促进与患儿的触觉体验来鼓励母亲，如皮肤接触的袋鼠式护理、抱握和积极的抚触方式及按摩患儿（McClure，2017）。
- 据宝宝的嘴巴和感官特征选择奶嘴，并确保奶瓶的大小和形状都合适。
- 将奶嘴尖头置于舌后方的敏感区促进吸吮时奶嘴的前后移动。
- 喂奶时仔细观察宝宝，当呼吸 – 吞咽不协调时及时中断吸吮顺序。

- 必要时给予手动的口腔感觉运动促进。

> **奶嘴的特点**
>
> 应细心选择奶嘴，以确保尺寸、材料和孔径适合患儿。
>
> - 太大的奶嘴会影响嘴唇闭合或引发呕吐反射。
> - 太长的奶嘴不仅会导致呕吐，还会导致窒息。
> - 太软的奶嘴会影响嘴唇紧闭性，导致吸吮不充分或效率低下。
>
> 奶嘴孔的数量和大小会影响液体的流速，需要根据每个患儿的呼吸 – 吞咽协调情况进行个体化评定。

3.6—18 月龄患儿

没有功能障碍的婴儿在这个阶段将会习得新的粗大和精细运动能力。用餐时也有重要的功能性挑战，包括用手进食和使用勺子及各种杯子。还有进食不同口味和质地食物的能力，这些食物逐渐从液体（牛奶）转变为多种类型的固体食物，刚开始是混合在一起并捣碎成泥块状和容易咀嚼的食物。用手进食阶段是儿童使用餐具进食的重要前期准备，因为它是自我喂养技能的基础。

在有吞咽困难的脑瘫患儿中，随着自我进食的发育，感觉运动发育都会受到影响。这类患儿通常有严重的运动障碍，并且进食和饮水在一段时间内仍然需依赖照护者。

因为这些患儿营养不良的风险很高，在临床上经常体重过轻，因此他们的营养计划包括常规的断奶计划，即使他们长时间都需要将捣碎的食物通过奶瓶喂养。

吞咽困难的患儿中自主进食通常延迟到年龄较大直到可以进食更多固体食物时。与此同时，其他的康复治疗师也通过游戏活动训练上肢控制、抓握物体和眼 – 手 – 口协调，包括模拟给洋娃娃喂食。这些可以在进餐时进行，如在喝水时

辅助握住杯子，在肘部给予支撑和（或）手 – 口自主运动时进行引导用手进食。

在进食困难的患儿中，辅助进食时间可延长至断奶月份甚至更长，SLT 面临的挑战将是让患儿和照护者如何过渡到用勺子进食和用杯子而不是瓶子喝水。使用勺子进食时需要主动张开嘴巴，舌尖位于口腔底部，下颌保持稳定。

【辅助勺喂养的实用建议】

- 选择合适的勺子。
  - 合适的材料：金属是良好的热导体，与食物温度相接近；塑料不会给人这种感觉。
  - 大小合适：勺子不应比患儿的嘴大。
- 根据需要交流使用和分享口腔控制辅助工具。
- 选择勺子靠近嘴巴的最佳方式。
  - 横向喂养技术：勺子横向放置在患儿下唇下方（图 10-1），通过家长的摆动，促使勺子中的食物与上唇接触。双唇中央部保持平稳主动排空勺子（Winstock，2019）。

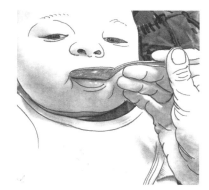

▲ 图 10-1　勺子侧面横向喂养

  - 正面喂养技术：勺子直接从前方进入口中（图 10-2），这时主动吸吮，不建议被动地通过上牙龈将勺子里的东西倒进嘴里。

使用杯子需要有效的口唇闭合和舌前伸。这种饮水方式应在断奶早期阶段就提出（逐渐减少使用奶瓶），因为这是一种更成熟的、适合年龄的技能，有助于获得进食食物的能力。在这个非常积极的发展阶段，需对照护者支持和帮助，以激发患儿的积极响应。

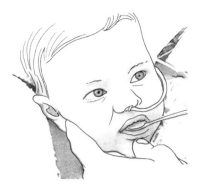

▲ 图 10-2 勺子前部正面喂养

【用玻璃杯 / 杯子饮水的实用建议】

- 让患儿保持直立、稳定和安全的姿势。头部和躯干需要保持直立，头部位于中线，下颌朝向胸骨（图 10-3）。

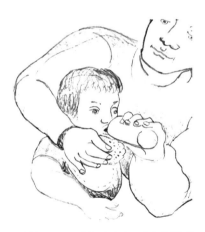

▲ 图 10-3 头部和躯干对齐的姿势

经许可转载，改编自 Pre-Feeding Skills (p. 139-139), by Suzanne Even Morris, Marsha Dunn Klein 1987, Austin, TX: PRO-ED. Copyright 1987 by PRO-ED, Inc.

- 选择尺寸和材质合适的玻璃杯 / 杯子。透明的材料可让家长更好的控制动作，软质材料便于咬合；显而易见，为防止发生意外，尽管杯子需要由非常厚的玻璃制成，但仍不建议在学习自主饮水阶段使用玻璃杯。
- 将玻璃杯的边缘放在患儿双唇之间，以方便嘴唇闭合密封，必要时予以手法辅助。
- 为便于学习如何从玻璃杯中喝水，液体可以增稠（糖浆稠度），尤其适用于将液体

含在嘴里的吞咽前阶段。

- 如果头部过度伸展，可以使用凹形杯（图 10-4）。

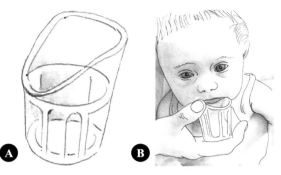

▲ 图 10-4 方便饮用的凹杯

- 将口部运动、感觉和姿势的关系协调促进融入到喂养治疗课程和日常进餐时间中，并与照护者交流有用的操作技巧。
- 某些患儿需要特殊的进食吞咽辅助工具，如 Keller 瓶（图 10-5）。

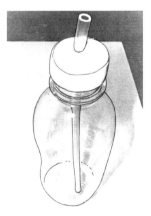

▲ 图 10-5 Keller 瓶

Keller 奶瓶

SLT（Zita Keller）建议使用一个可由专业治疗师组装的塑料瓶。这种瓶子应该有一个直径至少为 3cm 的盖子，中心有一个孔。在孔内插入一根小管子（可使用直径在 12～16 法国标准尺寸之间的小口径灌溉管或吸入管），管子外部与瓶盖孔完全密封，

以防止空气进入。橡胶吸管应耐咬合（因此不推荐使用市面上常见的吸管），并且管子长度应该长达瓶底部。将小管子放在患儿的嘴唇之间，并让嘴唇和瓶盖充分接触，立即就可增强喝水时的吸吮力，引起嘴唇控制的积极响应，这对于饮水来说是必不可少的。通过轻轻按压瓶壁，水可进入患儿口腔内，并激活正确控制口周及口腔内压力的技巧策略。头部伸展保持恰当位置并得到良好的支撑，从而降低误吸的风险。Keller瓶的使用与用吸管吸入液体的吸吮动作无关，而是与持瓶人施加的外部压力有关。

4. 18—36月龄患儿

在此阶段，面部结构和口腔不断发育，正常儿童3岁时已拥有完整乳牙。这些变化促成新技能的习得，涉及咀嚼及清洁口腔的能力。

咀嚼分为四个阶段。

（1）接近阶段：食物如何送到嘴里受到社会文化习惯的影响，包括使用手和餐具。

（2）摄入阶段：当张嘴准备摄食时，下颌需保持稳定并调整张口大小以便于食物通过其开口。

（3）切割阶段：食物颗粒混合在一起，口轮匝肌将其滞留在口腔内。咀嚼肌及神经肌梭本体感受冲动引起下颌的下降，从而激活口轮匝肌。冲动是受三叉神经调控，它调节肌肉的有序收缩及随后的下颌抬高。

（4）咬碎阶段：食物与臼齿及前磨牙的咀嚼面接触，并通过舌头和颊肌的积极协调运动及下颌的开合将食物咬碎。咬合反射的发育特点：出生时即存在，直至生后4～6个月；该反射在牙齿萌出后消失。下颌的垂直运动先于横向运动。

部分脑瘫患儿无法有效完成这两种咀嚼动作。

如前所述，所有儿童，尤其是患脑瘫的婴

幼儿、儿童和青少年，喂养需首要保证身体发育（生长速度、体重和身高）所需的充足营养。因此，所有涉及食物摄入量变化的喂养计划（质量和数量）必须由患儿的新生儿科医生和（或）儿科医生及父母决定。

【促进咀嚼的实用建议】
- 如前所述，让患儿保持一个直立、稳定和安全的姿势。头部和躯干需要直立，头部位于中线，下颌朝向胸骨。
- 评定患儿的功能水平和食物耐受性：评定何时为患儿提供咀嚼性食物。当第一颗上下门牙形成咬合接触时，本体感受信号传至中枢神经系统，从而协调咀嚼动作。
- 逐步引入新的食物建议（没有任何强制），征询照护者并评定患儿的能力及其喜好。
- 尝试通过与家庭成员和其他患儿分享用餐模式，提出新的喂养方式。通过创造兴趣和诱发好奇心去发现和模仿来促进学习。
- 在适当时候提出辅助和独立的手指喂食（图10-6）。

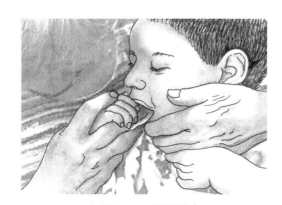

▲ 图 10-6 手指喂食

- 用不同口味和稠度的食物触摸和摩擦舌头边缘，刺激舌头的扭动和卷曲，也可以玩耍小物体（如使用牙刷并通过镜子观察动作）。
- 将食物直接放在舌面上，方便咀嚼。

5. 3—6岁患儿

由专门的SLT对脑瘫患者的吞咽困难和喂养障碍进行康复治疗需要从婴儿早期开始，最好是在 NICU 就开始，并持续到儿童期。治疗师作为康复团队中的专业人士通过治疗课程为居家的家庭成员和照护者提供咨询和支持，来治疗和解决患儿喂养困难。到 3—4 岁时，脑瘫患儿基本喂养技能的潜力挖掘应该达到极致。在这一点上，SLT 针对严重脑瘫病例通常会继续干预，并将重点放在良好的营养、维持已获得的喂养技能、尽可能多的用餐乐趣和独立性，以及食品安全上。

需要关注以下几个不同方面，为确保食品安全和降低风险。

- 进食时采取最舒适、最安全的姿势。
- 仔细评定食物稠度的变化。
- 有时可考虑暂停经口喂养，优先肠内喂养，以保证良好的营养摄入。
- 采取避免患儿误吸食物的措施。

四、用餐环境

需要牢记的是，在由家长喂食或独立进食的脑瘫患儿进餐期间，周围的环境充满了许多变量，是感官信息的恒定来源，通过反馈和前馈机制产生适应性反应。患儿的大脑接收来自环境的信息输入，并在自动生理过程中整合味觉、嗅觉、视觉、听觉、触觉、位置、重力和运动，以寻求适应性反应（Ayres，2005）。

治疗师和照护者正是在这种日常环境中获取有利患儿的必需信息，并深刻理解各种具体的便利措施。无论患儿在何种年龄或发育阶段，仔细聆听和持续观察患儿交流时的语言和非语言信息，都会丰富这些信息（Ramell 和 Panella，2011）。

良好的环境为患儿积极参与创造了条件，他们变得好奇、专注、感兴趣，主动积极地自主用餐。需注意的是，当新生儿在 NICU、在家中哺乳喂养 / 喂养各种进食和饮水的社会环境中时，对周边环境的关注非常重要。

（一）前庭信息

前庭感受器提供了有关头部的空间中位置、

正在进行的运动及其速度和方向的信息。脑瘫患儿经常出现头部控制延迟或永久受损的情况，照护者需特别注意患儿头部在空间中的位置及其稳定性，以避免任何不必要的紧张反应和姿势代偿。舒适度也要考虑到，还要记住，各种预料外的情况很容易让这些敏感的患儿感到不安，导致出现肌张力增高的紧张状态。

（二）本体感觉信息

本体感觉输入很重要，因为它们有助于患儿功能执行和动作选择。它会影响咀嚼、饮水及吞咽等动作。这些信息来自肌腱和关节，尤其是肌肉，以及肌肉相关的张力、松弛和拉伸的状态。过高、过低和波动性的肌张力会影响进食和饮水活动中动作序贯性的执行，导致这些功能完成困难，在某些情况下甚至不能完成并存在一些潜在的危险。

【用餐时的实用建议】

- 尽量安排好患儿的用餐环境，提前预知可能发生的变化，便于让他们找到相对应的适应性反应。
- 进食前检查患儿的运动和姿势状态，并作必要的调整。
- 在用餐时，调动患儿的运动主动性，并等待他们的积极响应。
- 为上皮和颊内区域提供精确的感觉输入，以促进患儿的自我意识，改善口腔功能。

（三）触觉信息

触觉是胎儿发育的第一种感觉。在怀孕期间，面部和口腔周围的触觉感受器逐渐发育，面部和口腔区域的高度敏感性会终身保留。进食时，触觉输入来自于整个身体，以及口周和口腔内部与食物和所用餐具（即奶嘴、手指、勺子、叉子、杯子）的特定接触。

【实用建议】

- 提供清晰、"易于感知"和精确的触觉刺激。
- 注意支撑面（姿势系统、衣服、围嘴等）。

- 选择合适的餐具来喂患儿和（或）方便自主进食（奶嘴、勺子、叉子、杯子/玻璃杯）。

（四）视觉信息

视觉输入为患儿提供了关于他们周围环境的一系列信息。通过中央和周围视觉，他们可以识别人、物体和周边环境，并了解距离、方向和获取想要物体所需的运动类型（垂直、水平、对角线、圆形）。欲了解更多信息，请参见第14章。

【实用建议】

- 给患儿做好准备以便将餐具靠近并放入口中，并用简单的语言提醒即将发生的事情，要避免额外的餐具出现。
- 分别单独提供各种类型的食物，以便学习理解它们各自的味道和香气；避免食物混在一起，这将丧失它们的个性特征，使食物变得单调乏味。
- 请记住，周边环境的颜色会影响人们的心情和放松（柔和的色调会带来平静，夸张大胆的色调可引起强烈的反应）。

【注意】

检查有无姿势运动问题，如持续的头部运动，这使眼睛无法注视和预测环境中发生的事情（如叉子叉着食物靠近嘴巴）。

（五）听觉信息

在用餐时，适当的听觉刺激可以迅速吸引患儿的注意力；先感知将要发生的事情，保持精力集中，鼓励他们积极参与其间的各种行动。然而，来自环境中杂乱无章的声音输入也可能会分散患儿进食时的注意力。

【注意】

- 响亮、突然、断续的声音会更快地吸引患儿注意力。
- 熟悉和重复的声音往往会被忽略，或意味着可以让人安心。

- 请记住，任务执行中的分心会减少患儿从经历和所涉及的动作适应中的学习机会。

（六）味觉和嗅觉信息

舌头通过其特有的上皮细胞获得与之接触的食物的相关化学成分信息，而鼻子获得悬浮在空气中并产生气味和香气的颗粒物质信息。在喂养困难和（或）吞咽障碍时，因为喂养干预是首先满足患儿的营养需求，故特定的味觉和嗅觉学习通常被延迟（Lipchoc 等，2011）。

【实用建议】

- 根据神经发育的不同阶段性，选择外观、味道和质地不同的食物。
- 逐渐提供各种不同类型的味觉体验：甜、苦、酸和咸。
- 改变食物的液体–半固体–固体性状，包括黏度和密度特征。
- 提供各种嗅觉体验。

五、脑性瘫痪患儿的体位

合适的体位是所有运动学习体验成功的基础。它涉及整个身体，根据执行的功能目标需不断调整姿势和动作以达成目标。

身体的某个部位移动时需其他部位保持稳定。脑瘫患儿姿势异常时难以执行功能性任务，而安全和舒适的体位将有助于患儿最大程度发挥功能潜力。这也适用于喂食和饮水功能。"如果你不能坐，你就不能做"（Winstock，2019）。

照顾这些患儿的家长的姿势同样重要：由于姿势而感到不适或疼痛的家长们，不仅会将这种感受传递给患儿，也会影响他们与患儿沟通时的注意力。

例如，在喂养不随意运动型患儿时，意外、突然和无序动作可能会弱化照护者提供姿势协助的积极效果。

适当喂养体位的要点

推荐采用以下喂养姿势。

1. 头、躯干和上下肢在中线上对齐。

2. 头部和躯干的稳定性有助于更好地控制口腔。

3. 抑制身体硬性伸展和异常共同运动。

4. 密切注意身体各个部位的舒适度，检查是否有疼痛或过度受压。

5. 在头部和躯干直立不够时，提供必要的支撑，以降低可能的胃食管反流风险。

6. 头部处于适当的体位，不过度伸展，以防止吸入风险。

7. 调整患儿和照护者的体位，以让他们的眼睛在同一水平（Winstock，2019）。

8. 姿势 - 运动的强化和调整整合，提高了患儿的积极参与性和尽可能自行进食的主动性。

（一）照护者怀抱的患儿

家长的身体通常为患有脑瘫的婴儿提供最佳的姿势控制，因为它能自然适应患儿的动作和支撑需求。当父母抱着自己的孩子时，他们会自发地给予患儿特有的情感、身体和感官体验。这将延续并促进母乳和奶瓶喂养。在断奶早期出现喂食困难时，将患儿抱在家长怀里是最好的"喂养姿势"。

如前所述，脑瘫患儿经常表现出不良的姿势和（或）过度的和无法控制的协同运动。在双侧痉挛型脑瘫中常见伸肌占优势的姿势，包括头部、肩胛带和下肢硬性伸展，张嘴，握拳和用力吸气的伸展躯干，有时呈角弓反张。在喂食过程中，患儿可能对头部、躯干和四肢的过度伸展做出反应（图 10-7）。

相反，屈肌优势的患儿肩膀和手臂前屈，双手半张开，头部屈曲，嘴部控制不佳。情况更严重的患儿通常运动主动性较差，无法自如改变体

位或适应周围环境。在喂养时，患儿应保持头部和躯干直立姿势，以便于吞咽（图 10-8）。

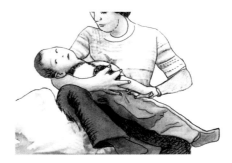

▲ 图 10-7　伸肌优势的患儿

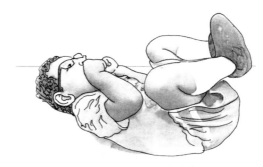

▲ 图 10-8　屈肌优势的患儿

（二）患儿的坐位

优化的坐姿对维持头部、躯干、骨盆带的稳定性及随后促进吞咽动作至关重要，当脑瘫患儿处于不恰当的坐姿时，其功能更为重要。同一个患儿，在合适的坐姿系统中会更稳定，并且能更好地利用上肢，从而获得新的主动性，并积极参与进食活动，如用手指进食和使用勺子。

如果患儿由于张力过低或躯干控制不良，难以保持躯干的直立位置，需要将座椅靠背稍微向后倾斜。在这种倾斜的体位进食时要避免口腔后部的食物在重力作用下被误吸入肺部。

在喂养时，患儿需体验到有组织、直立和稳定的姿势所带来的便利，没有过度伸展，头部和躯干在中线上对齐。所有这些功能都有助于实现高效、安全的吞咽。

脑瘫患儿用餐时最常见的姿势是坐在高椅子上。选择商品化或定制的高脚椅，都应具备上述良好的支撑性、稳定性和安全性的特点。椅子底

座需要非常宽，以确保稳定性，并且不会翻倒。椅子座位的宽度、高度和深度尺寸需要与患儿的身体相匹配，必要时增加减震垫，靠垫和滚轮。多数情况下，在椅子前面放置一张普通的或凹进的桌子。

如前所述，脑瘫患儿有三种典型的坐姿。

1. 因过度强直伸展的姿势：较高的全身强直不利于对肩膀、骨盆带和四肢进行良好的姿势控制。适当的姿势调整需要骨盆轻微前倾，躯干直立，双脚支撑，前臂放在桌上，以提供良好的眼神交流。

2. "松软"的低张姿势，张力募集性差，核心稳定性差：低张力患儿需要一个很多支撑的坐姿系统来帮助他们更加积极主动。同其他患儿一样，放一张与他们腋下高度等高的凹形桌子。

3. 伴随肌张力波动变化的不稳定和过度活动的姿势：不随意运动患儿的座椅应舒适和稳定，并保证适度的活动量（避免过度限制患儿以保持不动）。

【注意】

有些患儿可能需要椅背稍向后倾斜。

六、口腔运动训练

（一）早产儿口腔运动训练

早产儿经常不能完成营养所需的有效吸吮，因为他们的头部控制和下颌骨稳定这一口腔运动不可或缺的先决条件很不成熟。舌头可以表现为断续的蠕动，舌部不流畅的运动、收缩运动、舌肌张力增高、舌头向咽方向回缩及没有窝成杯状。也有嘴唇闭合不良和下颌运动不协调（Hwang 等，2010）。

口腔运动的改善是基于身体近端的稳定性改善远端功能活动的原则（Bobath 和 Bobath，1975）。因此，如有必要，照护者应在喂食期间稳定患儿的脸颊和下颌，以增强舌头的精细协调运动（Morris 和 Klein，1987）。

早产儿和足月儿营养性吸吮训练

对于需要辅助的患儿，有两种有效的方法可以提高营养性吸吮的效率：下颌支撑技术和脸颊支撑技术。这两种方法可以单独使用，也可以根据需要同时使用。

• 下颌骨手动支撑

在吸吮时，通过减少患儿下颌运动按压乳头所需的力，以及稳定和增强口部运动控制，从而提高营养性吸吮效率。

【实用建议】

吸吮时，照护者将握住奶瓶的小拇指置于患儿下颌下面，并用它来稳定患儿的下颌（图 10-9）。

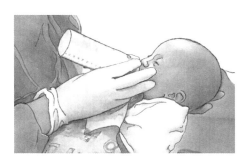

▲ 图 10-9　下颌支撑技术

• 脸颊的手法支撑

无论是从乳房还是奶嘴，本方法可增强唇闭合，改善吸吮，特别是在负压吸吮阶段。触觉刺激也有助于患儿保持安静警觉状态。

【实用建议】

照护者用握住奶瓶的手的无名指轻轻按压患儿的脸颊，而另一只手支撑患儿头部，同时拇指按压对侧脸颊（图 10-10）。

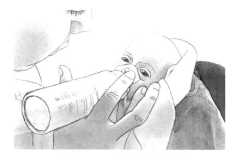

▲ 图 10-10　脸颊支撑技术

（二）脑瘫患儿口腔运动训练

脑瘫患儿的各种困难可能会导致进食和饮水的技能障碍，包括持续张嘴和唇部闭合无效的问题，这两者都是由于舌部功能不足造成的。其次，下颌运动调节困难可导致过度张口和唇舌的控制受限制。此外，还存在头部、颈部和躯干的姿势调整问题，因此照护者在用餐时安排良好的姿势支撑（对齐和稳定）至关重要，因为这将改善嘴唇和舌头的运动。

照护者可以提供两种直接的口腔运动支撑策略。

- 从侧面位置。
- 从正面位置。

策略的选择是基于最适合喂养患儿所需的姿势稳定性，使用手控制以下关键点。

- 下唇。
- 下颌骨下方的区域。
- 下颌骨上方的区域。

【注意】

- 如前所述，喂食时始终需要注意头部和躯干在中线上的协调对齐，并适度拉伸颈后部。

1. 从侧面辅助喂食

（1）成年人站在患儿旁边，将一只手臂放在患儿的头后部，以便他们的手能接触到患儿脸的下部。

（2）保持患儿头部的适当位置（下颌朝向胸骨，后颈部伸展），照护者将食指横向放在患儿下颌上，位于下唇下方并与下唇平行，以便手指稳定下唇，方便张口。

（3）照护者的中指交叉置于下颌下方，舌骨肌的中心区域，即口腔底部。这种握持方式有利于口腔闭合和下颌骨的向上、向前运动，以及下颌骨独立于咽部的咀嚼运动（图 10-11）。

专业人员能够用手指感受患儿舌头的前后运动，并通过在下颌下方施加压力来促进这些特定的动作。

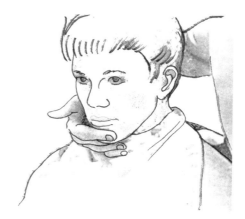

▲ 图 10-11　侧面喂食训练

- 在两个下颌弓之间的间隙内轻轻弯曲中指，可以清晰地感觉到舌头。
- 从前到后的压力可以促进舌头向后运动，而口腔后部到前部的相反压力则可以促进舌头向前运动。
- 在舌骨区域非常小心的间歇按压可以促进吞咽动作（特别注意不要诱发呕吐反射！）。
- 尽可能让患儿直接参与，要求他们主动减少和控制舌头的向外伸出。
- 为放松面部肌肉，确保面部对称（防止可能的偏斜），照护者的拇指可置于患儿脸颊上，大致沿着咬肌纤维的方向。这可使照护者保持手部平稳，但切忌在脸颊上施加压力，因为这可能导致咬伤。手不应该离患儿的眼睛太近，这会让患儿感到烦躁和分心。非必要情况下拇指应远离患儿的脸，注意不要阻挡他们的视线。

2. 从正面辅助喂食

在这种情况下，照护者站在患儿的前面，这有利于更好地观察患儿的面部和口腔。然而，这种姿势可能会引起患儿的头部过度伸展，这会增加误吸的风险。

这种正面的喂食方法特别适用于头部控制比较好的患儿，或其坐姿系统能协助其保持足够的头部对齐和稳定的患儿。

这种姿势也让照护者和患儿能愉快地面对面接触并方便交流。根据不同的环境，照护者可以坐在高度可调的凳子上，或者采用其他方式促进良好的眼神交流，但不能引起患儿头部的过度后伸。

（1）照护者的拇指放在颏肌上，垂直于嘴唇，但不接触下嘴唇。它用于帮助患儿张开嘴，稳定下唇，促进下颌向胸骨方向移动和颈部的伸展。

（2）同一只手的食指放在患儿的脸颊上，沿着下颌方向以稳定手。注意不要施加压力，以免引起口腔咬合（图 10-12）。

（3）中指位于两个下颌弓之间的下颌下部。这样可以感受和影响肌肉的硬度，有助于口腔的闭合和减少舌的外伸，帮助患儿主动地将舌头含在口腔内时控制住它。将手指放在舌骨上，可以感受甚至诱发吞咽的动作，但需注意不要诱发吞咽反射（图 10-13）。

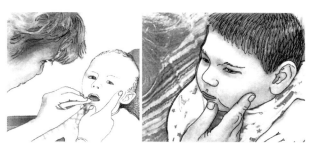

▲ 图 10-12 和图 10-13　正面喂食

【注意】
- 在具体用于喂食和饮水前，让患儿在中立和平静的情况下体验这些促进动作是很重要的，因为他们可能不能耐受在整个用餐过程中进行的这些手部操作。照护者需要警惕患儿的任何不适迹象，这不仅会迫使他们停止练习，甚至还会中断进食。
- 与往常一样，随着患儿进食技能的提高，这些辅助措施应减少，需谨记不必要的帮助会影响学习和自主性功能的发育。

七、口腔卫生

脑瘫患儿的父母除了其他职责外，还需要监督患儿的特殊饮食，管理他们的药物，并在任何

情况下，都需要仔细管理他们的口腔卫生。后者可能是一个问题，因为这些患儿往往开口和保持张口困难。

儿童和青少年的口腔健康是身体健康的一个组成部分。良好的口腔卫生与丰富营养、均衡营养摄入和致龋食品摄入等饮食行为密切相关。建议定期进行牙齿检查，现在有专门的牙医管理患有脑瘫的患儿。

认真的口腔卫生和定期口腔清洁旨在清除牙菌斑和预防口腔感染。对于脑瘫患儿，它可以保持黏膜完整和湿润，有利于口腔刺激的异常反应恢复正常。如果有口腔后部流涎，清洁口腔也有助于减少呼吸道感染，因为它可以减少口腔分泌物的细菌载量（Dougherty，2009；Grzić 等，2011；Maiya 等，2015）。

【口腔卫生的实用建议】
- 口腔卫生是一项在安静和无干扰环境中进行的亲密行为。
  - 可提前向患儿演示口腔清洁流程，如通过给布娃娃或泰迪熊"清洁牙齿"的游戏场景，向患儿展示器具及其使用方法。照护者可以亲自给自己清洁牙齿予以示范。
  - 协助进行口腔清洁的成年照护人员应动作轻缓，记得要征得患儿的同意，并协助他们合作和积极参与。
  - 应注意姿势：患儿应舒适，头部轻微朝向胸骨并在中线对齐。
  - 使用软毛牙刷或电动牙刷很重要。如果患儿对牙刷的不适程度与常人无异，也可以使用商业牙刷。否则，对于有严重缺陷的患儿，建议使用湿纱布包裹家长的食指来进行口腔清洁。
  - 如果使用牙膏、漱口水和菌斑检测漱口水，要避免被吸吮进去。
  - 在将餐具放入患儿的嘴里之前，提醒患儿将会发生什么，并帮助他们在整个过程中遵守卫生常识；可使用不同的感知觉通道

来强化这种预知。

– 如果患儿在过程中表现出任何不适或疲劳，尊重他们的耐受程度和疲劳，给他们一些暂停和休息的时间。

– 首先将牙刷头光滑的一侧从侧面插入患儿的口腔。有鬃毛的一侧先插入患儿的口腔可能会引起回避反应。第二步是轻轻地旋转牙刷，使刷毛与牙齿和牙龈接触。

– 将刷毛垂直于牙齿，然后沿牙龈到牙齿的方向移动牙刷头。有节奏地清洁臼齿的外部、内部和顶部。

– 如果患儿不会吐痰，不要用牙膏或漱口液，而要用水和小苏打溶液。

– 清洁脸颊的内表面，还有上腭，特别是如果患儿是高腭弓，里面会积聚食物。

– 为方便冲洗，让患儿保持适当的位置，下颌朝向胸骨。一个凹式玻璃杯或 Keller 瓶将少量水倒入口中。然后在手法引导下，迅速向前和向下倾斜玻璃杯，以便于液体依靠重力作用下流出口腔区域。

– 轻轻擦干口腔周围，避免任何让患儿不适的摩擦和揉搓。

第 11 章　脑性瘫痪合并视力障碍儿童

The Child with Cerebral Palsy and Visual Impairment

Viviana Baiardi　Tiziana Battistin　著

段晓玲　钟　敏　译　　林　莉　徐姝蕊　校

早在希腊哲学家时代开始，西方文化就认识到视觉在人类发育中起主导作用。

视觉是人类感觉和知觉系统中最为复杂的感觉：其独有特征在于将到达视网膜的物理光刺激转化为有意义的知觉，最终以稳定的心理表征在三维世界体现。尽管近年来神经影像学研究显示失明个体存在超模态功能性皮层结构，视觉区域与感知和情感区域存在重叠，这种现象在正常个体也存在（Pietrini 等，2004；Bedny 等，2009；Klinge 等，2010；Ricciardi 等，2014）。但确定的是，视觉是唯一既能分析、又能整合外部环境感知交互的感觉。视觉具有连续性感知和即时整合形状、大小、颜色和对比度等多种输入元素的特性（Fazzi 等，2010a）。1977 年，Fraiberg 认为视觉在协调所有其他感知觉系统以及在驱动与外部世界的交互方面发挥主导作用，它是"经验整合器"，是感觉运动适应的中心机构。

视觉通常先于行动：Prechtl 等（2001）已阐明失明如何从出生前即开始影响运动发育。镜像神经元的发现（Di Pellegrino 等，1992；Umiltà 等，2001）证实了视觉通过模仿激励手势、姿势和动作，发挥指导儿童神经心理运动的作用。视觉是促进安全亲子关系的驱动力，根据患儿交互主观性理论（Trevarthen 和 Aitken，2001），新生儿与照护者社交的本能激发出的促进交互的行为都主要靠眼睛驱动。

因此，生命早期开始发育的视觉系统，在所有其他神经心理功能的建构和整个患儿期神经发育中承担着指导作用（表 11-1），他们包括情绪和情感的成长、运动能力、学习和社交（Purpura 和 Tinelli，2020）。

文献显示人类 20%～30% 的脑皮质参与视觉信息处理（Orban 等，2004），80% 的外部环境刺激通过视觉通路到达大脑（Haupt 和 Huber，2008）。视觉通路在出生前已经发育，但其成熟是一个漫长的过程，经验 – 依赖的可塑性对其有极其重要的影响，生命初期几年尤为关键（Berry 和 Nedivi，2016；Consorti 等，2019）。儿童早期生活（Tierney 和 Nelson 3rd.，2009）对发育至关重要，因为在此期间，孩子表现出持续的好奇、探索、发现、交互和学习过程。日常与周围环境的互动，初为从面孔 – 人到物体 – 情境，过渡为从自我分离到一段时间内逐渐内化（Stern，1985）。此过程能够促进他们内心世界及专长的发育。以此方式，患儿获得了关系、运动、认知和情感技能，并通过视觉持续维持。

早在 50 年前 Fraiberg 的研究即显示，视力障碍（visual impairment，VI），尤其是早发或先天性视力障碍，会影响所有的发育能区和功能，如亲子依恋、睡眠 – 觉醒周期、学习、粗大和精细运动能力、沟通技能和认知能力。多年来，此研究得到了不同领域作者的证实（Prechtl 等，2001；Sonksen 和 Dale，2002；Hallemans 等，2011；Braddick 和 Atkinson，2013；Bathelt 等，2019）。

世界卫生组织（WHO，2019a）根据残余视力将视力障碍分为六类，并将其分类在第 10 版国际疾病和相关健康问题统计分类（International Statistical Classifcation of Diseases and Related Health Problems 10th Revision，ICD-10）第 H54 部分，新的 ICD-11 修订版将于 2022 年生效（WHO，2019b）。

表 11-1　视觉起关键作用的神经发育过程

- 亲子依恋
- 区分自我及外部环境
- 客体永存性概念的发展
- 与环境（物体、人、情境）交互并加以识别和理解
- 对细节及场景的理解
- 社会交流
- 通过观察和模仿学习
- 指导运动发育
- 空间定位及探索
- 移动性及灵活性
- 预知、保护、反馈
- 阅读 / 书写

视力障碍的本质为视觉功能及能力下降，对患儿的日常生活和生长发育有深远影响，并且不能单靠眼镜等矫正工具纠正（WHO，2019c）。

根据自 1979 年以来一直致力于视力障碍患儿的支持和发展的荷兰私营非营利性机构 Robert Hlooman 基金会（Robert Hlooman Fundation，RHF[1]，Vaglio 等，2018）的经验，除视觉灵敏度外，视野对确定低视力也非常重要，因为视野减少会显著影响患儿在定向、移动、视觉分析 - 整合过程中的视觉功能。意大利的 VI 分类将双眼周边视野残留作为视野参数，但该百分比参数在脑性瘫痪（cerebral palsy，CP）患儿难以完成评定，常常是一个现实的挑战。因此，Porro 专门为神经系统受损患儿开发的程度测量法"行为视野

---

[1] Robert Hollman Foundation, (IT), http://www.fondazioneroberthollman.it/home-english.html

筛查测试"（behavioral visual field screening test，BEFIE）使用更广（Porro 等，1998；Koenraads 等，2015）。

根据解剖学起源或受损部位，视力障碍主要分为两大类（Sonksen 和 Dale，2002）。

1. 脑源性视力障碍

神经损伤涉及部位为视交叉之后视觉系统（视束、膝状体、视放射及视觉皮层）和（或）视觉相关区域及通路。通常，脑源性视力障碍（cerebral visual impairment，CVI）患儿有既往就存在神经性 / 神经发育性疾病，如脑性瘫痪。

CVI 患儿分三类：

(1) 完全性视力障碍

(2) 视觉受损但功能尚存，常伴认知和（或）运动障碍

(3) 视觉受损但功能尚存，并且很大程度接近理论水平，属高功能 CVI（Philip 和 Dutton，2014）

2. 眼损伤

包括眼睛、视网膜或视神经，即视交叉前病变。这些疾病可能仅与单眼或双眼低视力相关，亦可能是复杂多发畸形 / 遗传综合征的一部分，属于罕见病范畴。

视力障碍按病因学分为两类（表 11-2）。

表 11-2　视力障碍原因

脑源性视觉损伤（Lueck 等，2019）	眼源性损伤
缺血缺氧性脑病	视网膜病
脑室旁白质软化	视光病
脑外伤	前房异常
中枢神经系统感染（如脑炎、脑膜炎）	眼部畸形
枕叶癫痫	斜视
代谢病（如线粒体病）	屈光不正
染色体异常	感染性疾病

引起视力障碍的病因因国家而异，取决于社会经济发展、初级卫生保健及眼科保健服务的

可及性（WHO，2019c）。在低收入国家，白内障仍为视力障碍的首要病因（WHO，2020），但也出现了一种更类似于高收入国家的情况的转变（Solebo 等，2017），在高收入国家，高级视觉通路病变（如 CVI）逐渐成为视力障碍的主要原因（Pereins 和 Ortibus，2016；Philip 和 Dutton，2014；Chokron 和 Dutton，2016）。

早产儿，特别是极低出生体重儿（very low-birth-weight，VLBW）或超低出生体重儿（extremely low birth-weight，ELBW），为视力障碍（Siatkowski 等，2013）、脑源性视力障碍（Geldof 等，2015）及脑性瘫痪（Marret 等，2013；Hafström 等，2018）的危险因素。早产儿可能出现后视路病变，如脑源性视力障碍及早产儿视网膜病变（retinopathy of preterm，ROP），后者为眼源性视觉损伤，下文将对其病理进行详述。

脑性瘫痪患儿中 34%～43% 存在视力障碍（Surman 等，2009；Philip 等，2020），它加重残疾程度；约 10% 脑性瘫痪患儿有严重视觉损伤或功能性失明（Novak 等，2012）。

脑性瘫痪伴视力障碍的患儿，主要视觉困难归因于脑损伤，属于脑源性视力障碍范畴（Philip 和 Dutton，2014；Philip 等，2020），其在脑性瘫痪患儿中存在比例为 16%～80% 不等（Alimovic，2012）。

CVI 临床特点包括一系列视力障碍，如眼科异常、眼球运动异常、视觉感知异常等。其特点是视觉输入处理困难，导致视觉认知障碍（Vaglio 等，2018；Lueck 等，2019；Pereins 和 Ortibus，2016）（表 11-3）。

现有的文献尚缺乏针对四种类型脑性瘫痪中每一型的完整神经眼科概要定义（Rosenbaum 等，2007）：2006 年，Himmelmann 等展示了视力障碍在脑性瘫痪特别是痉挛型双瘫及不随意运动型脑性瘫痪中的严重程度；2001 年，Jan 等阐述了运动障碍型脑性瘫痪患儿中的眼球运动障碍；2017 年，Pavone 等展示了共济失调型脑性瘫痪

表 11-3 脑源性视力障碍：视觉特征及视觉行为（Vaglio 等，2018）

视觉特征	视觉行为
对刺激缺乏视觉定向	视力波动性
不稳定 / 短暂固视	视力不集中
过度固视	刺激逃避
眼球运动失调	偏好图案及彩色、移动的刺激
扫视困难	视觉感知扩张（适应环境的时间）
视野缺损	拥挤环境下视觉感知能力下降
可能出现斜视	稳定环境中视觉感知能力提高
可能存在屈光缺陷	环境探索困难

患儿的眼球震颤和眼球失用；2010 年，Saunders 等研究显示与痉挛型脑性瘫痪相比，非痉挛型脑性瘫痪中屈光不正的比例更高。

Fazzi 等（2010b，2012）研究表明，每一种痉挛型脑性瘫痪均有典型的神经 – 眼科特征。

- 双侧痉挛型脑性瘫痪 / 四肢瘫痪型脑性瘫痪患儿视觉降低最严重，甚至失明，主要体现在视力、基本眼球运动功能（如平滑追视和扫视）及眼球异常（如屈光不正和眼底改变）方面。

- 患有双侧痉挛型脑性瘫痪的患儿主要表现为斜视、屈光不正、辨距不良性扫视、视野缺损、常伴轻度或中度视力下降和眼动障碍（追视障碍）。

- 偏侧痉挛型脑性瘫痪患儿视力较好、视野受损、忽视（偶被误解为偏盲）；他们也有斜视和屈光不正，但眼球运动较少受累。

值得重点关注的是，无论脑性瘫痪分型及其临床体征如何，每个患儿都是独一无二的。因此，对于治疗师来说，在量身定制脑性瘫痪患儿的康复治疗方案时，不仅要考虑其临床分类，还需

注意可能存在的一些不同体征。例如，临床有可能遇到双瘫 / 四肢瘫痪型脑性瘫痪患儿视力受累不太严重，而共济失调型脑性瘫痪患儿却共患失明。

脑性瘫痪伴视力损伤，特别是失明时，通常进一步影响所有发育能区，包括那些已经受到神经损伤影响的部分。因此，即便个人潜力或通过专门训练可以改善大脑神经可塑性，脑性瘫痪伴视力障碍仍然是影响患儿未来神经心理发育的重要危险因素。因此，促进生后视觉系统的发育十分重要，特别是在中枢神经系统功能重组最大化的关键时期。

早期干预对这类患儿的未来发育和生活质量具有战略性意义。RHF 数十年的工作经验证实，早期关注父母、照护者和患儿的特殊需求，可以促进患儿更全面发展（Lanners 等，1999；Mercuriali 等，2016）。Robert Hollman 基金会的主要目标如下：

- 早期关注家庭情感关系体系。
- 创造"养育关怀"，支持和促进视力损伤患儿的发育。
- 给患儿父母提供支持，从接受和理解临床诊断到给予患儿养育照护，父母是重要的干预参与者和治疗接受者。

制定具体干预措施需考虑每个家庭的居家位置及时间，倾听并思考他们的特殊需求，理解患儿的长处及弱点，从生活的各方面为患儿提供实实在在的帮助（生活节奏如睡眠、叫醒、玩耍、喂养、心理卫生、拥抱接触、亲子关系、感觉及神经运动方面）。这种关注会影响大脑神经可塑性（Purpura 和 Tinelli，2020），该事实已在患儿整体发育中被科学地证明（Hadders-Algra，2014；Dale 等，2019）。

应考虑到一些与患儿视觉剥夺有关的特殊因素，因为它们是使亲子关系迷失方向的重要因素，亦会阻碍患儿未来的发育（表 11-4）。因此，在亲子关系中，父母亦需要陪伴及支持，以探索既能交互又具意义的方法（Lanners 和 Salvo，2000）。

表 11-4　感官缺失相关特殊因素

- 失去眼神交流：理解先天失明或严重视力损伤患儿的信息传递很困难，因为他们缺乏模仿。目光交流可产生镜像反应并相应调整，故失去目光接触会让成年人感到被排斥
- 难以发送有效交流信号并产生回应：视觉损伤严重影响交流，需要其他感官如听觉、触觉干预
- 难以与环境互动：视觉缺失要求患儿通过其他感官（听觉、触觉、嗅觉、味觉）与周围环境进行互动

RHF 多年来设计和发展的不同路径均从评定开始，它可完善临床诊断，并帮助治疗师为患儿"量身设定"具体的康复护理方案。重要的是，在开始每一个护理路径时，仔细倾听父母对他们的患儿在家庭环境中的视觉行为的观察，作为父母，他们是最好的专家（Brazelton 和 Sparrow，2007）。表 11-5 呈现了治疗师在与患儿及家人第一次见面时问父母的一些问题。

表 11-5　父母问卷

- 您能描述孩子每天的日常活动吗？
- 什么能让您的孩子特别开心？
- 您的孩子喜欢做什么？
- 有什么东西是您的孩子一点也不喜欢的吗？
- 您在家里注意到孩子的视觉行为有哪些（凝视 / 不对称或眼球运动困难）？
- 您的孩子看人 / 物有什么特殊方式吗？
- 您的孩子会转向视觉目标吗？
- 您的孩子是否习惯性向左或右或两边都看？
- 您的孩子是否有喜好的头位？
- 您的孩子有喜欢的姿势吗？
- 您是否注意到孩子在有正常光线的自然环境和黑暗环境中打开光源时的视觉反应有什么不同？
- 当您给一个玩具时孩子会笑吗？
- 您的孩子有喜欢的玩具吗？
- 您的孩子喜欢的玩具有什么特点（颜色、性状、质地）？
- 您的孩子是否会试着去够或抓物，还是两者兼而有之？
- 孩子总是用同一只手做这些吗？
- 当孩子伸手去够或者抓物时会看着它吗？

RHF 拟定了视觉功能及视觉整合的医学评定方案，包括神经眼科及电生理检查。

在康复过程中观察的基本视觉功能如下。

- 感知：大脑处理和整合眼睛接收到的信息的能力，始于探测光线的能力。
- 定位：在周围环境中发现视觉目标位置的能力。
- 注视：保持凝视一个稳定的视觉目标的能力。
- 平滑追视：移动眼睛跟踪缓慢移动的视觉目标轨迹的能力。
- 扫视：同步快速眼球运动，伴随中央凹注视点快速改变。
- 视觉对比：检测和比较两个及以上同时呈现的视觉目标的能力。

这些功能可通过矫正眼科 / 眼科医师 / 神经眼科评定等途径进行评定。视力、对比敏感度、色觉、视野、眼球运动和立体视觉的测试用于评定。视觉评定旨在协助临床诊断（功能丧失），并测试残余功能和"功能性视力"，以更好地照顾患儿。

一、评定视觉功能

以下为 RHF 康复团队使用的视觉功能测试。他们根据多年工作经验认为这些测试最适合脑性瘫痪伴视力障碍患儿。

- 敏感度测试卡（Teller Acuity Cards）（Preston 等，1987；Huurneman 和 Boonstra，2016）：这是一种定量测量光栅视力的测试方法，适用于患有脑性瘫痪伴视力障碍患儿。使用简单，不需要任何语言反应，而且它可以测试患儿在观看宽度渐减的光栅空间频率卡时的视觉行为。患儿的视力由他们所探测到的最小的光栅决定。重要的是要记住，这是一个分辨力测试，为在已知的测试距离、对已知大小的阈值刺激产生的感觉运动反应。因此，它给出的是一个实际视力近似值。

- Lea Hyvärinen（LH）识别敏锐度测试（Hyvärinen 等，2014）：为识别敏锐度测试，患儿在已知的测试距离上口头表达（或指向）已知大小的最小目标。该测试适用于无论患儿能否命名但能够识别各种形状的情况。在 3 米的距离识别 4 个符号，有视力障碍的患儿可以走近一些，然后用数学方法转换结果。该测试通常在 18—24 月龄之间进行，也适用于 3 岁后有视力障碍的患儿。

- 翻滚 E 图标：该识别测试对患儿来说比 LH 测试更困难，因为它也需要拥有良好的空间定位能力，所以在共患 VI 患儿中不太常用。

- 线性渐进式视屏视敏度字体测试：该测试用于 6 岁以上的患儿，他们可以在已知的距离上区分和识别标准图表上的字母。

- Heidi Hyvärinen 躲猫猫测试：该方法测量对比敏感度。非常适用于 CP 合并 VI 的患儿，因为该测试采用患儿对所见对比度减低的社交面孔刺激卡片 / 调色板（类似 Fantz 脸：参考 Fantz，1961）的喜好情况来评定。对于轻度视力损伤的年长儿，也可以尝试翻滚 E 图标或视屏字体测试。

- 蒙特梭利分区测试：一种通过等色联想来评定色觉的测试。色觉方面，还有石原氏色盲测试（Ishihara，1972），但对于脑性瘫痪共患视力障碍的患儿，蒙特梭利测试更可取。

- Lang 立体测试（Lang，1983）：该测试评定是否存在立体视觉。一张简单的卡片，患儿需识别其中四个隐藏图像，但它并不适用于所有 CP 共患 VI 的患儿。

- 行为视野（Behavioral Visual Field，BEFIE）筛查试验（Koenraads 等，2015）：该测试通过观察个人对刺激的反应评定周边视野延伸度，刺激沿着不同的方向从周边向中心移动。在表 11-6 中，列出了治疗师对共患视力障碍的脑性瘫痪患儿视觉功能所做的重要观察，首先观察患儿在正常光照环境下的自发行为，然后，

表 11-6　视觉功能观察

常规观察

- 患儿如何进入治疗室（父母抱入 / 推车推入）？
- 患儿能否区分父母和治疗师？
- 患儿是否清醒 / 烦躁 / 困倦？
- 是否有任何形式的交流（语言 / 非语言）？
- 患儿存在哪些行为特征（注意、动机、好奇、活泼、不适、哭泣、冷漠）？
- 是否存在发育暂停的征象？
- 使用了哪些姿势？有偏好姿势吗？
- 患儿会姿势转换？患儿能在环境中自如运动吗？
- 是否有体位不正？
- 患儿是否对环境不耐受？
- 患儿有感觉偏好吗？
- 患儿会自如应用视觉、听觉和触觉吗？

特殊观察

- 患儿需要辅助工具来帮助他们适应环境吗？
- 患儿对光源 / 黑白图案 / 彩色物体有反应吗？
- 患儿是否会抱怨光线（如炫目）？
- 患儿是否采取了不寻常的身体或头部姿势？
- 患儿会对不熟悉的面孔或物体微笑吗？
- 患儿会伸手指向脸部 / 物体吗？
- 患儿对视觉目标是否表现出非语言反应？
- 能功能性使用视觉吗？
- 患儿在周围空间活动吗？
- 患儿会探索环境吗？如何探索、距离多远？患儿能独自探索吗？
- 有无特殊的重复视觉行为（光线凝视、按压眼睛、戳眼睛、揉眼睛、频繁眨眼）？

Lanners 和 Goergen，2001；Battistin 等，2005

如有必要将患儿转移到改造环境中进行神经视觉功能观察（如变暗视觉目标的光源）。在视觉功能的感知方面，观察环境视觉探索和手眼协调。

在脑性瘫痪共患脑源性视力障碍的患儿中，评定手眼协调及手部使用尤为重要（表 11-7）。

表 11-7　手眼协调及手部使用

手眼协调及手部使用

- 物体定位
- 伸手抓物
- 接触物体后手调整持物形状及方向
- 手对物体形态的预适应和定位
- 评判到达物体距离错误（辨距不良）
- 抓取物体（把抓、手指钳取、下夹或上夹）

与运动、手功能、交流、进食进饮能力分类一样，为了分类评定脑性瘫痪患儿日常生活中的视觉功能，近期开发并验证了脑性瘫痪患儿视觉功能分级系统（Visual Function Classification System，VFCS）（Baranello 等，2020）。2018 年，Roman Lantzy 还开发了一个 CVI 范围，以评定与 CVI 相关的视觉和行为特征对患儿功能性视觉的干扰和影响程度。

二、脑源性视力障碍及脑性瘫痪

在实践中，与共患 CVI 的脑性瘫痪患儿相处意味着什么？治疗师应提前了解共患 CVI 的脑性瘫痪患儿的特点，以便与其建立友好关系并制定治疗计划。

可能呈现的特征具体如下：

- 无目光交流且无微笑：有运动损伤和视力损伤的婴儿或儿童经常不与人进行眼神交流，也根本不笑；因此，通过其他感官开始交流就很重要，尤其是听觉（如治疗师的音调、节奏、用词及声音）和触觉（如轻柔的触摸和爱抚、拥抱、玩患儿的手和脚），以及通过大人抱着患儿时的肢体语言。轻柔的抚摸和按摩对患儿有帮助。

- 开 - 关凝视：一个共患 CVI 的脑性瘫痪幼儿 / 儿童，即使视力不是很差，通常也不会盯着人看，与亲密关系和喜爱程度无关。共患 CVI 的脑性瘫痪幼儿 / 儿童由于视觉损伤不会看治疗师的眼睛。他们通常很快地看治疗师一眼，然后把头转到一边，也就是所谓的"开 - 关凝视"。

- 在这种情况下，通过其他感官与他们建立关系很重要，如声音游戏、适当的触摸及游戏式碰触（Provenzi 等，2020）。

- 眼球运动障碍：共患 CVI 的脑瘫患儿通常出现眼肌紊乱，紊乱的严重程度不一，从而导致眼动障碍，特征如下。

  - 固视困难，通常短暂且不稳定。

– 可能过度固视。

– 平滑追视困难，因为眼球运动失流畅，代之以突然的、不连续眼球运动。

这表示当看物体或人时，患儿不能随意地、平稳地移动他们的眼球。因为固视困难不能凝视，患儿的眼球运动障碍直接影响和治疗师之间的关系建立。与此同时，它影响了视觉扫描和环境探索，在视觉感知处理过程中造成误判，进而在大脑重构生活环境的视觉呈现过程中出现障碍。随之而来所有视觉学习过程因此受损。这表示，以刺激性方案促进基本视觉功能，并将之与神经运动方法相结合非常重要。如果可能，接下来将筛选和探索视觉策略。

- 无手眼协调能力：共患 CVI 的脑性瘫痪患儿采取同一模式伸手取物，首先他们快速地看一眼目标物体，然后把头扭开取物。
- 注意力波动：共患 CVI 的脑性瘫痪患儿另一个重要的视觉行为是注意力波动，从而影响他们的视觉表现。注意力不集中是该类患儿的典型特征；因此，在治疗过程中视觉行为不稳定也就不足为奇，它可能频繁变化，通常与任务难度有关。如果治疗方案融入熟悉环境的游戏活动中，并且以间歇性模式展现，则更容易获得患儿的视觉和运动反应。这些患儿在眼科检查全程中通常不能一直表现很好，相反，在家里会有最好的表现。
- 群集效应：该因素不可忽略，因其会影响视觉感知，导致并增加视觉感知混乱。在布置环境时，保持简单、功能性十分重要。
- 光源注视：这类患儿的另一种视觉行为，即盯着天花板上的光源。注意避免这种行为，因为随着这种行为增加、重复，可能会"封闭"和孤立患儿。在此种情况下，有必要分散他们的注意力，从不同方向吸引他们。
- 颜色偏好：共患 CVI 的脑性瘫痪患儿偏好颜色饱满的图案，而非黑白图案，后者通常用于 VI 患儿。根据 RHF 团队的经验，这类患

儿更喜欢黑黄、红黄或黄蓝玩具，而不是黑白玩具。

- 偏爱荧光多感光玩具：有时，可以用非常简单的荧光自制玩具吸引患儿的目光，如用闪闪发光的胶纸覆盖的圆形盖子。
- 偏好移动物体：得益于完整的周边视觉，此种情况十分常见。运动可能是瞥见目标的有效刺激，甚至对患儿自身来说，他们会让自己运动起来以"看得更好"。
- 距离：此为需要考虑的重要因素。共患 CVI 的脑性瘫痪患儿像近视患儿一样需要在非常近的距离呈现目标。目标越近，看得越清楚，并且所有干扰背景消失、减少感官混乱。

【注意】

- 重复体验亦非常重要，可以更好地巩固和内化视觉信息，帮助感知和体现认知过程。相比视力正常患儿，VI 患儿的反应时间更长；因此，给予充分的等待时间十分重要，尤其是病情严重的时候。反应时间增加可能是由于信息处理困难。
- 具有视觉强化特征的多感官刺激方法很重要，此方法通常可缩短患儿的反应时间，并且可触发主动运动。

三、促进治疗计划制订并提出实践建议

在专业人士（如治疗师）的指导下进行早期康复干预，支持和促进脑性瘫痪共患视力障碍患儿的学习和行为策略。

注意始终保持患儿的姿势控制、姿势运动技能、视觉能力及异常视觉行为之间的良好整合。

治疗师的不同目标

- 针对患儿（自主能力及生活质量）

- 视觉潜能最大化。
- 视觉潜能与其他感知和其他发育能区（运动、情感、关系和认知）的整合。
- 所有日常生活情境下的环境适应。
- 针对父母 / 照护者（患儿管理）
- 提供技巧支持，促进和支援患儿发挥视觉潜能（如设计个性化游戏角，并融入与日常生活有关的环境视觉设施）。
- 与家长 / 照护者一起评定患儿最有效的姿势和触摸患儿的方式。
- 评定特定环境（照明、生态 / 结构环境、患儿与视觉目标之间的距离）。
- 治疗计划
- 促进患儿各方面的主动性。
- 评定特定姿势。
- 评定特定环境。
- 保持视力损伤患儿残余视力的功能性使用。
- 通过多感官刺激方法进行感知整合。
- 开发代表性的进程（构建心理图像）、促进实践练习（手部功能使用）、增强运动想象（通过触觉 – 运动 – 声音体验探索环境）。
- 选择建议的目标，如对比依次发光的物体。
- 选择最直观的背景。

在治疗脑性瘫痪共患视力障碍的患儿时，促进是最基本概念：这表示对他们的环境进行一些外部调整，以改善患儿的生活质量，促进他们的残留视觉和运动潜能，防止任何可能的退化，并兼顾他们的需求。

建议的主要促进方式包括以下内容。

（一）环境促进

创造一个有包容性且合适的、光线充足的环境。

同时，视觉可以呈现一系列如颜色、形状和维度等对患儿获取知识很重要的环境特征。因此，可以在游戏角使用高对比度和（或）搭建好的面板结构，以支持和安抚有视力障碍的患儿。方案中设置一个空间性和时间性的范围很重要，可以在感知层面上安抚患儿，使之更好地预知和适应环境。特别是对脑性瘫痪患儿，提供中场休息、保持正确的节奏和活动的动力至关重要，同时需兼顾患儿的反应时间和需求。

【注意】

- 不要创造拥挤的视觉感知，而是创造和提供一个视觉包容性空间，不用太大，从患儿的第一个感知区域开始，并慢慢扩大。
- 要考虑患儿的视觉敏锐度，以确定患儿可能到达的最远距离；在康复阶段，必须保证物体距离在患儿能感知、定位及能够触及的范围内。根据"可视性"概念，重点在于患儿能够根据他们的能力轻松地抓取目标（Gibson 和 Walker，1984；Ellis 和 Tucker，2000）。
- 保持视觉目标和背景在灵敏度和色彩对比方面的差异是至关重要的（如果背景具有结构图案，则物体具备纯色特征是基本原则，反之亦然）。

开始治疗之前，调试合适的光线是基本要求。在视觉康复中，有三类不同的光线，依次如下：

- 自然环境下的自然光线。
- 半暗环境。
- 黑暗环境。

初次观察视觉功能通常选择光线正常的自然环境，观察患儿在日常生活中视觉功能自然使用情况。在此情况下，环境应尽可能自然。

根据患儿的反应，可能有必要设置一些环境变化，如光线增加 / 减少，与患儿不同的姿势辅助情况相适应。

环境光线亮度会极大程度影响患儿的注意力：

- 仅次于直射或过滤闪光，明亮的或被照亮的物体为最容易被感知的视觉目标。
- 在半暗或昏暗的环境中，患儿会更专注于活动对象。

【注意】

- 应将视觉信息与其他感官整合起来，因为仅仅"看"光并不能激发多少兴趣，也没有什么激励作用。另外，它对视觉能力影响较小；对于视觉感知，视觉定位很重要，但触摸、探索和去认识所感知的事物更重要。
- 黑暗环境是一种"康复环境"，在日常生活中应慎用。
- 注意使用"康复提示"，而不是"随光线训练"。
- 光线减少对这类患儿并不总是有效。

（二）目标及其特性

治疗师要注意使用最合适的玩具或目标，考虑它们的尺寸和与患儿的距离。此外，治疗师应该评定并根据需要改变所选玩具的多感官特征。

多感官性是所选目标的主要特征，始终牢记以帮助患儿为出发点。

多感官物体不仅包括如颜色、高色差感等视觉特征，还需具备触觉、听觉和嗅觉输入特性。

从不同的感官输入途径，评定并细心对患儿的视觉和行为反应给予支持非常重要。

- 声音可以帮助定位人/物体，但也要考虑环境声音和噪音，以免造成混淆。
- 触觉输入有助于感知环境中的物体。

【注意】

- 在残留视觉较弱和神经运动能力较差的情况下，感知能力会扩大，以保持对传入感觉的稳定调节，并不涉及太多种其他感觉。

（三）姿势设置

治疗师应该对既往评定及治疗方案提出的最适合患儿的姿势加以验证，必要时，给予不同的个性化辅具。

最初可以从仰卧位开始，在有或没有帮助的

情况下，将患儿转换至侧卧位和（或）坐位。

可根据康复目标使用和调整临时辅助工具（婴儿椅、高脚椅或姿势系统），以实现康复目标。对于 CP 共患 VI 的患儿，建议为患儿提供可能的环境或情境改造（房间、婴儿车或姿势辅助设备、光线、噪音）。

维持正确姿势的目的如下。

- 鼓励标准姿势，尝试遏制异常反射和大量的病理协同作用。
- 加强视觉使用。
- 促进视觉运动整合。

以下列出了治疗推荐姿势。

1. 仰卧位

该姿势在患儿治疗过程中使用，适用于不能很好地抗重力的患儿，以及运动功能严重受损的患儿，如 BSCP。

仰卧位治疗的主要目的如下。

- 仰卧位头部 – 躯干轴向控制更好，让患儿尽可能多地使用残留视觉。
- 促进和改善基础视觉功能。

【建议】

- 将患儿置于有环境感知促进和个性化目标物体的游戏角落，让其仰卧（图 11-1）。如此选择环境和体位的目的如下。

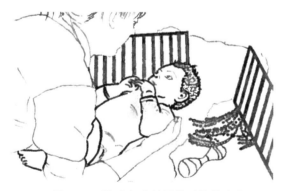

▲ 图 11-1　游戏角中处于仰卧位的患儿

- 支持并帮助患儿达到中线，必要时可以在大人的指导下进行。
- 加强眼球运动的协调性。

– 引入多感官方案（如垂直夹板、玩具活动中心等），以激活和支持患儿的视觉潜能。

– 更好的眼神交流或凝视，通过面对面的游戏促进亲子交流。

– 改善基本视觉功能。

– 用合适的枕头支撑患儿的头部，便于头部控制在中线。

【注意】

- 注意确保避免患儿凝视灯光和避免过度伸展姿势，以免导致眼睛向上斜视。

- 一定避免诱发不对称紧张性颈反射，除了姿势不对称，注视偏差亦可诱发非对称性紧张性颈反射。

- 治疗师要时刻牢记，一些住院时间长的患儿，可能在仰卧位会表现出强烈的感知不耐受。

- 根据患儿的潜能来培养他们的活动能力是很重要的。

2. 俯卧位

这种姿势特别适合 BSCP 患儿，因为此姿势能让患儿对抗重力，达到抵抗病理性姿势的效果。虽然俯卧位姿势更多地保证了姿势稳定性，但不能很好地控制注视，因此，照护者需给予口头指导以维持患儿的动力。

俯卧位治疗的主要目的如下。

- 在激活颈部区域在内的后部肌肉链的体位下尽量使用残余视觉，促进视觉功能激活。

- 提高和促进视觉功能，特别是扫视和平滑追视功能。

【建议】

- 让患儿躺在一个楔形板上，置身于特定的视觉辅助环境中（图 11-2），促进视觉定向、定位及注视目标，并将之与其他感官整合，如利用触摸探索表面 / 物体 / 结构材料等。

此类环境和姿势适合如下：

– 启动探索活动，沿水平轨迹平滑追踪。

– 支持和改善眼球运动协调性。

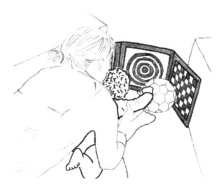

▲ 图 11-2　游戏角中患儿在辅助下俯卧

– 支持和改善视觉交流。

【注意】

- 需确定患儿在治疗开始时自主完成俯卧位体位并可稳定地对抗重力。

- 需注意，俯卧位对患有视力障碍的患儿来说具有挑战性，因为它需要较多体位参与，如用手臂支撑，因此患儿可能对眼前的空间失去兴趣。

3. 翻身至侧卧

开始体位转换之前，需先检查两侧肩胛带和骨盆带的可用性，这确保患儿能够独立移动，是翻滚的必要前提。

翻身治疗的主要目的如下。

- 引导自由侧手臂接近视觉目标，提高该体位视觉的使用。

- 在患儿由仰卧位向侧卧位转换的过程中，用有吸引力的视觉目标引导患儿。

- 多采用中线视觉刺激和手势引导的方法。

【建议】

- 仰卧位开始，将患儿置身于利于视觉的适宜游戏角落；让患儿视觉捕捉一个缓慢移动的物体，从中心到外周，协助患儿完成从仰卧到侧卧的转换。两侧均可实施（图 11-3）。

通过这种方式，患儿可以握住移动物体，在治疗师的手引导下完成整个路径，使之保持整个运动路径中的视觉控制。

该类环境和体位适用于以下情况。

– 促进手眼协调能力。

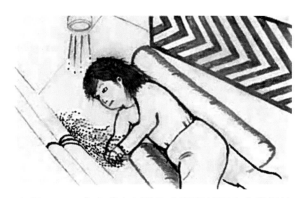

▲ 图 11-3　在多感官刺激和光源照射下患儿进行轴性翻身

- 使用从感知上吸引患儿的事物或材料，提供更好的感知连续性。
- 使用辅助设备，如辅具和支撑设备（枕头、楔子、小滚轮）。
- 便于患儿对面前及顶部空间进行视觉探索。
- 培养面对面玩耍。
- 根据患儿的视觉残留情况，增加患儿对视觉的目标光源定位。

【注意】

- 引出目标的方式很重要，应避免患儿在追踪时躯干过度伸展而失去正确体位。
- 尽量减少对患儿的接触，培养患儿主动行动的动力。
- 拿着玩具在患儿眼前慢慢移动时，注意控制患儿身体的对称性。

4. 半坐位

半坐位指介于仰卧和坐位之间的体位。该体位在头 – 躯干轴位控制不佳或无法实现轴性控制的患儿中特别明显。此外，该体位可降低肌肉僵硬度并促进患儿姿势对称。

半坐位体位治疗的主要目的如下。

- 在不需要重要肌肉活动参与的姿势中促进视觉使用。
- 激发患儿对周围环境中特定视觉目标的兴趣。

【建议】

- 将患儿置身于巢形物体中，布置近距离周围环境以提供感知觉和本体感觉输入。

例如，选择一个视觉和多感官目标，让患儿的眼睛先瞥见，然后触碰患儿的身体，或将目标移动到中间偏低位空间，让患儿伸手去够、抓握和探索。可使用楔形枕头和环形或"U"型枕头协助保持合适的对称性体位（图 11-4）。

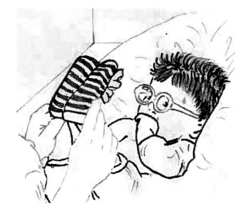

▲ 图 11-4　患儿坐于 U 型枕中，视觉目标置于眼前

半坐位姿势及环境适用于以下情况。

- 促进患儿完成中位姿势并保持该姿势。
- 促进眼神交流和"面对面"接触。
- 通过简单搭建的材料，或带有视觉吸引特征的夹板固定的移动玩具，促进多感官方法的融入。

【注意】

- 确保患儿合适的头位，以促进呼吸及吞咽。
- 避免灯光凝视。

5. 坐位

对于脑性瘫痪患儿，可用不同方法来达到和保持坐姿。本部分描述了有较好头 – 躯干轴性控制能力并能自主维持坐位的情况，不包括独立实现坐位。

坐位治疗的主要目标如下。

- 让患儿体验不同的抗重力姿势，该姿势需要视觉功能和前庭功能整合组织。
- 根据触觉和本体感觉信息，促进用脚支撑时脚的位置摆放。

该体位提高了患儿的认知水平，培养患儿与环境中的人际关系。

【建议】

- 根据轴性控制能力，可将患儿直腿坐或放置在小长凳上，周围环境布置成边界稳固又能促进视觉感知的一个软角落，以促进感知和本体感知的衔接。

也可以在前面加一个小桌子，帮助患儿感知环境边界，还可以促进患儿手臂和躯干上部的主动运动。例如，利用患儿面前或侧面的视觉和多感官刺激，可培养其主动伸手和抓握运动（图11-5）。

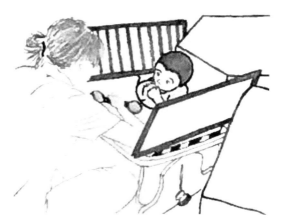

▲ 图 11-5　两个多感官刺激模式分别置于坐位患儿的两侧

坐位姿势和环境适用于以下情况。

- 促进患儿手眼协调。
- 在日常生活中建议坐姿，培养患儿的自主性（如自我喂食、玩耍），引入一些视觉引导技术来吸引注意力。
- 应用具备一定认知意义的游戏活动，增强手眼协调能力和单/双手活动。
- 组织患儿对环境探索，培养其视觉扫描、平滑追视和扫视能力。

【注意】

- 在以上所有方案中，特别是转身时患儿躯干保持直立体位是最基本前提。

6. 在治疗师指导下坐位

当脑性瘫痪患儿躯干控制不佳时，治疗师的指导十分必要。治疗师的身体可作为中介引导和促进患儿感受到体位稳定，并根据每个患儿特异的运动和视觉认知需求，引导患儿对环境和物体进行手部触觉探索。

当患儿需要指导和帮助来保持轴性控制时，治疗师可以坐在患儿后面。反之，在其他情况下，治疗师可坐在幼儿/儿童面前，以增加他们的注意力和治疗参与度。

有时，镜子可以用来改善患儿的视觉控制和提高积极性，但并不作常规推荐，使用前需仔细评定，因为在患有 CVI 的患儿中，镜子往往会造成群集效应。

【建议】

- 在一个受控的软质的环境中，患儿直腿坐于治疗师的两腿之间，或坐在滚轴上、脚置于地板，治疗师在其后方。如果患儿表现出一些触觉抵触，治疗师可以使用一些知觉辅具，如将中-大尺寸的有趣的玩具放在患儿面前或周围空间，这样它既可以成为有趣的视觉目标，又可以成为引导运动的中介。

这类环境和姿势可在低视觉残留患儿中使用，在此种情境下，使用多感官如视觉-听觉或视觉-触觉刺激的物体时，碎片性知觉信息减少而有意义的知觉信息增加，是一个更全面的治疗方法。

7. 坐在椅子上

随着患儿的成长，姿势维持系统成为患儿的基本需要，就像一个姿势替代微环境，在日常生活和特定时间（如有组织的游戏或进餐时刻）非常重要。此外，姿势维持系统在姿势控制显著受限或缺失的临床病例中至关重要。

该治疗的主要目的如下。

- 该姿势促进视觉功能，运动参与度较低，患儿在白天会频繁使用。且在此情境下，便于情感联系，从而提高孩子的主动性及促进"面对面"游戏。

【建议】

• 患儿坐在一个前面带有小桌子的坐姿系统中，有助于看清物体、伸手抓握物体。一个富含多感官刺激的结构化或 C 形面板能够提供多感官信息，使得患儿更加关注其前部空间，更有兴趣探索更广泛的周围环境（图 11-6）。在患儿前面或旁边较短距离内引入视觉目标，如用一个玩具活动中心、触觉托盘或带有尼龙黏扣的小垫子、小木板，以创造更具吸引力的感知面屏。

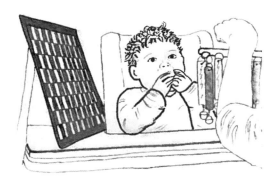

▲ 图 11-6　患儿坐在前面有多感官刺激的椅子上

这些类型的环境和姿势适用于以下情况。

– 姿势保持良好无须运动控制的患儿，能改善其基本视觉功能。

– 帮助患儿进行交流，必要时可以借助辅助设备（如语音、传感器、通信板等）。

> **书架或斜面的重要性**
>
> 如前所述，从康复的角度来看，在儿童面前创造一个多感知的面屏是非常重要。斜面或书架有助于更好地触及或抓握物体，并改善视觉感知、定位和瞄定目标。前部空间可以提供多感官、彩色立体玩具和强化手眼协调试验，同时维持患儿的能动性和视觉运动整合。如有必要，治疗师引导儿童接触多感官物体和材料改善患儿对环境和周围事物的体验。

8. 辅助站立

在计划站立之前，应进行良好地评定，评估患儿能否独站或利用辅具维持站姿，如配备有所有可选装置的站立架。

治疗的主要目的如下。

• 在不同的场景促进视觉功能，让患儿接触不同的人员、外部环境，促进视觉潜能。

【建议】

• 患儿被放置在定制的站立系统中，始终处于受限的环境内。在站立架的桌子上放一些多感官玩具，作为有趣的视觉目标吸引患儿目光和促进其在周围空间活动（图 11-7）。此外，如有可能可以根据患儿视力残存情况，引入指向目标的光源。

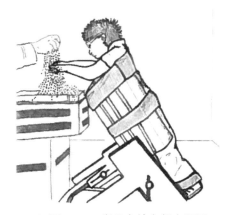

▲ 图 11-7　患儿在站立架上玩耍

这些类型的环境和姿势适用于以下情况：

– 通过更好的视觉控制促进伸手接触物体。

– 以抗重力姿势锻炼患儿，可改善视力潜力。

9. 站立

在较轻的脑性瘫痪患儿如单侧或轻度双侧痉挛型瘫痪中，无辅助的站姿是可能的。治疗师的目标始终是，为患儿提供能利用和增加视觉潜力的治疗体验。

主要目的如下。

• 在这种反重力姿势中培养视觉功能，以促进环境探索和移动，以及由此带来的所有新奇体验。

【建议】

- 让孩子开始尝试并体验站立姿势，最初可借助一些支撑，如肩膀斜靠在墙角，保持环境设施便利并有稳定的视觉感知边界。可以在孩子前面或旁边摆放一些多感官玩具，以促进在他们视觉潜力下适当距离内的环境探索。甚至基于此治疗建议，还可以加用一些照明辅助促进基本视觉功能。

10. 步行

独立行走或辅助行走可提高视觉运动的整合，是迈向个人独立自主的重要一步。每一种姿势的改进都可能成为一个新的功能环境和机会，让这些患儿切身去了解和尝试，并展现自己习得的技能和视觉、神经运动、交流沟通、情感和其他相关能力。

【建议】

- 首次体验移动应选择在不太大的室内空间里进行，初次试验应该对患儿非常有吸引力以增加其向前运动的能动力。可以用言语激励来维持步行的主动性，同时提高听觉和视觉潜力。此外，治疗师可以创造视觉辅助环境式路径（图 11-8），不仅持续维持视觉潜力，同时产生功能性运动成功够到目标。

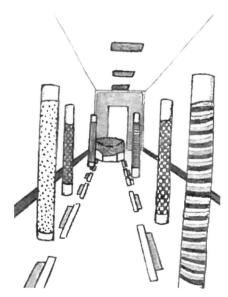

▲ 图 11-8　具有视觉辅助路径的廊道

【注意】

- 重要的是要记住，初始环境不一定太大，但必须标以空间参考点，如有彩色家具的小游戏角或有清晰、鲜明标志的容易识别的廊道。

四、失明患儿

迄今为止，脑性瘫痪和视力障碍患儿的问题主要集中在残存视觉能力的支持和加强。然而，也有可能遇到脑性瘫痪合并完全失明的患儿。

失明患儿治疗的主要目的如下：

- 在体验声音、气味和触觉的最初几个月里，通过其他感官方式帮助患儿与父母之间建立良好的亲子关系。
- 加强空间的探索，从前部近端空间开始，然后逐渐增加距离和方向。
- 通过父母和治疗师预见性的和亲手指导，促进发育里程。
- 通过触觉和听觉刺激促进神经运动能力获得和环境探索。

五、特定康复工具

此处描述了一些康复工具的使用，特别是那些主要用于 RHF 日常工作的工具。除此之外，近年来已经开发了许多计算机化和技术工具，如交互式垫子、平板电脑和计算机应用程序，还有许多研究项目仍在进行中。这些设备特别适合学龄期患儿。

（一）灯箱

灯箱是一个有明亮表面的盒子，内部有均匀光线。可以在盒子表面使用物体，物体更明亮，方便患儿观察。这个盒子有两个版本：较大版有调光器调节光强度，较小版则只有开/关两个选项。还有一些特殊的材料，根据患儿的不同发育阶段而有所不同：18 个月以下，18—36 月龄，以及 36 个月以上（图 11-9）。

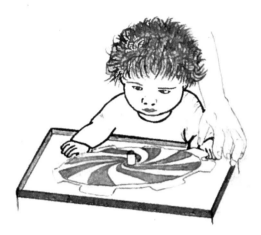

▲ 图 11-9　一个孩子在用灯箱玩耍

此工具非常适合以下患儿。

- 视力受损者，以刺激他们的视觉残余和注意力。
- 眼周受损或视野减弱的人。
  使用此工具的方式和原因有很多。
- 用于评定光感知、打开 / 关闭灯光及观察患儿的反应。
- 通过改变光线强度、调暗和使用不同透亮度的纸张来比较患儿的不同反应。
- 通过不同的色彩比较来了解患儿最能感知哪一种颜色。
- 通过比较不同的图案（如条纹或格子）。
- 通过呈现第一张脸（如黑白风格的脸）。
- 不仅有利于改善基本视觉功能，如注视和追视，而且有利于操控、抓取和隐藏透明三维物体。
- 促进初始视觉认知任务，如选择、关联、构建、插入、排列和分类。
- 引入最初级的绘画活动和写作的前期准备。

（二）多感官探索装置

多感官探索装置旨在作为一个感官探索的小环境，它可以是一个木制或纸板结构，带有一些孔洞，这些孔洞水平和垂直排列，之间最小间距5cm，以有效诱发扫视（图 11-10）（Signorini 等，2016）。

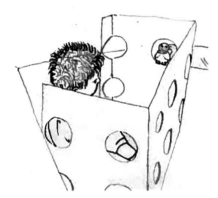

▲ 图 11-10　一个患儿在多感官探索装置中玩耍

此工具非常适合以下患儿。

- 那些视力受损的人会刺激残存视觉和注意力。
- 眼球运动障碍患者。
- 周围性眼睛受损或视野减弱的人。
  它还帮助患儿获得物体恒存的认知概念。

该工具可以使物体从孔中出现和消失，使得患儿在不同的空间位置点去搜寻它们，并产生连续扫视。还可以丰富纸板结构，通过绘制不同的形状和改变背景来提高患儿的归类能力，使其更具吸引力。通过这种方式，患儿观察正在发生的事情，并倾听童话故事，被鼓励将目光投向不同的方向，伸手触及并抓住附近的物体。

对于一些患儿来说，引入多感官物体是可能的也是基本的，患儿因此能够触及他们正在寻找并跟踪的物体。

（三）紫外灯

是一种带冷光的紫外线灯，也被称为伍德灯；此灯增加玩具固有颜色的荧光度和亮度，如荧光和白色。将此灯放入到盒子中可以创建类似于木偶戏的效果，所谓木偶戏是使用涂上黑色不透明颜料的物体屏蔽光线，从而使物体显影的游戏（Kitchel，2000；Meeus，1994）。

该仪器非常适合以下患儿。

- 有视力障碍表现出眩目者。
- 视力受损伴注意力不集中；彩色，特别是荧光色，可激活更多的大脑皮层区（Good 等，1994）。

它的使用方式与前面描述的多感官探索装置相似。

【注意】

- 荧光靶的作用是增加患儿的以下方面。
  - 注意力广度。
  - 专注的时间。
  - 视觉能力，如流畅的追视和手眼协调。
  - 视觉探索。
- 必须注意的是。
  - 限制暴露时间（最多 15min）；紫外线如果有直接长期暴露，容易诱发白内障或视网膜病变。
  - 将光源放在患儿或屏幕后面，这样就不会直接对准患儿的眼睛。
  - 对无晶状体或白化患儿或眼部残缺的患儿使用防护眼镜。
  - 适度而非过度使用这个仪器。
  - 在房间的自然光下打开黑灯，然后逐渐降低。

（四）多感官训练

多感官训练（snoezelen）一词来源于两个荷兰语单词"snuffelen"（气味）和"doezelen"（放松）（Hotz 等，2006）的组合。这种方法诞生于 20 世纪 70 年代的荷兰，它探讨在一个无欲求的背景 / 前提下，刺激五官帮助患儿放松并维持多感官的方案。在所有多感官方法中，治疗师根据每个患儿的特点适当选择的设备产生刺激。照护者也可以使用多感官目标。

有多种可行方法，例如。

- 在垫子上、摇椅或吊床上放松患儿，从而激活前庭系统。
- 玩耍间歇性或移动的灯以触发视感。
- 使用自然气味促进嗅觉。
- 体验振动以整合更丰富的感知觉。
- 启动并聆听有节奏的优美声音，让人回想起大自然，增强听感觉。

六、病理与共病

具有重要视觉成分且与脑性瘫痪紧密相关的一些情况所述如下。

（一）早产儿视网膜病变

一些脑性瘫痪患儿为早产（Vincer 等，2006 年），其视觉病理学表现为早产儿视网膜病变（retinopathy of prematurity，ROP）。

1942 年，文献首次描述 ROP（Fagerholm 和 Vesti，2017），为血管形成中的异常。血管形成从后往前，营养视网膜，在足月生产时停止发育。

视网膜病变的发育分期根据其部位、程度和分期进行分类（ICCRP，2005）。

扩展或分级定义了病理的严重程度。

第 1 期：突出显示由浅 / 淡条纹分界的缺血区域。

第 2 期：无血管增生。

第 3 期：分为轻度、中度和重度。

第 3[+] 期：需要手术治疗。

第 4 期：部分视网膜脱离。

第 5 期：视网膜完全脱离。

受累患儿的 ROP 严重程度是制定视觉康复计划的关键因素（Lanners 等，2005）。

近年来，由于胎龄（gestational age，GA）大于 28 周几乎无 ROP，故 ROP 的临床表现有很大改变，经典 ROP 表现变得少见。胎龄小于 26 周确诊 ROP，眼底检查差异很大，其临床分期仍在演变中。ICCRP 认为有必要描述 ELBW 患儿这一经典类型，称为进行性后部 ROP（ICCRP，2005；Drenser 等，2010）。2000 年首次出现开始，随着 ELBW（小于 700g）和出生时胎龄小于 26 周的新生儿存活率增加，这一类型眼底病病例也在不断增加（Sanghi 等，2014）。

（二）先天性眼球运动障碍（Cogan 型）

脑性瘫痪和视力障碍的另一种共病，1952 年首次描述（Wente 等，2016），非常具有特异性，因为无法进行随意的注视运动。患儿无法有目的地转移视线，继而无法进行环境及目标探索，并有适应和识别功能障碍。

存在一些独特的表现。

- 过度固视。
- 固视痉挛。
- 头部的代偿运动。
- 具有代偿性的眼睑眨动。
- 身体和头部运动的代偿性减速以更多地探索环境。
- 无法有效扫视。

眼球运动失用症也是一种临床体征，为许多运动和眼科疾病的特征表现，包括脑性瘫痪。它通常与共济失调有关；事实上，有一种共济失调伴眼动失用症 1（ataxia with oculomotor apraxia 1，AOA1），是一种神经系统疾病，属于常染色体隐性遗传性小脑共济失调。

眼球运动缺陷可见于脑性瘫痪患儿，他们表现出失用症或运动异常，表明眼球运动完全或部分紊乱（Wente 等，2016）。

（三）Joubert 综合征

Joubert 综合征是另一种疾病，有时与脑性瘫痪关联；它由脑尤其是小脑蚓部发育畸形所致（Romani 等，2013 年；Parisi，2019）。

Joubert 综合征是一种常染色体隐性遗传病，特征性表现为发作性呼吸过度、眼球运动异常、共济失调、精神运动迟缓，以及小脑蚓部发育不全［磨牙征（molar tooth sign，MTS）］。它还可能表现为视网膜营养不良（Wang 等，2018）和肾脏畸形，可能还具有以下特征。

- 出生即有眼球运动失用，阻碍眼球追视运动。
- 水平或旋转性眼球震颤或眼球运动紊乱。
- 眼球 – 手指征，提示几乎失明。这些症状在儿童期很常见，在青少年时期往往会消失。眼球 – 手指征包括三种不同的行为：
  - 用手掌按压眼球（"压眼"）
  - 以食指尖用力按压眼球靠近眼球眼窝的侧限，直到眼球内侧（"戳眼"）
  - 揉眼球（"揉眼"）

在 Joubert 综合征中，精准的诊断和护理是预防并发症、并实施多种康复策略（动眼康复、理疗等）的基础，从而大大提高患者的生活质量。理疗应以改善姿势控制和功能为目标。重要的是要记住，有时运动发育和交流的延迟可能是继发于视力受损；因此，神经眼科的康复方法很重要，尤其是患有动眼神经失用症的患儿。

因此，参与康复领域的各从业人员共同制定一套多学科的康复策略至关重要。

第 12 章　严重运动障碍患儿的辅助沟通系统

Augmentative and Alternative Communication in Severe Motor Impairment

Gabriella Veruggio　Monica Panella　著

林　莉　译　　钟　敏　段晓玲　徐姝蕊　校

"沉默从来不是金。我们需要的是相互沟通与联系——沟通形式可以尽可能多样、不拘一格。沟通是人类基本需要、基本人权。更重要的是，沟通是人类的基本力量……"（Williams，2000）。

出生后的最初几年，沟通在孩子的发育中起着至关重要的作用。有效沟通对个人成熟、社会参与、人文关怀、教育和工作都是必不可少的。沟通也是医疗保健中保障患者安全和法律上捍卫权利的重要组成部分（ASHA，2004）。

美国国家严重残疾人沟通需求联合委员会（National Joint Committee for the Communication Needs of Persons with Severe Disability，NJC）将沟通定义为"一个人向另一个人提供或接收需求、欲望、感知、知识或情绪状态信息时的所有行为"（NJC，USA，1992，2016）。

一个好的沟通者需要熟练掌握发音、语言、听觉技能之间的复杂交互作用（Kent，2004；Smith 和 Goffman，2004；Nip 等，2011）。根据 1990 年 Schindler 提出的定义，沟通是两个或多个人之间使用随意选择的符号通过一种或以上沟通渠道（语用的、类比的和数字的）进行的信息交换。

"一个人如果不能通过与他人有效沟通做出决定并做出被公认和理解的选择，那么他就不能主宰自己的人生"（Light 和 Gulens，2000）。

一、严重运动障碍患儿的沟通障碍

在严重运动障碍的患儿中，有约 30%（Pellegrino，2002）～80%（Odding 等，2006）存在沟通障碍。由于神经损伤的程度和部位、环境因素、开始干预时间的不同，沟通障碍的类型和严重程度也有较大的差异。但是，在病情严重的情况下，人们的注意力往往集中在患儿临床诊治的复杂性上，而沟通功能的治疗却往往被推迟。

当患儿有暂时或永久性语言障碍时，他们将面临很多挑战，因为他们将无法向家人、同伴、老师及更大的社会群体表达他们的基本需求、愿望、知识和情感。当存在运动障碍时，患儿就会在语言和（或）言语方面（通常两者均有）出现不同程度的障碍。这些将限制患儿的整体发育、参与度和自主性。

言语障碍

言语产生由相应言语子系统的皮层控制，任何水平的障碍都会对沟通行为带来不同程度的损害。言语的控制需要周围和中枢结构之间的参与和协调，周围结构包括 4 个解剖和生理子系统：呼吸系统、喉部、腭咽、口面部（Netsell，1986）。参与言语运动控制的大脑区域则包括两个不同但相互关联的网络结构，分别负责言语计划和言语执行（Riecker 等，2005）。

在严重运动障碍的患儿中，构音障碍是言语功能障碍中最常见的类型，原因为神经损伤导致言语表达规划所必须的感觉处理过程受损（Darley 等，1975；Netsell，2001），导致音量、语速、节奏、音高、音调及发音准确性都受到影响。

根据神经损伤的部位和程度的不同，构音障碍患儿可能出现的症状包括唾液控制障碍、进食障碍（吞咽和咀嚼）、气音协调障碍和发音困难。严重者也可以达到完全性失语的程度。这些功能障碍影响呼吸、发声、共鸣、发音和韵律，以及影响呼吸系统、喉部、腭咽和口腔的控制（Arvedson 和 Brodsky，2002）。结构异常也会干扰言语产生，如严重的咬合障碍（Darley 等，1975；Yogi 等，2018）。在评定阶段，必须评定所有言语子系统及它们之间的相互作用（McNeil，2008；Lowit 和 Kent，2010；Swigert，2010；Duffy，2013）。

严重运动障碍患儿中观察到的另外一种言语障碍是词汇运用障碍，这是一种言语表达的准确性和一致性发生改变的神经性语言障碍，无神经肌肉缺陷。词汇运用障碍的核心缺陷主要涉及时空规划和（或）言语编程，缺乏一致性、发音转换障碍及音律改变等（ASHA，2007）。通常，构音障碍和词汇运用障碍可以共存。

针对言语障碍有特定的评定量表，如 Viking 言语量表（Pennington 等，2010），该量表使用四个级别对患儿言语清晰度进行分级，而 Hustad-Gorton-Lee 分类量表则主要用于评定言语和语言障碍。

语言障碍

1965 年，Chomsky 将语言能力定义为语言知识和人际沟通能力。这种能力可以是语法能力（关于语言组织的一套知识）和语用能力。语言涉及认知 - 语言领域，被认为是沟通行为背后的心理行为。它代表了理解和输出感知、概念分类及执行功能的能力（Hayden，2004），包括 5 个组成部分：语用、语义、句法、词法、音韵（Paul 和 Norbury，2012）。

需要辅助沟通（Augmentative Alternative Communication，AAC）系统支持的患儿多数在这些方面均有障碍或迟缓。因此，专门针对语言发育的治疗策略需要融入到每一次的沟通能力干预中。

二、辅助沟通系统

1983 年，国际增强与替代沟通协会（International Society of Augmentative Alternative Communication，ISAAC）于多伦多成立，并正式提出 AAC。然而实际上，在研究与干预领域，AAC 的历史渊源更早（Zangari 等，1994）。

"AAC 是一个集语言研究、临床实践、教育为一体的领域。研究目的是为那些因严重语言 - 言语障碍 / 理解障碍而导致沟通受损、活动受限及社交障碍的人提供必要的、暂时性或永久性的补偿，辅助其进行言语或书面沟通。"（ASHA，2004；Beukelman 和 Light，2020）。

"增强 / 辅助"一词表明，AAC 的技术、方法和工具的主要目的不是取代现有沟通手段，而是通过增强自身的沟通模式（声音、手势、视觉等）来提高自然沟通效果。术语"替代"是指 AAC 会在必要时使用特殊手段和沟通工具，其中可能包括特殊技术和策略以及工具，如图形符号、文字、通信设备等。

文献证据和临床经验表明，AAC 方法对患有严重运动障碍和具有复杂沟通需求（complex communication needs，CCN）的患儿非常有效。AAC 既可以用于促进表达性沟通交流，又可以加强语言理解力，这些对患儿的发育都至关重要。虽然 AAC 最显著的作用是为严重运动障碍患儿提供辅助沟通手段，但也可用于改善言语和发音，提高信息的可理解性（Romski 和 Sevcik，1988）。AAC 会尽可能地推动语言发育，因为它增加了互动交流机会和语言技能，并且通过沟通伙伴和语音生成设备提供了语言模型（Millar

等，2006）。

AAC 主要是加强沟通能力，提供尽可能独立的沟通手段，并最大限度地提高 CCN 患者的沟通技能和参与机会。CCN 这一术语指的是复杂的沟通需求，指不仅涉及与他人沟通的需要，而且还涉及满足这一需求所需的手段、形式和工具。

多年来，AAC 领域见证了人际和社会沟通模式和方法的诸多演变和发展。在 20 世纪 80 年代，ACC 的重点主要是在面对面的沟通中最大限度地促进 CNN 患者的沟通能力，而现在人们越来越认识到，沟通远不止面对面的互动。例如，如今在学校和部分工作场景中，个人表达、网络、媒体、手机、短信、博客、电子商务等场合则主要使用书面和远程通信（Light 和 McNaughton，2014）。这些日常生活习惯的变化导致了 AAC 需要解决更多的沟通需求，以保证所有具有 CCN 的个体能够获取必要的知识、判断和技能，以促进其沟通能力（见第 12 章）。

接受 AAC 支持的人的年龄、残疾类型、环境和生活条件等特征在不断变化。其中对于严重的儿童和青少年脑性瘫痪（cerebral palsy，CP）患者，应该常规实施 AAC 干预（Mirenda 和 Mathy-Laikko，1989）。

三、综合干预原则

在严重运动障碍的患儿中，沟通障碍是可以预测的，并且通常被描述为合并症。对这类患儿，应尽早启动 AAC 干预措施，并将其纳入整体康复计划中。CCN 患儿及其家人需要从患儿出生的前几个月就开始接受 AAC 干预。这种支持旨在促进患儿的沟通和语言技能、社交和认知的发育（Romski 等，2015）。

与所有康复干预一样，AAC 需要多学科协作，不仅限于康复专业人士（Blackstone，2010），还包括出于不同原因参与到患儿及其家庭事务的人员，在这些人员之间共享一种"沟通文化"（如儿科医生、护士、教育工作者和照护者）。

在整个生命过程中，CCN 患者的病情演变，伴侣和日常环境都会发生明显变化，故往往需要长期 AAC 干预。对于脑性瘫痪患儿，在整个上学期间及后续继续坚持 AAC 干预至关重要。根据不同生活场景，如家、学校、托儿所、住宅生活中心、休闲环境等，需要设计并不断调试严重运动障碍患儿的综合沟通系统（general communication system，GCS），以满足其人际交流和参与需求。

辅助技术在人们使用通信设备、计算机、移动技术和社交媒体方面，以及在培养沟通能力及沟通参与等方面发挥着非常重要的作用。

AAC 干预的最终目的是按照国际功能、残疾和健康分类（International Classification of Functioning，Disability and Health，ICF）（WHO，2001，2007；Raghavendra 等，2007）的提示，提高 CCN 患者在日常生活和社会交往过程中的主动参与，以及他们参与社会生活的水平，让他们成为自己生活的主角（Hill 和 Romich，2006；Brady 等，2016）。

综上所述，AAC 干预计划高度个性化，因个人特点及其沟通伙伴、生活环境而异，由 AAC 干预团队实施。

沟通障碍的评定

所有的 AAC 干预措施都基于适当的评定。

由于脑性瘫痪患儿各种各样的运动障碍，评定需要一支由 AAC 专家（包括受过 AAC 和辅助技术培训的技术人员）和其他康复专业人员（神经病学专家、职业治疗师、言语治疗师、物理治疗师、骨科专家）组成的专业团队的专业意见。此外，如果有可能，患儿的家庭成员，患儿本人，以及其照护者、教育工作者、教师和其生活中其他重要的人，都应参与其中。为每位患儿制定个性化的 GCS 很有必要，不仅是为了满足当前的沟通需求，更是为未来长远需求考虑。

AAC 的评定依赖于参与模式（Beukelman

和 Mirenda，1988），是一个动态、系统的评定过程，并根据个人的实际沟通需求，实施功能性干预措施。在该模型中还兼顾了非残障同龄人在日常生活中的各种境况和活动中的参与需求，故都可以使用 AAC 系统。

获取障碍会限制患儿的参与能力，因此需要对个人能力资源进行详细分析，而不仅仅是关注其功能障碍，从而挖掘改善他们沟通能力的真正机会（Schlosser 和 Lee，2000）。

- 机会障碍指的是对参与沟通机会的限制，与 CCN 患者个人没有直接关系，而是与环境因素有关。可能与患者的生活环境中存在的政策和操作规程有关，也可能与其合作伙伴的技能和能力、态度和信仰有关。

- 获取障碍是指患有 CCN 的个体在能力和资源获取方面的受限，与他们的运动、知觉、认知、语言和学习障碍有关。理解力的问题相对更难评定，因为其可能取决于多种因素。但同时，它们在建立任何 AAC 干预时都是至关重要的（Romski 等，1997）。获取障碍的评定使用经典的临床工具进行，对于特定的沟通方面，也使用动态评定（dynamic assessment，DA）（Snell，2002）。

在 AAC 中，沟通评定依赖于观察和动态评定，期间会使用到交互策略（Iacono 等，1998）。评定者可通过游戏活动来评定患儿的沟通意愿和能力。

患儿表达自我的一些行为也应纳入评定，具体包括接受能力、意向度、使用的沟通技能（如引起注意、做出选择、物品或行动请求等）、当沟通失败时能及时改进策略的能力。

根据动态评定结果制定早期干预计划，有助于在不同生活场景和与不同对象沟通交流时进行更准确的沟通评定（循环评定、采取干预措施）。

还有很多其他的评定工具可用于各种各样的沟通环境，如沟通矩阵（Communication Matrix）

（Rowland，2004）、增强沟通的互动清单（Interactive Checklist for Augmentative Communication，INCH）（Bolton 和 Dashiell，1991）、SEET 模型（SETT Model）（Zabala，1993）和三 C 模型（Triple C）（Bloomberg 等，2009）。

1. 评定沟通和参与机会

治疗师可以使用多种不同的策略和工具来评定患儿生活中存在的真正沟通和参与的机会，如可以通过日常生活中的观察、视频、访谈和具体表格的汇编（Beukelman 和 Light，2020）来进行评定。其目的是找出在不同的场景和活动中，使用 AAC 的患儿与其同伴的沟通行为和参与模式之间的差异。

AAC 的干预还旨在反复思考或构建真正和个性化的沟通和参与机会，包括在家庭、学校、康复机构、托儿所、泳池和休闲场所等不同生活场景。此外，明确参与游戏和处理日常生活事务时所必需的环境适应能力也很重要（Musselwhite，1986）。

最后，确定患儿的沟通伙伴，并加强他们的沟通方式和互动模式十分重要。因为根据 ICF 参与模型，这些"合作伙伴"可以成为 AAC 干预的促进者和实施者，相反，也可以成为沟通障碍的潜在来源（Blackstone 和 Hunt Berg，2003）。

2. 替代途径评定

"途径"一词是指患有 CCN 的人如何使用 AAC 进行沟通，根据是否借助身体以外的设备进行补偿分为无专用设备的 AAC 和有专用设备的 AAC。前者是指不需要任何形式的外部沟通设备就可以进行沟通，如语言或手势；后者是指沟通时需要借助外部设备，这些设备可以是技术含量较低的设备，如纸笔、沟通板或包含照片和（或）符号的书籍，或高技术含量的设备，如具有语音输出功能的语音生成装置（speech-generating device，SGD）。

对有沟通障碍和严重运动功能障碍的患儿，AAC 团队应该事先预判 AAC 介入方法的可行性

（Goossens' 和 Crain，1992；Silverman，1995；Higginbotham 等，2007；Curry 和 Robinson，2010）。

在进行首次评定的时候，治疗师应该迅速明确在评定过程中使用什么样的沟通方法（如患儿是否能表达"是"或"否"），以及找到一种在短期内或者更长一段时间内可能适合患儿的 AAC。

脑性瘫痪患儿还可能有视听觉障碍、感知觉障碍、认知障碍、姿势控制和定向障碍，尤其还有坐姿维持障碍。因此，作业治疗师或物理治疗师必须对患儿的体位进行初步评定（York 和 Weimann，1991；Costigan 和 Light，2011）。如果患儿无法支撑坐姿或不够稳定，他们的实际沟通能力可能会被大大低估（图 12-1）。

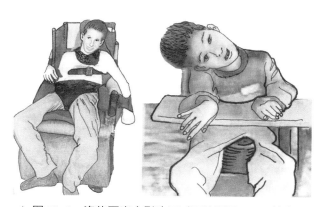

▲ 图 12-1 姿势不当会影响面对面沟通及 AAC 的介入

无论是否需要借助外部设备进行辅助，评定并保证良好坐姿是进行 AAC 初期评定及识别更有效的 AAC 途径的前提。然而，在干预后期阶段，有必要评定患儿在一天内不同体位下的沟通可能性，因为 CCN 患儿应该随时可以沟通。

全天候沟通

通常来说，首先应该根据患儿姿势的不同，来采取适宜的 AAC 介入方法。例如，当患儿以一个良好的姿势坐在轮椅上时，可以用手指指出沟通板上的符号来表达自己的想法。相反，当患儿躺在床上时，部分患儿则可能无法以同样的方式来利用他们的上肢，这种情况下可能更多的是需要眼神来进行沟通。

根据白天患儿采取的姿势和所使用的移动辅助装置的不同，可能需要不同类型的沟通支持。例如，当患儿使用助行器行走时，可以将沟通板固定在助行器上（图 12-2）。

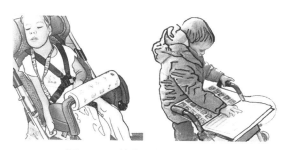

▲ 图 12-2 放在助行器上的沟通版

在完成初期评定之后，作业治疗师和物理治疗师需要给患儿提供适合其需求的姿势管理系统。他们不仅需要适当的坐具，还可能需要姿势控制所需的其他组件，如骨盆、躯干、下肢、上肢及头部的支撑装置（York 和 Weimann，1991）（图 12-3），以及最合适的折叠托盘类型（透明/不透明、有填充物/无填充物、带或不带边框等）。

一个持续存在的折叠托盘通常是严重脑性瘫痪患儿能够使用 AAC 系统的关键条件（图 12-4）。

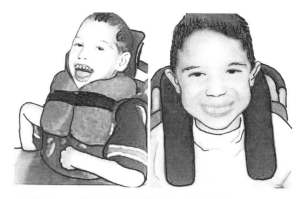

▲ 图 12-3 头部支持与固定以更好地进行 AAC 介入

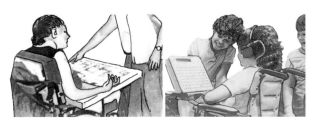

▲ 图 12-4　在托盘上接入 AAC 可以更大限度地促进交流的能动性与自主性

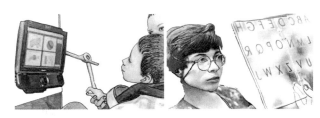

▲ 图 12-5　通过眼神定位（使用 ETRAN）或眼球追踪设备进行直接选择

它不仅为患儿提供了更合适的姿势调整及更大的稳定性，还对组装辅助沟通装置起到了必不可少的支撑作用（如沟通板、SGDS、环境控制系统）。这样一来，患儿就可以独立的使用他的辅助沟通装置而不需要依赖于他人的帮助。例如，当他们的老师必须将通信板放在与患儿轮椅相连的背包中时。

可以通过以下两种方式使用 AAC。

(1) 直接选择：患儿可以直接指出沟通板上的特定内容（如物体、图片、符号）或按下语音生成装置 / 键盘上的某个键来进行选择。

(2) 扫寻选择：患儿通过同伴的口头或视觉提示或者通过扫寻辅助设备上显示的内容进行选择。

患儿可以通过手指指示或通过眼神分析装置［较低级的装置（如 ETRAN）或高科技装置（如眼球追踪设备、iMotions 系统、Copenhagen 系统、NL 系统）］来直接选择，甚至用固定在头上，或者更少见的用脚上、嘴上的"指针"来进行选择（如头指示签、光指示器）。

ETRAN 指眼神转移设备，是一块放在 CCN 患儿和沟通伙伴之间的透明面板，上面有字母、符号、图片。CCN 患儿通过眼神依次选择 ETRAN 设备上的字母或符号，借此来传达需要表达的单词或消息，其沟通伙伴根据这些字母来接收讯息并向患儿确认所理解到的意思是否与患儿意愿一致（图 12-5）。

在扫寻选择中，患儿从沟通伙伴所提供的项目中选择其中一个项目，功能相对较好的患儿可以自发地（无须辅助）传达他们的选择（如

OK），对于有严重运动障碍的患儿则可以通过其他方式来表达"OK"，如点头、抬眼、发声等。

扫寻选择还可以通过扫寻设备来实现，由线、圆、行 / 列和 1～2 个开关激活的扫寻装置组成（图 12-6）。这种方式需要根据患儿的功能情况选择最合适的开关以便进行合理的放置和安装（Goossens' 和 Crain，1992）。

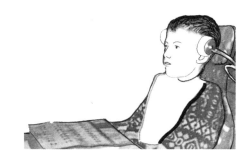

▲ 图 12-6　通过头部运动激活开关来进行扫寻选择

在评定初期替代途径时，作业治疗师首先要评定患儿通过手指或手进行直接选择的能力，如果患儿上肢功能障碍太重不能执行该功能时，可以通过眼神来指示来完成。

患儿可以使用各种预设的辅助沟通支持，如简单的选择板或一个 ETRAN 设备（图 12-7），甚至是一个用较大尺寸开关支持操作的简易语音输出沟通辅助设备（voice output communication aids，VOCA），如 BIGmack❶（图 12-8）。

当患儿不能进行直接选择时，治疗师即可采取视觉或听觉扫寻方式为患儿提供一些其可能感兴趣的选择，如"你想玩娃娃、用洗衣机或者烤

---

❶ AbleNet, Inc., Roseville, MN (USA), https://www.ablenetinc.com/

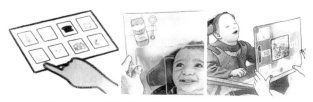

▲ 图 12-7　初期评定时各种类型的交流支持方式

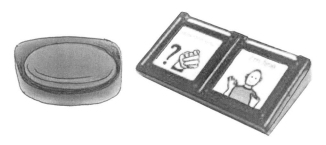

▲ 图 12-8　用于初期评定的 **BIGmack** 及 **VOCA**

箱吗"或者"你是想要可乐、果汁还是水"。

在干预的后期阶段，AAC 团队确定了一种长期替代干预介入技术，并深入研究了可能影响其使用的因素。

另一个需要评定的重要方面就是视觉及视觉 - 知觉相关的问题，这对于确定 AAC 的特征及替代途径所需要的视觉环境适应性非常重要。当我们提出一个沟通辅助工具时，需要考虑其符号的颜色、背景图案、大小、排列组织方式等基本特征（Utley，2002）。

有严重运动障碍的患儿往往需要的不是单一的沟通替代方式，AAC 团队在这个时候会运用一些混合模式的沟通系统，如基于自主沟通方式及辅助沟通措施的多模式 GCS。

根据实际沟通功能与参与环境的不同，所运用的技术、策略、AAC 工具会随着语境、沟通对象的不同而改变。例如，患儿可以不用辅具主动与家人沟通，而在学校的时候则使用沟通板。在与同学和老师沟通时使用平板或者 ETRAN、参与部分活动时使用装有扫寻软件的电脑、绘画时使用带有刷子的头部指示签等。

然而，定期地对患儿的潜力进行重新评定，并据此对 AAC 系统的沟通替代方式进行更新也非常重要，如积极改善患儿上肢或头部运动功能

以促进其直接选择的能力。

3. 语言评定

AAC 的语言评定内容需要包括个体的单词词语能力及常见的语言结构（如语速、语法）。

近年来，一些 AAC 学者提出了句法和语法的重要性，因为没有熟练掌握此技能的人可能表达思想存在一定困难，也比较难取得较高的学术造诣等（Blockberger 和 Johnston，2003）。

语言治疗师可以通过标准工具来进行语言评定（Beukelman 和 Light，2020），但对于有严重运动功能障碍的患儿可能需要适当调整评定方式。通常，语言治疗师需要综合的能力评定来明确患儿的家庭成员关系及语言认知发育情况，以更好地促进功能进步（ASHA，2004）。

四、增强沟通策略

在严重的脑性瘫痪患儿中，AAC 干预的主要目的是尽可能地使患儿沟通模式从前意图模式（语言或行为没有意图去影响周围的人）演变至有意图模式（语言或行为有向他人传递信息的意图），并进一步演变至更先进的象征性表达模式。

如 Light 于 1989 年首次所提，交际能力是对四个相互关联的领域（语言、操作、社会、策略）的认知、判断、和技能的整合。这些能力还取决于社会心理因素（动机、态度、信心和韧性）及环境压力或支持（Light 和 McNaughton，2014）。

- 语言领域是指在家里或社会中使用母语口语或母语书面语的技能。
- 操作领域是指独立表达意愿，或准确且有效地操作 AAC 辅助系统 / 程序（计划和生成一种可以表达自身意愿的身体动作，如抬头表示"是"）及其他社交媒体或主流通信工具的能力。
- 社交领域是指发展适当的社交语言技能

（如在互动过程中，实现信息请求的轮换）和社会关系技能（如对伙伴做出回应）。

- 策略领域是指运用补偿策略来避开自身语言能力的受限（如请沟通伙伴提供选择项来克服自身词汇的受限）、操作能力的受限（如请沟通伙伴来预测自己接下来所要表达词汇的拼写，以此来减轻自身疲劳且可以增强沟通效率）、社会能力的受限（如利用一些社交媒体）的能力。

干预计划还包括支持和训练患儿在生活中遇到的不同的沟通伙伴（Blackstone 和 Hunt Berg，2003；Pepper 和 Weitzman，2004）。创造良好的沟通环境对促进患儿沟通能力发育非常重要。

成为良好的沟通伙伴

对于 CCN 患儿来说，沟通伙伴能够与其取得有效的互动联系、理解他们的交流方式、并能促进患儿沟通能动性非常重要。良好的沟通伙伴的重要技能如下。

观察与回应

沟通不仅仅是文字！好的沟通伙伴可以通过观察患儿的面部表情、肢体语言、声音等来识别患儿所要表达的所有沟通信号，以此来了解患儿的沟通功能（如患儿是如何表达接受或拒绝的）并对他们的沟通意图做出积极回应。

等待 – 给出时间 – 角色转换

在一次交谈中，有能力的沟通伙伴可以分三步来促进沟通：①等待；②把主导权交给患儿；③给出足够的时间让患儿开始独立的或者借助辅助沟通工具来表达自己的兴趣和感受、并回答问题，同时也鼓励其分享话题而不仅仅是回答对方的问题。

创造沟通机会

创造实际沟通机会非常重要，从喂奶、洗澡、户外散步、游戏等日常活动中来增强患儿的沟通能力，以支持患儿做出自我决定（如做出选择、表达需求、分享信息与想法等）。

增加适合患儿发育水平的语言与经历

在日常生活中，一个优秀的沟通伙伴能用简单的词句、手势、面部表情、语气等来描述正在发生的事情，帮助患儿增加语言信息和生活经历，同时还可以促进患儿在使用 AAC 进行沟通过程中信息模式的建立。

早期沟通干预

早期沟通干预主要针对刚开始学习沟通的患儿、沟通伙伴及其所处的环境，越早开始介入越好（Cress 和 Marvin，2003；Beukelman 和 Light，2020）。其目的主要是促进理解，增加有效的自然沟通模式，增强并支持患儿的主动沟通意愿，同时形成一种基本的沟通技能，如获取注意、表达接受或拒绝。为此后的象征性沟通打下基础，在日常生活中找到真正的交流和参与机会。

患儿的初期沟通通常是使用一些非象征性沟通手段，如发声、面部表情、肢体语言等，这些行为可以是无意的，也可以是有意的。

1. 伙伴意识培训

早期干预主要侧重于提高伙伴的沟通能力，以更好地识别和感知患儿的行为，对其不同的行为赋予不同的意义。这些行为可以是发声也可以是动作，并且往往不是有意的，而是不典型的、微妙的，多受病理条件的限制，沟通伙伴需要对这些行为信号做出灵活的反应（Kent Walsh 和 McNaughton，2005）。

所有的沟通伙伴都应该对患儿所传达的某个信号赋予相同的意义，从而共同促进对患儿沟通意愿的理解，如他们通过面部表情或肢体动作表达拒绝或接受的方法时，甚至是使用如"沟通护照"、沟通词典等特殊工具时（Siegel

和 Wetherby，2000；Millar 和 Aitken，2003；Bloomberg 等，2004；Beukelman 和 Light，2020）。

2. 创造参与和沟通机会：日常活动或游戏

AAC 干预旨在运用非辅助或辅助沟通手段来影响患儿及其沟通伙伴的行为，甚至影响其日常生活环境。因此，早期介入是实施 AAC 干预的唯一真正先决条件（Mirenda 等，1990）。

参与和沟通机会往往融入在日常事务当中，当需要共同关注时，在 CCN 患儿及其沟通伙伴之间建立联系。让患儿对此感兴趣，同时还要考虑到他们的实际年龄及其功能和发育情况（Butterworth 和 Cochran，1980）。

沟通机会主要在游戏场景中产生，因此照护者应该选择可以互动的玩具或游戏，以促进患儿沟通技能的发育（Beukelman 和 Light，2020）。严重脑性瘫痪患儿需要意识到他们的行为也会影响到他人或周围环境，如当他们在玩智能玩具或者使用 VOCA 系统时。这是实现象征性沟通的开始步骤之一（Siegel 和 Cress，2002）。

玩具选择、沟通与参与

- 照护者应该以互动为目标来选择玩具或者活动，如有些类型的玩具（如球、木偶、玩具车、泡泡、积木等）在某些情况下比起其他类型的玩具（如纸和蜡笔、玩面团、拼图）就更能促进互动。

- 为了培养患有运动障碍的 CCN 患儿的注意力和参与性，选择易于握持、携带和操作，安全且有吸引力的玩具非常重要。同时，游戏、玩具、活动和书籍可根据实际情况进行适当改造或修改（Musselwhite，1986；Goossens'，1989；Goossens' 等，1992）。

- 严重残疾的患儿更喜欢玩能产生声音、动作和光的反应性玩具，因此经常需要为这

些玩具安装一个个性化开关（图 12-9）。另外，需要谨记的是能玩反应性玩具不是目的，而是促使患儿达到积极参与目的的手段之一。

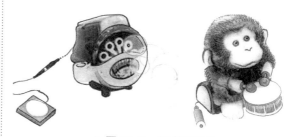

▲ 图 12-9　反应性玩具

3. 早期干预途径

为了促进严重残疾患儿更好地参与和沟通，尽早确认替代途径是至关重要的（见替代途径评估段落）。治疗师需要促进患儿自然沟通能力的进步（无须专用辅助设备支持，如可以用眼神来表示选择意愿）和（或）加强使用专用设备辅助时的沟通能力（如通过手 / 上臂选择沟通板上的符号来表达意愿），另外坐姿评定和姿势控制是确定更多 AAC 介入功能模式的先决条件（Giannoni 和 Zerbino，2000；Costigan 和 Light，2011）。

4. 培养早期沟通技能

一旦 AAC 团队创造了参与和沟通机会，团队成员即可开始使用多样的方法来鼓励患儿沟通技能的发育，并尽可能地培养患儿意向性沟通的能力。

培养早期沟通技能
吸引注意

患儿主要通过一定的信号，如笑、哭、移动肢体、发出声音或眼神沟通等来吸引注意，以此来启动与他人的交流互动。其沟通伙伴应该对患儿的任何有意行为做出反应，

以便患儿能够反复体验其努力沟通的成果（Smeybe，1990）。例如，照护者需要对诸如轻敲托盘等行为做出反应，以此来作为患儿渴望吸引注意的一个信号（Baumgart 等，1990）。一旦建立了一种可接受的寻求注意的行为并被有意使用，在随后的沟通过程中照护者就可以过滤一些无效信号，只需要对最有社会接受度的一些行为信号做出回应。在这个过程中，一些简单的设备可以用来帮助患儿更好地吸引注意，如一个带有开关的呼叫器或者一个带有语音信息"请到这里来"的 VOCA 设备等（Beukelman 和 Light，2020）。

接受或拒绝

接受信号是用来表示目前所发生的事是令人愉悦的或是可以忍受的，拒绝信号则正相反。接受或拒绝信号可以是公开或明显的，如微笑、大笑、皱眉等，也可以是非常微妙的，如眼神躲避、身体紧张度增加、呼吸增快或者突然的不主动。

与吸引注意的信号一样，照护者最初会响应，并遵守患儿在沟通过程中任何在社会和文化上可以被其容忍的行为，并随着时间的推移强化这些行为。一旦患儿开始有意使用这些信号，照护者就可以将他们的反应限制在意愿最强、接受度和功能性最高的一些行为上（Beukelman 和 Light，2020）。有时，特别是在长期管理中，有些严重运动障碍的患儿的接受／拒绝信号是不起作用或非功能性的，如当患儿伸出舌头作为接收信号时。

5. 早期沟通与综合康复项目

在患儿生命的最初几年，其家庭成员及所有康复团队成员分享共同的"沟通文化"是非常重要的，这决定着是否能达到成功沟通的目的（Blackstone，2010）。

儿科医生和其他医疗或康复人员往往是最早有机会接触患儿并可能识别出其患有 CCN 的专业人员，当明确其患有 CCN 时应立即让他们参加可以进行 AAC 或功能性沟通介入的项目，将早期沟通目标纳入到综合康复干预目标中去。

此外，现在人们普遍认为，为患有慢性沟通障碍的年轻人提供高质量的沟通交流渠道是非常重要的。康复专家可以为此发挥重要作用，如可以教会这些年轻人表达他们将来会用到一些社会服务的健康需求，并向医疗保健专家进行自我倡导（McNaughton 等，2010）。

6. 象征性沟通和沟通能力发育的综合干预指南

AAC 干预旨在加强象征性沟通的发育，评价新出现的沟通技能，并评定患儿是否能够或者在多大程度上能够对任何辅助系统的使用融会贯通，并促进进一步的语言和沟通发育。

第一种象征性沟通模式的引入是基于建模过程，在这种建模过程中，沟通伙伴在与患儿进行沟通时引入并指出相应的符号（有形符号、照片、图片、图形符号等）到对应的关键词，并逐步在后续与患儿的沟通过程中进行建模、扩展和重构（Romski 和 Sevcik，1988；Goossens'，1989）。

该过程在日常生活、游戏及其他日常活动中启动了共享意义的共建，在这个过程中，沟通伙伴和 CCN 患儿开始达成一致，并用声音、手势或者符号等形式将这些表达方式常规化。在这个早期阶段，针对沟通伙伴的干预至关重要。AAC 团队的这种干预旨在向沟通伙伴传授建模过程，更通俗的讲，就是旨在最终能使用合适的语言来支持和加强理解（Sevcik 和 Romski，1997，2002）。此外，还旨在改进策略来促进更富有表现力的沟通，即不仅只限于表达愿望或需求，而是将沟通扩展至其他功能如评论、获取信息、叙述等（Light 等，2002）。

在首次引入 AAC 模式时，团队应识别出与患儿当前能力相适应的最合适的辅助系统，包括介入模式、技术、感知及语言技能等（Beukelman

和 Light，2020）。

- 符号类型，包括有形符号、照片、其他更合适的符号系统或集合，如 Mayer-Johnson PCS 系统❶、Widgit 系统❷、Bliss 系统❸等。
- 沟通支持类型，如沟通板、ETRAN 模型、VOCA 等。
- 组织功能布局，如主要建立在语义 / 句法或语用的基础上等。

对于使用轮椅的运动障碍患儿，需确定适当的低和（或）高科技辅助安装系统和适应性器具（如膝部托盘），以使患儿自己能够持续或自主地使用辅助系统（见第 13 章）。

在最初的象征性沟通引入阶段之后，AAC 团队进一步介入的重点将放在尽可能地鼓励各种复杂生活场景下象征性沟通的发育，并促进患儿获取更多的沟通技能。同样重要的是，随着时间的推移，那些逐渐添加的词汇不能仅限于帮助患儿表达对物体或行为的需求，还要能允许患儿表达感情、情绪等更高级的沟通功能（Light 等，2002；Beukelman 和 Light，2020）。

近年来，通过对一般语境中的语言学习（Light，1997）及随后对语言技能（尤其是语法）的具体干预和评定，人们反复强调对沟通能力及语言接受和表达能力进行差异化干预的必要性（Soto 和 Zangari，2009）。

另外，应尽可能注意培养患儿的识字能力，Lindsay 在 1989 年表达了这项技能的重要性："在我们可以为依赖 AAC 的人能做的事情中，传授识字能力是我们最能赋予其自主权及力量的技能。"

从适当的评定出发，识别任何具体的功能障碍，随后的干预则需要团队协作，需要有传授识字技能的能力，包括由语言治疗师制定具体的干预计划，并对需要 AAC 辅助的患儿进行恰当的识字技能的干预。考虑到"全方位学习设计"（Rose，2000；Moore，2007）的原则和患儿进行具体识字技能学习的最佳时机，教师的参与并分享最恰当的教学方法至关重要。识字技能的传授还可以通过辅助技术来实施，这样可使那些患有严重运动障碍的患儿或青少年也可以参与到学术学习当中来。

AAC 干预是一种持续的、纵向的干预。在 CCN 患儿的一生中，其对沟通的需求及自身沟通的能力会随着年龄及临床病情的变化而变化（如技能的获取或丧失），以及沟通伙伴或生活场景的变化而变化（如学校、家庭、康复机构、托管中心等）等。因此，随着时间推移，AAC 团队必须不断地识别并使用恰当的策略与工具，以帮助患儿进行更好的面对面、书面及远程沟通等（Light 和 McNaughton，2014）。此外，还应保持干预的连续性，使其能够不断适应沟通及参与场景的演变，且干预支持对象不仅仅限于 CCN 患儿本身，还包括其生活中的沟通对象及其生活场景（如高中、大学、托管中心、休闲娱乐场所、独立生活空间等）（Lund 和 Light，2007）。

---

❶ Crick Software Ltd., Northampton (UK), https://www.cricksoft.com
❷ Widgit Software, Cubbington (UK), https://www.widgit.com
❸ Blissymbol Communication, Oxford (UK), http://www.blissymbols.co.uk

第13章 感觉－运动－认知障碍的康复技术
Rehabilitation Technologies for Sensory-Motor-Cognitive Impairments

Psiche Giannoni 著

陶 亮 侯雪勤 译 钟 敏 胡 芮 校

康复技术（rehabilitation technology，RT）是一个概括性术语，包括了数目庞大及种类纷繁的现代技术与系统，为有需要的儿童、青少年、成人及他们的照护者、日常生活辅助者、治疗师提供实用的工具和设备，旨在解决残障人士的身体和（或）心理需求。这些技术系统包含硬件（传感器、执行器、监视器、生物信号处理器、各种类型的刺激产生器）和软件，常被称为"应用程序"，可运行在智能手机、笔记本电脑或台式电脑上，还可连接至局域网或全球互联网。

此类辅助技术的目的是为了改善残障人士的特定功能，降低特定领域的障碍水平，评定感觉－运动－认知障碍的关键特点，训练患者恢复部分正常的感觉－运动能力，以及促进移动能力、教育、娱乐和就业可能性等方面的社会融入。

许多 RT 系统的新颖性使得其对残障人士、患者亲属、临床医生或康复从业者有着固有的吸引力。在制定具体的治疗方案时，这种吸引力可能会掩盖此类辅助技术的真正利弊。例如，人们对机器人的印象多是拟人或具有宠物特征的形象，如星球大战或者机器人瓦利（Wall-E）。而真正的机器人主要用于工业、制造业，它们没有拟人或生物形态的外观，并且在工作时与人没有互动。不同于工业机器人，服务机器人具有与人类用户互动的多种功能，应用于医学、娱乐等领域。然而，这仍然只是一个极小的领域，并且需要在硬件（机器人的身体）和软件（机器人的大脑）方面进行大规模的技术创新，然后才能达到与人类治疗师相当的技术水平。目前，该领域仍处于起步阶段，市场可以提供的设备仅是具有一定复杂技术水平的"玩具"。

然而，在不久的将来，这一领域将取得进一步发展，这将促使新的技术融入进残疾事业的各个方面，也体现了以前没有机会和（或）动机相互交流的专业人员之间团队合作的紧迫性。尽管生物工程师和康复从业者的背景和专业经验不同，但他们应该改善沟通渠道，将科学工作的严谨性和客观性与整体的"人类"敏感性结合起来，始终致力于造福残障人士。

RT 通常根据三个主要应用领域进行细分。

(1) 辅助：帮助残障人士补足或克服未经过训练或评定的特定功能障碍。

(2) 评定：与公认标准相比，可定量评定患者在特定感觉－运动－认知功能方面的损伤程度。

(3) 训练：训练残障人士以提高或恢复其感觉－运动能力。

此外，上述三个领域并非相互排斥。例如，良好的 RT 训练系统必须包括评定功能，以使训练适应总体需求，并应该能够改变任意一位患者在治疗中的表现。

当然，这些条件同样适用于残障人士与"人类"治疗师的互动，治疗师必须完成评定以制定个性化治疗方案，并以合适的方式执行，以及必要时使用适当的辅助工具补充和丰富已拟订的方案，也许还能以合理的途径将 RT 系统囊括。

一、辅助技术

2015 年，世界卫生组织（World Health Organization，WHO）始终关注着国际功能、残疾和健康分类，大力支持应用辅助技术（Assistive Techology，AT）促进残障人士参与和融入社会，以便他们能够维持或改善其功能和福祉。据 WHO 称，AT 的范围不仅限于假肢和辅助设备，还包括软件和硬件辅助设备的实施应用，可促进移动、改善感觉体验和交流。WHO 还支持全球辅助技术合作（Global Cooperation on Assistive Technology，GATE）计划（2016 年），该计划旨在帮助残障患儿实现可持续发展。遗憾的是，迄今 AT 在临床资源和资金匮乏的国家仍不易于获得和使用（Bustamante Valles 等，2016；Johnson 等，2017）。

日常生活环境中的残障人士无法自行完成某些活动，因此多需要他人辅助或护理人员的帮助，AT 旨在为这些残障人士提供能够执行身体任务功能的设备。因此 AT 扮演着控制接口的角色，促进人们使用其严重受限的运动能力，来控制能够执行功能性任务的操作设备或机器人。例如，如果该任务是喝一杯水，那么机器人应该能正确识别环境中的一个空杯子，抓起并将其带到靠近残障人士的适当位置。此后，可以设想两种复杂程度截然不同的技术解决方案：在更简单的方案中，机器人将取一根吸管并插入玻璃杯中，允许用户自己喝水；在更复杂的解决方案中，机器人可适当地倾斜玻璃杯小心地靠近用户的嘴巴，并监控整个操作过程。这个选择取决于用户的需求，然而无论在哪种情况下，这都不像最新一代智能手机一样，是现成的可购买的技术，目前无法通过阅读复杂的用户手册来学习如何使用它。这些类型的设备应仔细调整，并实现个性化，使其具备独特功能。同样，这需要治疗师与技术人员及工程师三方之间密切合作，治疗师应清楚地了解目标用户的需求，技术人员及工程师应了解目标设备和用户本身的局限。

脑性瘫痪患者的 AT 应用领域是多方面的，并且在不断增长，因为现有技术在不断改进，使其能够更好地适应特定用户的需求，能够同时考虑到损伤程度、特定感觉－运动－认知缺陷和受试者的年龄。大致而言，这些领域涉及日常生活活动、环境控制、交流、移动、社会参与。

（一）机器人辅助设备

机器人辅助设备的形状通常类似于一个或两个机械臂，可用于多种场合。它们可以安装在固定位置，如书桌或电动轮椅上，从而将移动和日常生活活动结合起来。这些设备的使用者，无论是儿童还是成年人，都是严重残疾的人，因为他们在力量、运动范围和（或）流畅度方面对运动的自主控制都严重受损。这种技术的目的在于精细而智能地帮助这些人在"智能家庭"中吃、喝、盥洗、剃须、刷牙或控制环境设备时更加独立。关于机器人辅助设备的两个典型例子就是 Jaco❶ 机械臂（Campeau-Lecours 等，2016）和 Handy 1 康复机器人（Topping，2000），它们可以协助拿起水杯，甚至是帮助女生化妆。它们通常安装在轮椅上（如 Manus Wheelchair Robot：Driessen 等，2001），可以提供例如患儿上学时在键盘上完成书写任务等多种功能。

（二）脑机接口和人机接口

许多 AT 系统都有一个重要模块，无论其具体功能如何，本质上都是为严重残障者提供适当的控制界面以管理所选择的 AT 系统，并执行重要任务，同时以可能的最佳方式利用少量残存的运动功能。AT 系统一般有几种可用的解决方案，它们或多或少有些复杂或者是有创的，最终的有效性也参差不一，始终需要仔细地调整及个性化以满足用户的需求。这类接口有两大类：脑机接

---

❶ NuMotion, Brentwood (USA), https://www.numotion.com

口（brain-computerinterface，BCI）或人机接口（body-machineinterface，BMI）。

不同类型的 BCI 可通过有创或无创的方式来处理大脑活动，检测用户执行某个动作的意图或诱导机器人协助完成该动作（即运动想象）。夸张地来讲，这些系统功能被描述为允许残障人士利用他们的"想法"去控制机器人。然而，这种方案其实都是基于连接到颅骨的标准电极来处理脑电图活动（electroencephalographic，EEG）（McFarland 和 Wolpaw，2011；Daly 等，2013；Zhang 等，2019）。相反，有创方案需要在大脑中插入电极，这项技术在某种程度上与用于帕金森患者的脑深部刺激技术类似。例如，BrainGate 神经接口（Nuyujukian 等，2018）等侵入性脑机接口系统使用的是皮层电图（electrocorticography，ECoG），是基于放置在硬脑膜上的颅内电极并通过用户的运动想象进行激活。侵入技术所获得的根本益处是更快的传输速度，这使得用户可以准实时地使用 AT 系统。遗憾的是，在无创的方案下，检测运动想象和控制机器人有着长时间的延迟，这会减弱机器人的性能以及用户的积极性。

与 BCI 不同，BMI 不使用运动想象功能，而是直接尝试从用户受限的运动能力中提取尽可能多的信息。通常，此类 AT 系统的应用是基于各身体部位（如肩部、头部或眼睛）的运动传感器，这些身体部位是用户能以某种方式自主控制的，尽管由它们发起的运动可能无法直接完成用户想要的动作。BMI 的基本原理是将此类可受控制的运动转化为辅助装置的运动参数，如电动轮椅（Casadio 等，2012；Lee 等，2016；Abdollahi 等，2017）。需要注意的是，尽管这项技术是无创的，但它需要对用户进行相当复杂的培训，用户应学会以可靠的方式调整和协调其仅剩的自主控制姿势，以便将其意图正确地传输给 AT 系统。因此，BMI 控制的设备需要进行双向训练和调试以便对其进行有效应用。用户需要适应设备的同

时，设备应在技术人员或治疗师的帮助下不断适应用户。尽管无创 BMI 与有创 BCI 相比，仍需要一组极小运动能力的辅助，但它在速度方面可能更加有效。例如，对于重度四肢瘫痪患者，有创或无创 BMI 可能是唯一可行的技术。

此外，为了辅助日常生活活动能力（activities of daily living，ADL）受损的残障人士，BCI 或 BMI 已被应用于教育和（或）娱乐，通常是将其引导到电子游戏，更常见的是引导至严肃游戏之中。最后，值得一提的是，无创 BCI 技术也可以通过合理地处理 EEG 信号来检测用户的情绪状态和（或）注意力水平。

（三）书写辅助

对于那些无法使用书写矫形器进行书写，或者不能利用改装键盘进行打字的简单、低技术含量辅助工具的残障人士来说（见第 12 章），一种基于眼动测量或更精细的注视控制的技术已经实现。这种方式可达成眼睛与计算机的连接（Breuninger 等，2011；Borgestig 等，2016；Caceres 和 Rios，2018；Wachner 等，2018），实现用眼球运动控制电子屏幕上的可视化虚拟键盘。在一些更严重的情况下，如用户的注视控制很差时，以上技术难以完成辅助，当然也可能是由这种非自主控制动作所隐含的注意力压力所致。这时则可以通过单开关扫描机制来实现虚拟键盘上字符的选择，其中，与用户自主意愿相连的接口包括 BCI、呼 / 吸检测器等。例如，EyeMobile Plus1❶ 就是一个具有注视功能通信和访问计算机设备等多种选择的示例。

（四）阅读辅助

对于失明或视力减退的人，有不同的技术来读取视觉信息、文本或图像。仅有部分视力问题且需要放大镜的人，视频放大器是不错的选择，它可以提供连续放大和高对比度的图像。关

---

❶ TobiiDynavox, Danderyd (S), https://us.tobiidynavox.com

于书面文字的读取方面，有声文本阅读器可以扫描和识别并打印文档，还可将其转换为声音。失明或视力减退的人容易发生阅读疲劳，因此可以使用此类设备。另一方面，虽然有声文本阅读器可以让用户更积极地管理书面文字，如选择阅读节奏、停止和返回，但他们也可能会出现消极态度，如更多地去听一些广播节目，这可能有利于娱乐活动，但不利于教育或专业活动。此外，还存在另一种需要失明用户充分参与并处理文本和图像的技术。以 Optacon 设备（Linvill 和 Bliss，1966）为例，该设备是一种机电设备，由两部分组成：扫描仪（一个非常小的摄像头）和指垫。用户可以主动在需要阅读 / 可视化的材料上进行扫描，它会将摄像头检测到的视觉像素转换为用户手指尖上感觉到的相应振动感。机器无法主动识别这种感受，但用户应该学会自己理解和识别振动模式。最后，盲文阅读器也有几种类型的设备，可以访问计算机、平板电脑或智能手机，旨在让用户在家庭和工作环境中保持独立和灵活。

（五）移动辅助

对于运动障碍程度较轻的人，有滚动步行装置的机器人化版本，即步行辅助机器人，它可以主动提高步行稳定性，也可以避开障碍物，如 PAMM（Spenko 等，2006）或 GuidoWalker（Rentschler 等，2008）。对于不能行走的人，有大量带有各种电子接口的电动轮椅可以根据用户的残余运动能力调整座椅的控制（方向、速度、制动）。还有一些特别为截瘫用户设计的移动系统，将移动功能与辅助机器人相结合，可帮助患者从椅子或床上站立以及坐下，如 Tek Robotic Mobilization Device1[1]。

另外一种不同类型的电动 / 电子轮椅选择就是将机器人外骨骼用合适的带子套在腿上。此类系统的主要功能是通过提供必要的电机反重力来

保持用户的直立状态，即减轻腿部上一定百分比的体重；控制单元还应能够激活电机并模拟正常步态下行进的模式。由于外骨骼的模拟仅是近似正常步态的，因此整体的稳定性还是由用户自己控制，用户通常在握住平衡杆后借助外骨骼生成功能性的步行运动。目前使用最多的外骨骼包括 ReWalk2[2]、Phoenix Exoskeleton1[3] 和 EksoNR1[4]。虽然外骨骼最初是为以腿部肌肉力量严重不足为特征的脊髓损伤患者设计的，但最近也有针对脑瘫患儿的研究显示它们可促进实现正常的生理步态模式，同时对平衡控制系统来说，也是一项挑战（Andrade 等，2019；Eguren 等，2019；Lerner 等，2019）。然而，在大多数情况下，外骨骼仅在患儿的训练期间作为辅助器具，如在跑步机步行训练期间。

（六）家庭生活

如今，在家庭环境中，有许多改进日常生活质量的小工具或设备。在通信或书写方面，各种技术极大地促进了智能家庭的创建，使得残障人士能够轻松地访问智能家居，并根据他们的需要使用各种设备，从而获得更多的独立性。用户只需使用远程传感器或通过互联网来连接控制这些电子设备，甚至可以使用智能手机或语音命令来操作这些设备（Harper，2006；Ghazal 和 Khatib，2015；Varriale 等，2020）。2015 年，Wästlund 等还测试了一种允许用户使用视线驱动的电动轮椅，兼具有导航系统，可以帮助用户在家庭环境中安全地移动。

这些被称为辅助家居的自动化系统，已经成为那些宁愿待在家里而不愿搬到具备辅助生活设施环境的人的可行选择。目前一些供应商可提供自动灯光控制、自动门 / 锁、家庭安全和安保系统、自动化电器、配药装置、自动提醒

---

[1] Matia Robotics, Salt Lake City (USA), https://matiarobotics.com

[2] ReWalk Robotics, Marlborough (USA), https://rewalk.com

[3] suitX Co., Emeryville (USA), https://www.suitx.com

[4] Ekso Bionics, Richmond (USA), https://eksobionics.com

系统等服务，如 smartofficesandsmarthomes.com，abilitynet.org.uk，atwiki.assistivetech.net，gettecla.com，iot.ilifesmart.com，unipi.technology 等。此外，新的 IoT1❶ 科技可能会提高智能家居的联网能力和大规模服务的集成。

（七）社交辅助机器人

在数量众多、多样化且分散的辅助技术领域中，最卓越的照护者无疑是一组被称为社会辅助机器人（socially assistive robots，SAR）的服务型机器人，它们可在日常生活的大多数活动中代替用户（Pieskä 等，2012；Mettler 等，2017；Wirtz 等，2018）。这些机器人通常具有迷人的半人形外观，可传达同理心，用户对其常产生良好的情感印象，如 Cognitive Service Robot Cosero1❷（Behnke 等，2016）或 Care-O-bot Ⅱ❸（Graf 等，2004）。在许多情况下，这些机器人都配备了口语生成和识别技术，这项技术是从消费型电子产品中引进的，本与残障无关。但其主要目的是通过创造理解幻象，从而与用户进行更为简单而有趣的互动。

目前较为流行的一种社交机器人是 Pepper❹，它是一种人形机器人，具有部分观察面部表情的能力，因此能够与用户进行交互，表现得像能够识别情感并做出正确的反应。有时你可能会在一些意想不到的地方遇到 Pepper，如在豪华游轮上，经过训练，他们可以表现得像一个完美的接待员，能够通过面部识别技术识别访客，如果合适的话，还会递给他们一杯欢迎饮料。对于残障人士，Pepper 可以被编程来执行更具体、功能更强大的任务，如作为一位细心有用的护理者或者健身房教练（Lotfi 等，2017）。

一些护理机器人被设计成可扮演情感伴侣的角色，如一位可照顾患儿或老人的保姆；情感机器人可以有一个像 NAO❺ 一样的人形外观，也可以有一个像毛茸茸的海豹 Paro 一样的宠物外观。值得一提的是，Paro❻ 配备了触觉传感器和具有触觉反馈的胡须，能够通过无声地移动尾巴、睁开 / 闭上眼睛或产生呼噜声来表达其对用户的拍打行为具有有效反应。孤独症谱系障碍患儿似乎受益于这种人机交互，可能是因为它是可预测和相对可靠的；相比之下，在老年用户中，这种互动可能会引发焦虑感，因为用户可能会害怕弄坏复杂精细的设备（Sharkey 和 Sharkey，2011；Huijnen 等，2016；Alcorn 等，2019），尽管给予他们这些情感小工具的根本目的是为了减弱他们的孤独感。无论如何，关于使用这些机器人的完整理由和相关的伦理问题在很大程度上都存在着争议，质疑它们是否仅仅是给人一种深刻而健康的人际关系的错觉而已（Coeckelbergh 等，2015；Wachsmuth，2018）。

还有一个与此类科技相关的方面，即残障人士的社交和娱乐。它涉及所有需要进行技术调整的小工具和软件程序，以允许残障人士单独玩游戏，或与其他健康 / 残障人士一起游玩。电子游戏也是出于教育目的而提供的，但正如不可能将康复评定和治疗完全区分开一样，很难对同时具有娱乐和治疗作用的电子游戏进行区分。因此，在康复治疗部分将考虑到这些问题。

二、评定技术

字典对于评定的定义是：判断或决定某种事物的数量、价值、质量或重要性的行为。在本书之中，"事物"是一个人在感知、运动控制和认知的某方面中的损伤程度，常与正常人群进行

---

❶ Internet of Things, https://www.softwaretestinghelp.com/iot-devices

❷ NimbRo, Bonn (D), http://www.nimbro.net/robots.html

❸ Fraunhofer IPA, Stuttgart (D), https://www.care-o-bot.de

❹ SoftBank Robotics, Tokyo (JP), https://www.softbank.jp/en/robot

❺ SoftBank Robotics, Tokyo (JP), https://www.softbankrobotics.com/emea/en/nao

❻ Intelligent System Co., Kyoto (JP), https://intsys.co.jp/english; http://www.parorobots.com

对比，主要用于诊断和预测。正如字典条目中所隐含的那样，评定意味着定量和定性评定，在前一种情况下，科技可与人类医疗专业人员进行竞争，而这种竞争的优势是由大量传感器和测量设备提供的；在后一种情况下，训练有素和经验丰富的康复专业人员比最新一代的专业软件包更具有显著优势，即使其是基于人工智能（artificial intelligence，AI）的。事实上，问题在于 AI 缺乏基于直觉和经验的常识推理，在不远的未来，这将仍然是人类的一个特征，尤其是在医疗和保健领域。然而，专业人员需要接受和理解现代科技所带来的评定的定量方面的挑战，并据此持续改进提升。

过去几十年的技术进步极大地促进了科学知识的发展。据此，从一开始，人们就有可能更多地了解运动和人类行为，获得比单纯由人类和主观调查所得的结果而更为精确和可靠的数据来进行研究。

随着时间的推移，对人类运动的研究已经从简单的主观观察发展到 Eadweard Muybridge 的瞬时摄影，然后是使用能够提供精确数据的电子设备（Gilliaux 等，2015；Laut 等，2016）。与使用临床量表获得的主观数据相比，康复从业者仍需要进一步的思考和汇总，而计算机辅助评定提供的数据无疑具有客观性和准确性（见第 1 章）。无论何时何地，这些设备都有利于专业人士收集数据，进行评定及思考，并赋予数据化结果以涵义。在此基础上，他们可以定制以患者为中心的康复计划。然而，仍不能忽视以"人性化"的方法来评价一个人。在任何情况之下，科技设备所提供的基于定量测量的评定数据多用于对比，并作为定性测量临床量表的一种补充。

一个印度故事

意大利战区记者兼作家 Tiziano Terzani 在其著作 One more ride on the Merry-Go-Round（2004，engl.Version2016）中，很好地解释了科学而客观的方法是如何极其积极有效地解决健康问题的，但过程当中也有可能忽视了人是作为一个整体而存在的。

他讲述了一个古老的印度故事，在这个故事中，五个盲人必须触摸和描述一头大象。第一个男人摸了摸它的腿，描述其为一座有柱子的庙宇，第二个男人摸了摸它的躯干，说它像一条蛇，第三个男人把它的腹部描述成一座山，第四个男人感觉它的耳朵像扇子，最后一个男人认为尾巴像鞭子。

所有这些描述都有各自的道理，但没有一个人描述大象的整体到底是什么。如果医务人员只考虑到患者的局部功能受限，忘记将其作为一个整体来观察，就也会发生同样的情形。

回到康复领域来讲，评定主要用于评定任何疾病所致的运动协调和运动控制缺陷。测量系统和生物医学信号处理单元的数量和类型极其庞大和多样化，并且随着技术的不断革新而稳步增长，因此对其详细的分析超出了本书的范围。对治疗师来说，他们既不应该怀着敌意来接受这些工具，也不应该忽视利用这些工具来改进他们实践和丰富在该领域经验的机会。经验之谈常常是用批判性的眼光来看待患儿的日常活动的，而康复治疗应该始终是由明确的诊断、预后评定来驱动的临床推理结果，并应思考以下问题：我的定性评定足够完整吗？是否可以基于定量评定技术加以改进？下面讲述了一些可用量化工具进行评定的类目，部分已经进入临床实践应用。

- 基本运动分析。
- 步态分析。
- 自发运动。
- 运动捕捉的其他应用。
- 本体感觉灵敏度。

- 平衡。

- 触觉感知。

- 僵硬和痉挛。

（一）基本运动分析

人体运动学描述了关节转动的时空模式，包括关节角度、旋转速度和加速度，以及末端执行器（手和脚）运动的相应时空模式。运动学主要用于描述运动，即每个关节发生了什么，但没有告诉我们为什么。换句话说，它没有考虑引起运动的力，不能称作是运动学分析。

运动学分析能够用于多种场景、多种目的，并可与其他类型的测量系统相结合。例如，可以使用纯运动学分析来评定新生儿的自发运动，评定不同形式失用症患者与对照者伸臂动作的协调程度/准确性/突兀程度。众所周知，他们能够以钟形曲线为特征，做出平稳准确的伸臂动作（Morasso，1981）。此外，运动学分析与临床步态分析实验室中的其他技术也有结合。

可用于运动学分析的技术类型有多种，常分为两大类。

- 基于标记的系统。

- 不使用标记的系统，即无标记系统。
  另一种分类与传感技术类型有关。

- 光学，基于摄像头，对可见光或红外光敏感。

- 惯性，基于加速度传感器或更普遍的 IMU 传感器（惯性测量单元）。

- 磁性，基于电磁场源和作为 3D 数字化功能目标的小型磁性传感器。

不同运动捕捉技术之间的选择取决于实际应用的需求，如空间分辨率、采样率、需要测量的标记或实体节的数量、系统的侵入性、用户的运动范围、操作体积等。

运动捕捉系统中的标记是牢固附着在身体不同部位的小物体，如在对应的关节处。

它们可以是无电源的，即小型反光球体，也可以是有电源的，即能够发光的 LED。

例如，在 BTS 的 Vicon Vantage[1] 系统或 Smart DX[2] 系统中，标记（常大量使用）是由红外光源照明的小反射盘，与多个红外摄像机（通常为 12 个）同轴，主要用于体积分析。

Polhemus Fastrak 磁性 3D 数字化仪[3] 的标记是小而圆的天线，与该技术兼容的设备较少，但其与 Vicon 或 BTS 光学系统不同，后者存在比较明显的问题（标记可能隐藏在摄像机的视野之外），而磁性标记在操作范围内始终敏感。

还有混合光学运动捕捉系统如 Miqus Hybrid[4]，可在同一摄像机内检测和跟踪已标记的或无标记的对象。

带有活动标记的运动捕捉系统大多是光学的，如 Simi Aktisys[5]，它使用的是一个接一个快速闪烁的小型红外发光二极管，帮助摄像机更容易实时识别每个动点，从而实现更高的运动捕捉频率。

非光学的无标记系统通常是基于惯性传感器的，如带有 19 个惯性传感器的 Motion Capture Suit[6] 和 MTi[7] 惯性传感器模块。

（二）步态分析

临床步态分析实验室通常由骨科或神经科医生操作，在特定实验中与对照人群进行比较和评定（Cappozzo，1984；Benedetti 等，1998；Perry 和 Burnfield，1992；Armand 等，2016）。步态分析不侧重于单一类型的测量，但需要整合不同类型的评定，这些评定需要不同设备间的精准同步。

---

[1] Vicon Motion Systems Ltd., Oxford (UK), https://www.vicon.com

[2] BTS Bioengineering, Garbagnate Mil. (IT), https://www.btsbioengineering.com

[3] Polhemus, Colchester (USA), https://polhemus.com

[4] Qualisys, Göteborg (S), https://www.qualisys.com

[5] Biosense Medical, UK, https://biosensemedical.com

[6] Rokoko, Copenhagen (DK), https://www.rokoko.com

[7] Xsens, Hong Kong (HKSAR), https://www.xsens.com

（1）运动学分析：大多数临床实验室配备了带有被动标记和落地式测力平台的红外摄像机及标准尺寸的实验室，用于将测量的数据与已建立的基础对照进行比较，但也可以使用上述系统之一完成测试。输出指标是身体的空间运动属性，包括关节角度、位移、速度和加速度。

（2）动力学分析：将测力平台嵌入走道中，通过测量步行者的地面反作用力，并将其与上述运动学分析同步结合，可以评定所观察到的运动执行和控制所涉及的内力和外力的时间曲线。

（3）足底压力：通过使用嵌入走道或足位描记系统中的压力传感器，可以评定压力的分布和步行中压力的进展过程，还可以记录足部在地面的接触和压力。

（4）时空参数：从上述测量中提取并与临床观点密切相关的典型时间参数包括步频（步长/分钟）、速度（米/秒）、步幅和步长（米）、步幅和步长时间。

（5）肌电图：上述运动学/动力学分析常与步态中涉及的腿部肌肉的肌电图分析结合起来。常规情况下，可以使用表面电极测量容积大的表面肌群，如股直肌、腘绳肌、腓肠肌和胫骨前肌。较深的肌肉可以用纤细的针电极测量，如胫骨后肌。

（6）能量消耗：与对照组相比，这种测量对于评定功能受损的受试者的步态模式的效率非常重要，它多是通过某种便携式呼吸计测量耗氧量来进行评定的。

三维步态分析（three-dimensional instrumented gait analysis，3DGA）收集有关步态周期时空值的运动学数据，这些数据对于评定患儿的发育和功能障碍非常重要。更重要的是，评定值必须参考患儿在不同发育阶段的典型步态参数，并且根据传统步态模型来定位标记。这样的模型有许多，最常用的是插入式步态模型（Plug-In Gait model，PiG）（Armand 等，2016）、校准解剖系统技术（calibrated anatomical system technique，CAST）（Cappozzo 等，1996）和人体模型（human body model，HBM）。然而，2020 年，Flux 等最近的一项研究得出一个结论：三个模型都是等效的，因为它们之间的重要元素区别较小。

2011 年，Russell 等使用了 VICON 系统并根据 LifeMod 模型将标记应用于健康患儿和双瘫的脑瘫患儿，以突出其行走步态期间关节角动量的差异。这项研究的结果是，根据能量消耗的增加，这些患儿的自身动量显著增加。肌电图分析在运动障碍患儿中的重要性与步态相关的主要肌肉活动的详细特征有关，可报告其激活时间、共收缩期甚至肌肉痉挛的数据，为评定脑性瘫痪患儿使用的偏离步态模式提供一些基本提示。

步态分析也是一种有效的评定工具，用于规划下肢手术，验证患儿术后功能获得的有效性（Lee 等，1992；Lofterød 等，2007；Brunneretal，2008；Ferrari 等，2015），以及在治疗决策过程中将临床评定与步态分析相结合（Franki 等，2014；Ferrarin 等，2015；Õunpuu 等，2015；Rethlefsen 等，2017；Wren 等，2020）。

正如许多使用测力平台的科学研究所报告的那样，患儿在开始独立行走后的前几个月内发育过程是一个经常分析的主题（Ledebt 等，1995；Ledebt 和 Bril，2000；Roncesvalles 等，2000；Ivanenko 等，2004，2007；Looper 和 Chandler，2013）。

尽管大多数步态分析研究都基于光学运动捕捉，但也有基于无标记惯性传感器的临床研究，因为其成本低且制备简单。例如，在单侧痉挛型脑性瘫痪患儿的手腕上应用惯性传感器，以突出不同步行速度下能力较差的手臂的不对称性也在增加（Wolff 等，2020）或评定临床痉挛（vandenNoort 等，2009）。2015 年，Bisi 和 Stagni 利用它们分析了患儿走路的不同模式，其出发点是让患儿在实验室以外的环境长时间佩戴这种传感器，并且无须校准。

（三）自发运动分析

步态分析需要一个标准化的环境和测量方案来评定，在未受干扰的平面步行期间的单个周期性重复的典型步态的时空特征，但许多由 Prechtl 发起的研究表明（Prechtl，1990，1997；Einspieler 等，2012，2016），从具有患病风险新生儿的诊断和预后角度来看，其自发运动的内在特征具有指示意义。遗憾的是，这种关键特征在某种程度上只是定性的，难以用明确定义的方式进行识别。实际上，Prechtl 建议的方案包括用传统摄像机对患儿床中的新生儿进行视频记录，并将视频委托给经过专门培训的评定人员，以检测关键特征的存在 / 缺失。这是一个耗时的过程，受到人员疲劳和评定者之间的不同可靠性的限制。因此，有许多研究尝试使运动捕捉技术来解决这一特定问题，但在用于日常临床实践，尤其是早产儿之前，仍存在很多的应用受限。

另一方面，可穿戴传感器也可以基于惯性测量，如使用加速计（Ohgi 等，2008；Cliff 等，2009；Heinze 等，2010；Gravem 等，2011）或磁性测量手段（Karch 等，2008，2010；Philippi 等，2014）来测量患儿的手动协调。在这两种情况下，传感器必须通过绑带或其他方式牢固连接到适当的身体部位；它们可以通过有线或无线方式来传输信号和功率。

这两种技术具有一定侵入性，尤其是应用于新生儿或幼儿时，它需要在身体上进行精确定位以获得足够的精度。为了克服这种侵入性，2020年，Airaksinen 等对新生儿的自发运动进行了一项研究，并且可以扩展到所有年龄段的受试者，他们设计了一种"智能连体衣"，其传感器由加速计和陀螺仪组成，连接在患儿肩关节和髋关节水平。

基于标记物的运动捕捉系统已用于许多有关患儿运动发育的研究，或旨在检测有痉挛风险的新生儿（Meinecke 等，2006；Kanemaru 和

Watanabe，2012；Kanemaru 等，2014）。

可以理解的是，在上述研究中，附着在患儿身上的标记物或传感器具有侵入性，尤其是对早产儿。因此，有几种方法可以在完全生态的条件下，即没有标记或其他身体附着物的情况下，对自发运动进行计算机分析。例如，有几项研究选择了使用 Microsoft Kinect 传感器 ❶（Ilg 等，2012；Chang 等，2013；Luna-Oliva 等，2013；Marcroft 等，2015；Olsen 等，2018；Hesse 等，2018）。

另一种可能性是无标记运动捕捉，基于视频的定量分析，使用单个半专业摄像机进行记录，并使用专门为新生儿自发运动而设计的软件包进行处理：MIMAS（Marker-lessInfant Movement Analysis System：Osawa 等，2008；Tsuji 等，2020；Tacchino 等，2021；Doi 等，2021），GMT（General Movement Toolbox：Adde 等，2009，2010），AVIM（Orlandi 等，2015）。

特别注意的是，与处理灰度图像的 GMT 和 AVIM 软件包不同，MIMAS 使用了一个初步的自适应二值化算法，该算法最大限度地减少了因照明条件引起的变化，从而提高了其在常见临床环境中的适用性。此外，与其他系统（如 AVIM）不同的是，它不需要操作员人工手动来识别感兴趣的目标特征。更重要的是，MIMAS 的评定使用了大量可用于识别高危儿的指数。

（四）运动捕捉在儿童的其他应用

呼吸流速计或肺活量计是一种通过检测呼吸系统液体流量，并将其与小阻力场的压降进行比较，最后定量测量气流的装置。这些用于测量呼吸电位和肺通气的设备，并不适用于所有具有功能障碍的受试者，因为它们具有某种侵入性而且需要受试者的合作。2003 年，Aliverti 和 Pedotti 开发了一种称为光电体积描记术的非侵入性运动捕捉光电系统，该系统源自用于步态分析的相同

---

❶ Microsoft Corp., Redmond (USA), https://www.microsoft.com

技术（即 BTS 光学系统）。它可以在胸壁上应用反射标记来记录呼吸期间胸部的三维运动。特别注意的是，该系统对于测量新生儿和儿童的肺容积（Dellaca 等，2010）或神经肌肉疾病患者（Bonato，2011）都非常有用。

1991 年，Eishima 使用了一种没有标记的纯光学系统，他在新生儿出生后的第 5 天将摄像机和光纤镜应用于其吸吮中的奶瓶，并准确记录了他们的吸吮模式和对环境变化的适应性。同样，运动捕捉的另一种可能性是对年龄较大的患儿在咀嚼过程中的下颌运动特征进行定量研究（Nip 等，2018）。

（五）本体感觉灵敏度

本体感觉灵敏度是感知效率的一个具体指标，即感知关节位置、运动和肌肉收缩力的能力，以及区分肢体各节段的单独和相对运动的能力。这是一种综合感知功能，利用了许多感觉通道（肌梭、关节受体和皮肤），以及与体形相关的基本认知成分（Paillard，1980；Schwoebel 和 Coslett，2005；Pitron 等，2018）。良好的本体感觉灵敏度是日常生活中娴熟活动的基础，尤其是在上肢方面。因此，由于脑性瘫痪或其他神经运动障碍，这种感知能力的退化会对所有这些能力产生负面影响（Goble 等，2005，2009；Pickett 和 Konczak，2009；Wang 等，2009；Li 等，2015），因此其评定对于规划残疾患儿的治疗非常重要。

遗憾的是，由于这是一种多模式的感知，因此使用临床量表对其进行定性评定敏感性不高，从临床角度来看用处不大。相反，高技术手段可以帮助研究人员研究本体感觉功能的不同方面，无论是否使用被动运动阈值检测和主动运动幅度识别，都可使用不同的技术来测量关节位置感（Han 等，2016）。

文献报道称，被动运动检测和关节位置感已经能够通过定制设备或更复杂的设备进行测量。

先进的技术系统可使用操纵器测量上肢关节或腕部的本体感觉灵敏度（Masia 等，2008，2009；Iandolo 等，2015；Cappello 等，2015；Holst-Wolf 等，2016；Tseng 等，2017；Kuczynski 等，2017；Marini 等，2017a，2017b），也可用于足踝部（Willems 等，2002；Yasuda 等，2014）。

由于本体感觉灵敏度是执行精确协调运动的先决条件，因此值得进一步研究：使用惯性或磁性测量系统，关注身体节段和关节角度的三维定向，如在手腕水平评定书写过程中的手指运动（Fujisawa 和 Okajima，2015；Li 等，2019）。

另一方面，现已可使用定制设备测量半测角仪的绕轴旋转，并记录正常人和脑瘫受试者的方向角（Wingert 等，2009；de Andrade 等，2020）。此外，也有一些低成本设备，如已用于脑瘫患儿的 MicrosoftKinect2（Chin 等，2017），还有用于研究患儿生理发育中的关节位置与肌肉运动感觉，以及文字书写易读性之间相关性的小型测量系统（Hong 等，2016）。

2015 年，Hoseini 等使用定制的简单平板式仪器和食指触觉标记，利用心理测量自适应程序来测量手的本体感觉。受试者被要求根据屏幕上看到的内容来定位他们的手指，或者去匹配两个相对应的关节的动作／位置，并辨别一个手指的被动运动方向。

虽然检测一个或多个关节的被动运动能力不同于检测单个关节位置，但是这两种技能却是密不可分的。事实上，诺丁汉感觉功能评定量表（Lincoln 等，1998）将这两项评定放在同一部分。

如前所述，本体感觉通常与身体各关节紧密相关，一次关联一个或多个关节组合。另一个本体感觉评定方法是两足站立时压力中心（Center of Pressure，CoP）位置的评定，它对平衡至关重要，需要更多地整合多模式信息。该评定需要将脚下的触摸传感器与双腿的本体感觉传感器集成，以将 CoP 位置与支撑基础相关联，这也是平衡控制所必需的信息。

只有通过仪器设备才能准确评定主动运动的本体感觉灵敏度，如运动幅度识别。在单关节或多关节伸展运动的情况下，是可以完成伸展精确度测量的。只要有人站在或坐在测力平台上，就可以测量 CoP 的换档精度，并通过屏幕监视器进行可视化观察。

在脑瘫患儿中进行该评定的一个主要问题是肌肉无力和（或）严重的强直。事实上，大多数科学研究主要是测量健康/残障成年人的本体感觉灵敏度（Waddington 和 Rogers，1999；Han 等，2015；Pellegrino 等，2017；Gurari 等，2019；Cai 等，2020）。

（六）平衡

在正常对照组受试者中，完成避免摔倒这一动作常被低估为一种反射，而几乎不需要协调或认知功能参与。然而，这是完全错误的，保持对重力的平衡是一种普遍的技能，适用于从基本日常生活活动到完成一些具有挑战性的运动姿势（Morasso，2020）。2016 年，Shumway-Cook 和 Woollacott 阐明了许多 ADLs 的成功表现要求受试者能够掌握不同的平衡技能。

- 保持稳定姿势时的稳态平衡。
- 动态 - 稳态平衡，如行走时。
- 预测有干扰时的主动平衡。
- 应对意外干扰时的反应性平衡。

这些类型的平衡互相高度关联，可以用临床量表进行详细评定。用测力平台进行详细评定则更为精确，它可以测量站立或移动的人所产生地面反作用力的各个方面。

基于电脑化测力平台的应用研究可追溯到1976 年，当时波士顿儿童医院将其用于步态分析。之后，测力平台也被用于记录不同的姿势反应，并详细描述面临不同类型干扰时受试者的身体摆动情况。

目前，有不同类型的测力平台，具有不同的复杂性、精度和成本。就步态分析实验室而言，其采用的平台更为复杂，即多轴平台，同时测量三个坐标轴（x、y 和 z）周围的三个力分量和三个力矩分量，共六个输出分量（如 AMTI[1] 的 AccuGait 平台、Kistler[2] 的 9281EA 型多分量测力板和 Bertec[3] 的 4060XX 模型系列平台）。利用此类平台的六个分量，可以评定 CoP 的瞬时位置，该位置对应于地面反作用力的施加点和该力矢量的三个分量：垂直分量，即体重 ± 体重指数乘以身体重心（centre of mass of the body，CoM）的垂直加速度和两个水平分量（前后方向和中外侧方向），这两个水平分量在评定步行期间或受到干扰后恢复平衡时滑行风险中发挥重要作用。值得注意的是，CoP 与 CoM 在支撑座上的投影并不一致，尽管根据动力模型来看它们是相关的（Baratto 等，2002）。

在进行安静直立时身体摆动的姿势描记分析中，可以使用更简单且成本更低的测力平台，该平台仅提供结合了双足的 CoP 位置，或者对于某些临床应用时，可以利用两个紧密并排的耦联平台将站立身体的复合 CoP 分解为双脚的 CoP。在同一类设备中，通常会考虑低成本的测力平台，其最初是为电子游戏开发的，如 Wii Balance Board[4]（WBB），它可以降低成本并有足够的测量精度。

另一项技术主要基于足底压力图型分析，即分布式压力传感器芯片，提供足部和支撑底座之间压力分布图像。例如，Tekscan[5] 可生成不同类型的压力图。此类信息无法从测力平台获得，因为其只能提供有关整体地面反作用力及其着力点的信息，即 CoP。

关于稳态平衡，即安静直立在硬质地面上的

---

[1] AMTI, Watertown (USA), https://amti.biz

[2] Kistler, Winterthur (CH), www.kistler.com

[3] Bertec, Columbus (USA), www.bertec.com

[4] Nintendo, Redmond (USA), www.nintendo.com

[5] Tekscan, South Boston (USA), www.tekscan.com

平衡，许多研究提出了不稳定因素的动力学模型和直立姿势的控制机制（Peterka，2002；Baratto等，2002；Winter等，2003；Casadio等，2005）。还有人（Rose等，2002；Donker等，2008）。已有针对脑性瘫痪患儿睁眼或闭眼站立时的姿势控制的研究，最近也对大量健康患儿 / 青少年进行了分析（Ludwig等，2020）。

步行是用于研究动态平衡的最佳选择，如前所述，它是通过运动捕捉设备和一系列测力平台进行研究（Assaiante等，2005）。然而，步态分析并没有将动态平衡相关问题完全囊括：其他姿势转换同样值得考虑，如从坐姿到站姿或从卧姿到坐姿。这些是正常患儿日常生活中非常常见的姿势转换，但对脑性瘫痪患儿来说却很难正常完成。一些研究调查了脑性瘫痪患儿的姿势控制质量，突显了睁眼或闭眼时的表现大有不同（Park等，2003；dos Santos等，2011）。El Shemy在2018年甚至报道称，当训练患有先天性麻痹的患儿闭着眼睛在跑步机上行走时，其效果甚至优于睁开眼睛时。

2015年，Pavão等还对此分析了静 / 动态直立姿势时的稳定平衡特征，强调了在完成更高功能的任务之前需要更好地做好静态姿势准备。

然而，大多数研究旨在分析有关主动和被动平衡的数据。主动平衡是一种前馈策略，涉及在内部（自生成的）或外部的扰动力情况下激活平衡系统。例如，从地板上捡起一个物体并将其放在桌子上，这期间主体自身稳定性的干扰是可以提前预测并主动控制的。准备接球是另一个可以预测和控制的例子。这些手势被称为预期姿势调整（anticipatory postural adjustment，APA），它依赖于前馈控制，并在很大程度上取决于受试者之前的感觉运动体验，以及其使用视觉信息的能力、涉及运动认知 / 运动控制的学习过程（Massion，1992）。

在反应性平衡的响应过程中，受试者不知道即将发生的情况，因此，不存在任何APA。许多实验室研究了如果受试者站立的测力平台突然意外移动，其反应性平衡是怎样的。这与可预测的适应性情况不同，即平台不移动，但环境和任务发生改变。

多项研究是对理解健康受试者的主动性 / 反应性平衡有里程碑式意义（Nashner，1982；Horak和Nashner，1986；Horak等，1990；Aruin，2002，2016），还有许多其他关于老年人或感觉障碍者相关行为的报告数据（Lin等，2004；Aruin，2015；McGeehan等，2017）。此外，还对脑性瘫痪患儿站立或行走时的平衡进行了几项调查研究，并与正常儿童发育过程中的行为进行了比较（Woollacott和Shumway-Cook，2005；Girolami等，2011；Sobera等，2011；Akbarfahimi等，2012；Shiratori等，2016；Mills等，2018）。

根据不同的数据收集目的，也可以使用比测力平台更简单的工具（如加速计和斜度计），通过贴在身体不同部位的传感器可获得更多关于身体活动的信息，从而间接了解受试者的抗重力能力。斜度计是倾斜传感器，通常用于处理坐立期间的数据，反之亦然（Lanningham-Foster等，2005；Vähä-Ypyä等，2018；Valkenet和Veenhof，2019；Darwish等，2019）。

（七）触觉感知

1966年，Gibson把触觉感知描述成"个体通过身体感知周围世界"，认为它不仅仅是通过触摸物体形成认知的过程，同时也是通过皮肤的躯体感觉和本体感觉相结合形成认知的结果。如第6章所述，触知觉的形成由以下两个部分组成：一是通过手及身体的不同部位（如脚）主动碰触形成触觉的过程；二是将本体感觉和触觉信息有目的性地整合的过程。个体在感知周围环境的过程中视觉可以提供帮助，但不是必需的。例如，在视觉缺失的情况下，有目的地选择出篮子里的橘子而不是苹果或香蕉的过程，意味着触知觉在这个过程中发挥作用。有触觉感知损伤的个体不能对周围环境进行感知，可能是由于上述两个过程中的一个或者两者共同受损造成的。因此，触知觉是一个难以定量评定的感知能力。

科技手段可以辅助评估，并提高上肢功能，当然也包括触知觉功能。对于有功能障碍的患儿来说，需要持续的动机促使他们主动参与康复过程，因此，类似玩耍游戏的环境是首选方案（Frascarelli 等，2006；Ríos-Rincón 等，2016）。出于这个原因，大多数为脑瘫患儿提出的上肢评定和训练活动形式主要基于虚拟现实或严肃游戏，后面会进一步阐述。

尤其在评定方面，有可能根据设备和治疗对象不同的互动状况，对机器人设备进行编程，从而同步实现评定和治疗相结合的目的。需要注意的是，针对不同类型功能障碍和严重程度、不同年龄和其他特征的受训者，评定和训练设备是不同的，没有现成的设备可以使用，都需要经过仔细的针对性的调试。

根据和使用者的连接方式不同，机器人装置可以分为以下两种类型。

- 末端执行式机器人：以上肢康复机器人为例，这种机器人和使用者以"握手"的方式互动，如使用者的手可以通过连接设备末端的结构实现活动，最早的例子是美国的 MIT-Manus 上肢康复机器人（现已停产）或 Kinarm❶ 上肢康复机器人。通过这种连接方式，机器人具有反向可驱动性，在患者主动运动时可以跟随，从而完成辅助运动，同时还可以完成某一个方向上力矩的测量。这种连接方式也可应用于下肢机器人，以步行辅助机器人为例，连接的设备末端结构是脚，如 G-EO❷ 就是这种类型的设备。

- 外骨骼式机器人：这种类型的机器人的运动通过多点连接来进行力量交互，并且可以同步反映了使用者佩戴部位的运动。此类型上肢机器人的例子包括 Armeo❸、Kinarm 双臂外骨骼机器人、ReoGo❹、Wristbot❺ 或热那亚大学的"Braccio di Ferro"（Casadio 等，2006）等机器人。外骨骼式下肢康复机器人包括瑞士 Hocoma 公司研发的 Lokomat 机器人。

针对有特定功能障碍的个体，根据具体的目标的不同，在机器人软件中可以实现不同的交互策略用于评定或治疗。同时，当治疗师试图寻找评定和解决有功能障碍患者的具体需求的最佳方式时，机器人软件可以像治疗师手及脑中的"调色板"一样，提供无限的可能性。

正如上面提到的，常见的康复机器人操作控制交互策略可以总结分类如下。

- 主动模式：使用者的运动完全主动的，没有机器人的辅助，甚至在与机器人互动时也是如此；在这种情况下，机器人只是评估患者的运动状况。

- 被动模式：使用者和康复机器人接触的部位在机器人驱动下被动地移动，无论使用者的肌肉处于什么激活状态，都会被动完成预定的运动轨迹。这种被动移动对基于招募神经可塑性进行的（再）学习是无效的，这主要是因为"懈怠"这一心理现象，即是说，如果一个人在学习一个姿势时得到训练者太多的帮助，就会产生依赖心理，甚至干脆放弃主动参与（Wolbrecht 等，2008）。但是，被动运动有可能通过诱发肌肉和韧带的触变效应，缓解瘫痪肢体长时间制动固定的不良影响。

- 对抗模式：当操作者进行主动运动时，机器

---

❶ BKIN Technologies Ltd., Kingston (CDN), https://kinarm.com

❷ Reha Technology AG, Olten (CH), https://www.rehatechnology.com

❸ Hocoma, Volketswil (CH), https://www.hocoma.com

❹ Motorika USA Inc., Mount Laurel (USA), http://motorika.com

❺ Italian Institute of Technology, Genova (IT), www.iit.it

人会产生对抗其运动的阻力，该阻力具有反向驱动的功能，这种阻力的作用方式类似弹性回力（弹簧样物体拉伸后形成的回弹力）的作用，产生阻力的大小和肢体到特定平衡点的距离成正比。沿着同一力线，机器人产生的阻力大小与操作者在相反方向的运动速度成正比，和黏性应力的形成相仿。机器人产生的阻力也可以成为限制肢体运动的干扰因素，如一个与反向运动速度成正比的阻力，其方向偏离了操作者所期望的方向，如正常伸手运动的轨迹近似直线，而此时的阻力方向是侧向的（向左或向右）。采取这种模式进行训练是为了促使使用者在学习（或在脑卒中后再学习）时，最大程度以最经济的方式协调运动能力（Shadmehr 和 Mussa-Ivaldi，1994）。

- 辅助模式：机器人实施基于阻抗的辅助模式，这种模式下机器人会产生一个温和的类似弹簧拉力的辅助力，可以实现牵引使用者的手从其当前位置移动到理想位置的功能。这种辅助的强度可以根据"按需协助"的原则被仔细调节，以切实帮助到使用者，但需要避免上述的"懈怠现象"（Wolbrecht 等，2008；Casadio 等，2009；Elsaeh 等，2017）发生。这种模式还有一个更具挑战性的变化是使用了一个"增强误差"的力，意思是辅助力倾向于稍微增加使用者产生的运动轨迹的方向偏差，而不是减少方向偏差。在一项具体的研究中（Abdollahi 等，2014），证明了在基于神经可塑性的诱导学习方面，只要学习者的损伤程度不是太高，增强误差的策略比减少误差的策略更有效。

然而，这一领域的临床研究仍还在进行中，尤其在儿童使用者方面还有很多研究需要进一步完成，目前大多数出版资料都与成人对象有关。在大多数情况下，投入使用的机器人设备的设计都是兼有评定和训练的功能。

例如，我们可以以 ReHapticKnob❶（Metzger 等，2014）机器人为例，这是一个基于末端执行器的手部康复机器人，具有传感和执行能力，用于抓取和前臂旋转任务的康复治疗，并能够对交互动力学和性能提供预先明确的客观评定，所获取的信息可以用来驱动"按需协助"的控制策略，或者通过重建机器人数据的分数来完成临床评定。In-Motion2❷ 是 MIT-MANUS 的商业版本，已经被广泛使用，尤其是由美国退伍军人管理局管理的损伤对象，此外也有一些涉及偏瘫患儿的研究（Fasoli 等，2008）。另一个为儿童量身定做的设备是 AMADEO Hand Robot System❸，它可以用被动或辅助方式移动患儿的手指（Sale 等，2012；Bishop 等，2017），或者腕式机器人（Marini 等，2014，2015，2017a，2017b），用于评定和训练上肢远端运动功能。

（八）僵直和痉挛

触觉感知和僵直度评定是相关的，在某种意义上，它们以一种双重互补的方式体现了相同的生理现象，即它们是同一枚硬币的两面。在对受试者进行触觉感知评估的情况下，治疗师（或充当机器人治疗师的触觉机器人）试图评定受试者在何种程度上能够整合探索性运动、本体感觉和触觉信息，以成功地进行特定的日常生活。僵直度评定的重点是被评定者在执行特定动作时选择的拮抗肌的联合激活水平。一个给定的姿势或一个给定的运动轨迹，如一个伸手的运动轨迹可以在无限的共同激活水平下执行。这就是所谓的激活程度越高，姿势或运动的僵直程度就越高。这是肌肉具有非线性弹性特性的结果，即它们的僵直程度随着激活水平的提高而增加。很明显，高激活水平需要更高的能量成本来完成同样的运

---

❶ Eidgenössische Technische Hochschule Zürich, Zürich (CH), https://relab.ethz.ch

❷ Interactive Motion Technologies, Inc., Watertown (USA), http://www.interactive-motion.com

❸ Tyromotion GmbH, Graz (A), https://tyromotion.com

动，因此减少共激活是运动学习的基本要求之一，这一概念在体育训练中非常明确，在治疗运动障碍时也应该得到更好的重视。

为了评定僵直程度，需要对一个特定的姿势或运动进行快速、小幅度的干扰运动，并测量活动幅度和方向上的阻力：阻力越大，僵直程度越高。这种评定显然只能由专业人员在特定条件下进行，而这完全符合终端触觉机器人的能力。这项技术是在 30 年前开发的（Flash 和 Mussa-Ivaldi，1990；Tsuji 等，1995），在正常的成年受试者身上进行实验，关注重点是僵直度的空间特性，即它对干扰运动方向的依赖性，通常用刚度椭圆的图形来表示。

最近，这种技术被应用于患有脑性瘫痪的儿童（Vaz 等，2006），应用于与 EMG 记录相关的手持式测力计或成人脑卒中患者（Piovesan 等，2013），根据"按需协助"原则，在机器人治疗期间的监测僵直程度的演变。结果发现，僵直程度下降的同时，自主控制也在慢慢恢复。

需要说明的是，尽管僵直和痉挛对应的是肌肉对干扰运动的机械反应的改变，但其背后的生理学及测量方案是完全不同的。僵直度的调节是在自主控制下，通过增加或减少拮抗肌的联合激活水平进行调节。过度的僵直涉及相关肌肉的过度紧张，这种过度紧张可以通过训练来减少。评定测量方案在几十年前就已经确定，现在仍然是一样的。

痉挛是完全不同的问题。它当然不是在自主控制范围内发生，而且可能是由夸张的强直性牵张反射决定的。尽管临床症状很明显，但这是一种定义和评定都不明确的损伤（Malhotra 等，2009）。多年来，对痉挛的定义有许多种，但Lance 在 1980 年提出的定义是最被接受的，尽管它的描述性大于操作性："痉挛是一种运动障碍，其特征是由于牵张反射的过度兴奋而导致强直 – 拉伸反射的增加，是上运动神经元综合征的表现之一。"在众多专注于痉挛和相关病理状况的临

床量表中，即使是最受欢迎的、基于手法测试拉伸阻力的量表，即改良的 Ashworth 量表（modifed Ashworth scale，MAS）和改良的 Tardieu 量表（modifed Tardieu scale，MTS），也被报道其可靠性和有效性较差（Abolhasani 等，2012）。此外，这两个量表都有一定耗时且具有检查者主观性，对治疗过程中的逐步改善情况缺乏敏感性，而这种敏感性对于合理的、以评定为导向的康复是至关重要的。

临床量表的替代方法是使用机电或机器人系统，以提供精确控制的牵拉，并结合牵张反射的短时和长时分量进行同步分析（Thilmann 等，1991）。不同的研究涉及成年受试者（Pisano 等，2000；Mirbagheri 等，2000；Formica 等，2012；Seth 等，2015；Popovic-Maneski 等，2018）和少量的脑瘫患儿（Boiteau 等，1995；Germanotta 等，2017）。然而这项工作仍在研究进行中，目前没有任何具体的方法成为实际可执行的标准。

三、训练技术

训练技术在很大程度上是以机器人技术为基础的，或多或少有明确的目标，即以模仿物理治疗师的方式对机器人进行编程，从而以某种方式表现为机器人治疗师。在这个框架内，应该想到许多人物，即使不是很喜欢科幻小说，也知道 Isaac Asimov 在他的小说《我·机器人》（I，Robot，1950）中设计的三条机器人定律，其中第一条（基本定律）宣布"机器人不得伤害人类或通过不作为让人类受到伤害"。当然，这对于机器人技术在康复领域的应用来说不应该是一个大问题，因为人们认为康复设备的设计将使人受益，而不是有害。尽管如此，正如 2016 年Iosa 等所建议的，可以从神经机器人的角度来写一个新版本的阿西莫夫三定律，不仅要考虑到安全的伦理问题，还要考虑到机器人对人的实际需求的有用性、在康复计划中的实际作用、对康复领域其他专业人员的贡献（Wolbrecht 等，2008；

Morasso 等，2009；Gassert 和 Dietz，2018）。然而，客观地讲，有效的机器治疗师的目标还很遥远，总体而言，人类和机器人共生的整个问题都如此（Sandini 等，2018）。共生意味着充分的、双向的互动和合作（符合阿西莫夫定律），机器治疗师应该有一个三方的共生关系：与有障碍的目标对象和人类治疗师，它可以分别作为培训者和合作伙伴。从技术角度来看，这需要在感知、运动和认知能力方面进行大规模的技术创新。根据机器人专家的现实评定，至少需要十年才能达到这个水平。同时，具有自适应交互能力的触觉操纵器是目前的技术水平所能提供的。随着科技更系统地应用于临床，机器人常被称为可以取代康复专业人员的治疗设备，这在很大程度上是由于人们对机器人寄予厚望。从本书各章所涉及的主题和问题中可以很容易地推断出，以患者为中心的治疗计划，充分关注个人的实际需求，要比仅仅使用设备复杂得多。然而，在需要长时间重复行动的情况下，先进的技术可以提供很大的帮助，因为它可能应用了更可靠和可测量的参数。

基于此，更正确的说法是，目前市场上和研究实验室中的机器人还不能被称作治疗设备，而是训练设备。

许多值得关注的出版资料探讨了当前机器人在更好的康复实践方面的作用，强调它们对训练的积极贡献和作为重复测量的可靠工具（Krebs 和 Hogan，2006；Finley 等，2009；Lins 等，2019）。另一方面，2019 年，Kager 等观察到，在超过训练阈值后，功能残障的受训者可能会不堪重负，他们的康复训练表现就会出现饱和状态。这使临床医生和工程师的注意力重新回到需要仔细的多学科工作规划上。有效的最终目标应该是通过可控的方式为传统疗法提供额外的训练来加强功能训练。

（一）康复机器人可提供的辅助类型

追溯历史，康复机器人的古老祖先可以在

1910 年由 Büdingen 设计的"运动护理"装置中找到，该装置用于锻炼心脏病患者的步态动作。后来，康复设备总是按照被动运动的范式设计，这在实施上比较简单，直到 20 世纪 90 年代左右，才设计出第一台可与受试者能主动、双向交流互动的机器（Krebs 等，1998）。

提供被动运动辅助的设备和支持主动运动的设备（即触觉机器人）之间的区别是非常重要的，不是因为一个总是比另一个好，而是因为它们有不同的目标，并实现与主体的不同互动。这在本章前文中已经讨论过了，强调了主动、被动、对抗、辅助的交互模式之间的区别，以及"懈怠效应"（需要避免）和"按需辅助"（需要优化）的基本概念。这些区别和概念在治疗师的头脑中应该是清晰的，以便选择最适合用户需求的设备，从而优化和监督所采用的机器人协议。有时，被动动员的阶段确实是必要的，以支持维持或延迟改变软组织的内在属性，这对那些有严重障碍的人来说，有着非常好的积极作用（见第 7 章）。然而，在大多数情况下，康复的主要目标是使人达到最佳的功能水平，利用神经可塑性，甚至通过激烈和苛刻的训练课程。

目前的证据表明，无论是否使用机器人，训练期间的动作重复次数是非常重要的（如前所述，rager 等的建议应当给予应有的关注），这有利于组织释放或肌肉强化，特别是强化学习，因为重复一个有趣的任务可以提高能动性、刺激认知和促进中枢神经系统可塑性（Kwakkel 等，1999；Langhome 等，2011；Wandell 等，2014）。

2009 年，Lang 等强调，与传统的治疗过程相比，人在机器人训练过程中的动作数量有很大差别。因此，在治疗过程中，治疗师应该调节所建议的练习难度，将其视为是一个完整的解决问题的任务，而不是一个单纯的辅助动作，保持难度刚好超过受试者的能力极限，以挑战和激励他们，但不诱发挫折感。这就要求治疗师能够与受试者的生理和心理需求产生"共鸣"，也就是之前所说的"共生关系"。这种典型的人类能力是现有的机器人设备所不具备的，它阐述了康复治疗中质和量协调平衡的基本准则，也支持康复训练中机器和人力的整合互补。

目前使用的许多机器人能够进行顺应性和触觉交互，配备有板载传感器，并能根据受试者的表现水平实时调整其交互参数。这些特点使触觉机器人与其他机电设备区别开来，而这种区别在康复过程中往往没有得到足够的关注。例如，传统的跑步机和Lokomat❶是有区别的，前者的参数是由治疗师设定的，之后保持固定，而后者可以对受试者的步态应用"按需辅助"的原则进行适时调整。这并不意味着跑步机或其他不一致的步态训练器应该在康复中被淘汰。事实上，大量的科学文献报道，在适当的情况下以合理的方式把机电训练器应用于脑性瘫痪患儿，可改善其耐力、肌肉力量、功能平衡和一般行走能力（Richards 等，1997；Chemg 等，2007；Meyer-Heim 等，2009；Smania 等，2011；Grecco 等，2013；吴等，2017）。

在任何情况下，在建议使用机器人设备之前，必须了解它的特点，它的设计目的是什么，以及每个设备可以提供什么样的帮助。正如Meyer-Heim 和 vanHedel（2013）所阐明的，不同的设备提供不同程度的能力支持，根据它们的结构、低级控制软件和高级任务管理，要求患儿或多或少地主动参与。辅助水平越高，患儿的积极性就越低，反之亦然。例如，Bi-Manu-Track❷与 Armeo®Spring❸ 相比就属于这种情况，后者不提供任何辅助力量。Armeo®Spring 是一个无电机的外骨骼，通过一组巧妙的弹簧为手臂提供强大的支持，对抗重力。我们还可以以 YouGrabber 系统❹ 为例，它可以利用视频游戏技术提供基于虚拟现实的治疗，适合于更有能力和活跃的患儿。总的来说，聚焦于技术应用与特定治疗目的紧密关联的巨大需求是至关重要的，以这样的方式来区分不同类型的先进设备，这取决于它们提供的主动或被动练习，以及它们提供的那种辅助，正如前文在描述评定机器人技术时考虑的那样（Maciejasz 等，2014 年；Falzarano 等，2019 年）。

（二）下肢训练机器人

前面曾提到可穿戴外骨骼式机器人，如 ReWalk❺、Phoenix Exoskeleton❻ 和 EksoNR❼，它们是专门为脊髓损伤患者设计的，这类患者有严重的腿部肌肉力量缺陷，而不是运动控制障碍，因此，这类设备从根本上说是在执行一种辅助功能。但是，经过适当调试的外骨骼对有神经运动障碍受试者的辅助功能是确实可行的，他们需要特定的步态训练，帮助他们获得对运动的充分神经控制，并在院外、家里和工作场景的 ADL 中巩固治疗计划。

总的来说，这种考虑表明了这样一个事实：辅助、评定和训练技术可以由治疗师创造性地结合起来，同时理解使用者的需要及其改善和恢复的潜力。

对有运动障碍的受试者，如脑卒中患者，传统的物理治疗侧重于准备性步态活动的练习，建议在所有抗重力水平上进行转移，在治疗过程中，采用减重支持的跑步机提高行走速度和增加训练步数是一种创新（Dodd 和 Foley，2007；Willoughby 等，2009）。然而，这种技术本身只是单向的，在机器和受训者之间没有任何反馈，因此牺牲了交互辅助的质量，而只是满足了训练

❶ Hocoma, Volketswil (CH), https://www.hocoma.com

❷ Reha-Stim Medtec AG, Schlieren (CH), https://reha-stim.com

❸ Hocoma, Volketswil (CH), https://www.hocoma.com

❹ Rehab Management, Sidney (AUS), https://rehabpub.com

❺ ReWalk Robotics Inc., Marlborough (USA), https://rewalk.com

❻ suitX Co., Emeryville (USA), https://www.suitx.com

❼ Ekso Bionics, Richmond (USA), https://eksobionics.com

动作的数量。这就是开发机器人辅助步态训练（Robot-assisted gait training，RAGT）的初衷，它应该至少包括一些适应用户需求的元素，从而绕过这些限制因素。机器人步态机可借助外骨骼或终端系统通过指定的模式来移动用户的腿部。

用于 RAGT 的外骨骼装置环绕下肢，在垂直位置支撑身体重量，让受试者主动参与模拟步态训练（Digiacomo 等，2019；Jin 等，2020；Kawasaki 等，2020）。这类设备有很多例子，如 Lokomat（Colombo 等，2000）、LOPES（Veneman 等，2007）、AutoAmbulator❶（Healthsouth Corporation，2004）和 Sarà（MPD Costruzioni Meccaniche，2010）。Lokomat 系统是迄今为止使用最广泛的系统，主要用于成人脑卒中受试者，尽管也开发了用于 5 岁以上的患儿的儿童机器人模型（Meyer-Heim 等，2007；vanHedel 等，2016；Wallard 等，2017，2018）。最近，该机器人矫形器中加入了 FreeD 模块，引导骨盆的横向平移和横向旋转，这是以前的模型中没有的重要功能（Aurich-Schuler 等，2019）。

尽管 RAGT 有积极的训练作用，但也应该考虑到其评定的主动性较差。一项基于步态干预的关于运动学习策略的研究（Ryan 等，2020）显示了与更简单和直接的任务导向活动相比，使用这些步态机器人系统时，治疗师明显受限于任务选择的减少，并借此强调了训练才是此类机器人的主要功能。此外，对于这些 RAGT 设备的经典构造如何真正模仿自然步态以及时空参数方面，康复专业人员之间仍有一些疑问，但他们都认同机器人训练的积极效果，特别是关于肌肉力量和耐力的增加（Swank 等，2019 年）。Mehrholz 等在 2017 年的 Cochrane 系统评价中对此做了一个总体评价。

此外，针对 RAGT 终端设备，已经开发了多

种不同的系统，如 GangTrainer GT Ⅰ 和Ⅱ❷（Hesse 和 Uhlenbrock，2000）、HapticWalker（Schmidt，2004）、LokoHelp❸（Freivogel 等，2008）、6 自由度步态机器人（Yoon 等，2010）和 G-EO 系统（Hesse 等，2010）。特别是，HapticWalker 和 G-EO 系统，包括两个可调节的脚部平台，使用者站在上面，机器人控制单元使每只脚在矢状面的三个自由度内运动，要求使用者主动适应训练器发起的运动。这类设备主要用于青少年或成年受试者（Schmidt，2004；Esquenazi 等，2017；DeLuca 等，2018），但目前也提出了半移动 CP Walker❹，用于训练脑性瘫痪患儿（Bayón 等，2018）。

人们普遍认为在功能障碍患儿的跑步机训练中，治疗师充分介入指导，训练的潜在好处是显而易见的。如今，有新一代先进的跑步机方案，将传统的体重支持的跑步机训练（body weight-supported treadmill training，BWSTT）与 RAGT 相结合，这意味着患儿在机器人步态训练装置的协助下可完成在跑步机上的移动。有些跑步机缺乏光学设备，无法产生典型的定向运动，为了给患儿提供环境中真实运动感，摆脱设备限制，有些先进的跑步机通过在受试者面前应用显示器创造一个虚拟环境，以模拟他们在前行感觉（Booth 等，2018）。ReoAmbulator 就属于这种设备❺。

当然，所有这些有应用前景的技术对改善残障患儿功能是值得期待的，但是目前关于 RAGT 用于脑性瘫痪患儿或其他有功能缺陷群体的证据还很少，康复师应始终采用适当的措施密切监测受训者的变化（Lefmann 等，2017；Veerbeek 等，2017；Beretta 等，2020；Petrarca 等，2021）。

---

❶ Encompass Health, Birmingham (USA), http://www.encompasshealth.com

❷ Reha-Stim Medtec AG, Schlieren (CH), https://reha-stim.com

❸ Woodway, Waukesha (USA), https://www.woodway.com

❹ C P Walker & Son, Beeston (UK), https://www.cpwalker.co.uk

❺ Motorika USA Inc., Mount Laurel (USA), http://motorika.com

（三）上肢训练机器人

外骨骼式机器人和终端执行式机器人这两种类型都可以用于运动障碍者的上肢康复训练。关于前一种类型，使用最多的系统是 Armeo®Spring，它是一个非机动的被动骨架，支撑补偿上臂的重量。由于该系统的尺寸原因，以及一般外骨骼装置难适应儿童体格，此设备涉及脑性瘫痪患儿的研究数量极其有限（Keller 和 VanHedel，2017；El-Shamy，2018；Cimolin 等，2019），现有研究主要关注在学习定向运动中重力支撑上肢训练的效果。另一个样机研究的例子是 IOTA 设备，这是一个用于训练 7—12 岁患儿拇指运动的 2 自由度的外骨骼设备（Aubin 等，2013）。

为了提高使用功效，机器人训练器的设计应从其结构和功能方面整合评定和训练能力，以提供一个灵活的、适应性强的用户交互，如图 13-1 中的设计草图。从这个角度来看，端点或末端执行器的设计是最好的，因为它可以测量机器人和用户之间的力和能量流的交换，以及交互模式的触觉修正。相比之下，外骨骼装备几乎不可能做到这一点，它们最好的应用是在互动模式的两个

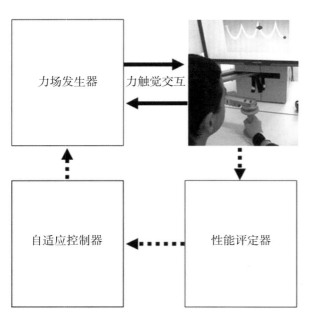

▲ 图 13-1　触觉互动机器人训练的设计方案

极端：一个是僵硬的动员机器，另一个是没有动员辅助的纯重量支撑系统。

遗憾的是，与报道成人相关研究的文献相比，关于终端执行式机器人应用于儿童患者的研究文献相当匮乏（Fasoli 等，2008；Mazzoleni 等，2013；Marini 等，2014，2015，2017a，2017b）。

鉴于近期的一项 Cochrane 系统评价（Mehrholz 等，2018）对脑卒中后上肢机器人训练的评价相当不理想，一些初步研究也在探究触觉交互的潜力，但只是浅尝辄止。

具有这种触觉互动适应用户需求的设备在某种程度上与物理治疗师的治疗行为相契合，物理治疗师通过精心调整训练的力量和运动与受训者进行互动，其目标之一是评定受训者功能障碍的关键因素，协助他们提高对其定向运动的自主控制。另一方面，毋庸置疑，机器人比人类治疗师更有优势，因为它可以对互动进行精确的定量测量，而人类治疗师只能依靠其主观的定性感知。然而，目前的触觉机器人还有很大的技术限制，如它们不能提供真正的三维互动，而且在带有激励和共情的感情因素参与丰富物理互动方面有更大的局限性。

鉴于本体感觉对运动控制的重要性，作为神经损伤后训练过程不为人知的一面（Schabrum 和 Hillier，2009；Aman 等，2014），近来的研究越来越集中在"本体感觉训练"的相关问题上。一些临床方法声称构建了一种改善本体感觉和帮助运动恢复的训练形式，但在这种训练的实际内容上并没有达成普遍共识。参考 2014 年 Aman 等的定义可能会有所帮助，该定义很清楚写道："本体感觉训练……侧重于在没有视觉等其他途径获取信息的情况下，使用本体感觉或触觉传入等体感信号，其最终目标是改善或恢复感觉运动功能。"

值得关注的是，这个定义启发了对脑卒中患者进行机器人训练的研究（Casadio 等，2009），在训练过程中，通过最小的力矩来辅助伸手任

务，将受试者的手牵引到目标上，有两种实验条件：①受试者睁着眼睛，因此有目标和手的位置的视觉反馈；②没有视觉，受试者只能通过机器人的轻拉，即本体感觉信息来了解他们试图接触的目标的方向。结果表明，在训练过程中，触觉辅助大幅减少，自主运动部分的平稳性增加。此外，对记录的实验进行的次序分析，侧重于分析训练期间机器人和受试者之间的触觉互动（Piovesan 等，2013），结果显示训练期间手的僵硬度下降。这与一般运动学习的理想特征一致，而视觉反馈对顺应性有不利影响，这表明在消除视觉干扰情况下，触觉机器人的软性辅助对受试者的本体感知是有益的。

此外，类似的结合运动、本体感觉的训练结果在一组相似的实验中得到了证明，在这组实验中，伸手任务被跟踪任务所取代，受试者被辅助跟踪一个移动的目标，标记出一个 8 字（Vergaro 等，2010）。

四、虚拟现实

虚拟现实（virtual reality，VR）是一种众所周知的最具代表性的生物反馈技术。在生物反馈系统中，个体的生物信号被测量后，该变量以详细的表格形式呈现给受试者，通常是视觉、听觉、触觉或三个感觉通路的组合。分配给受试者的任务可能是不同类型的，如在面对干扰时保持稳定，达到一个目标值，跟踪一个移动目标等。在 VR 环境下，生物反馈与环境的虚拟表现（通常是视觉呈现）相结合，该环境中，受试者对下达任务的应对表现被评定并反馈给自己。通常，VR 系统被细分为两类：沉浸式与普通 VR实施。在前一种情况下，VR 技术的目的是诱导受试者在一个非物理世界中体验到客观存在的感觉。这种感觉是通过环绕用户的多模态刺激（图像、声音或其他刺激）而产生的，这些刺激提供了一个完全虚拟环境下真实印象感，其中用户的真实行为与虚拟世界的虚拟物体相互作用，旨

在作为一种模拟的体验，可以与现实世界相似或不同。

尽管沉浸式 VR 系统的效果令人印象深刻，但我们认为它们并不适合于有感觉运动障碍的受试者，因为逼真但物理上虚假的互动很可能会诱发混乱和过度刺激。这些受试者的训练过程需要把他们的注意力集中在对他们的治疗有意义的事情上，而不应为了娱乐和虚幻的乐趣而过度刺激他们。

非沉浸式 VR 环境下，用户在与虚拟环境互动时并不与物理环境隔绝。在这些情况下，参与者可以进行娱乐（如视频游戏）或教育目的的学习，包括康复训练。事实上，在大多数的实践中，至少那些针对有运动障碍的年轻人开展的工作中，为了促进儿童／青少年训练的能动性（Bonnechère，2018），推荐娱乐和学习两个方面的结合的方面。

为了给 VR 使用赋予更多的治疗意义，现在人们通常把用于康复训练的视频游戏称为"严肃游戏"（serious games，SG）。在过去的几十年里，年轻人已经能够通过鼠标或键盘作为商业游戏控制器，参与扣人心弦的视频游戏。在早期的实验之后，将这些视频游戏用于治疗目的的想法已经被广为接受，用新的控制器界面来调整游戏机，以使残碍者也能很好的操控。

这种康复方法受到使用者的普遍青睐，因其较好的娱乐性和几近为零的竞争性而非常受欢迎。但是，当为了适应特定康复训练，就会增加游戏的挑战性，并降低其娱乐性时，训练者参与的积极性就会急剧下降（Lopes 等，2018）。

此外，尽管有少量证据表明，这种疗法作为更传统的康复治疗的补充治疗是有积极贡献，但目前还缺乏标准化的规程和足够的结局评定指标，还无法确证 SG 能被广泛接受（Turolla 等，2013；Tarakci 等，2016；Levac 等，2018；Mills 等，2019；Acil 等，2020）。

2018 年，Bonnechère 提到，大多数用于研

究脑瘫患儿的设备都是根据患儿的具体需求，采用专门开发的解决方案（Velasco 等，2017）。除了这些定制的设备，商业的 WBB、PlayStation❶和 Kinect Xbox❷ 是康复环境中使用最多但并非唯一的游戏机。值得一提的是，WBB 被认为是很好的平衡和肌力测量工具（Clark 等，2010 年；Bartlett 等，2014 年），同时也是一个可以进行 Wii-Fit 健身游戏的平台。然而，使用这些游戏对脑瘫患儿的治疗效果存在不同的争议，有研究结果认为其效果可疑的（Gatica-Rojas 等，2017）；另一些研究认为其疗效是肯定的，但这些研究对象大多是针对 USCP 或轻度脑性瘫痪的患儿，并且接受的治疗通常与 NDT 治疗相结合（Ramstr 和 Lygnegard，2012；Tarakci 等，2016）。

Kinect 与 WBB 有所不同，它不是一个单纯的力量检测平台，而是一个具有成本效益的设备，带有深度摄像头和软件，能够检测和跟踪身体的形态，将其重新设计成一个简化的棍状骨架。由于这些性能特点，它经常被用来评定残障者的运动表现（Van Sint 等，2015 年；Summa 等，2015），以及研究交互式 Xbox 360 游戏对脑性瘫痪患儿的影响，并由此推断其可能作为传统疗法的有效补充（Luna-Oliva 等，2013；Zoccolillo 等，2015；Machado 等，2017）。

YouGrabber 是另一个改善上肢运动的交互式游戏系统。除了计算机和红外定位摄像机外，该系统还使用带有 Bend Sensor（弯曲传感器）的可调节数据手套❸。康复训练时，在引人入胜的视频游戏中，激励受试者完成指定手指或手臂的运动，也包括了视觉注意力和反应时间。关于 YouGrabber 在脑性瘫痪中的使用的研究很少，其中一些研究报道了令人满意的结果，但另一些则

质疑家用系统除了娱乐方面之外的有效性，因为临床治疗师的支持参与往往是必需的（van Hedel 等，2011；Gerber 等，2016）。

除了上面提到的少数具有明确康复目的的应用外，大多数情况下的 VR 开发都可以归类为辅助性的，以减少或消除残碍患儿在日常生活中获取各种有用的设施和服务所面临的障碍。

娱乐是一个持续关注的领域，这个领域存在的问题和残障者使用电子游戏有关，特别是关于患儿与需要上肢活动的设备之间的互动，需要评定患儿能在多大程度上使用标准的控制器和界面，如果需要，哪种修改或调试适合每个患儿。可能的修改范围很广，下面仅介绍其中一组需要：

- 更新版的 Xbox One Elite 控制器，最初的设计让有功能受限的人使用困难，现在，包括各种按钮、触发器和额外的输入终端，都可以重新设计并映对身体的不同的部位，从而方便游戏的使用。
- Switch Joy-Con 是任天堂（Nintendo）Switch 游戏机的一个单手适配器。
- GEAR❹ 这个设备，允许残疾游戏者只通过足背屈和跖屈来模拟八个不同的按钮组合进行游戏。
- 佩戴 GlassOuse❺，即一副可以不用手即可使用电脑的眼镜，它可以通过头部运动控制鼠标光标，然后锁定所选项目。
- Jouse3❻ 是一个完全由头部操作的全方位的控制器。它只需要最小的动作，如只需要脸颊、嘴巴、舌头甚至是鼻翼的动作。
- 任天堂制造了一种不需要手的控制器，人们用嘴来操作它，用舌头作用于一个类似于长棍的结构来控制方向，并通过吸吮和吹动吸

---

❶ Sony Interactive Entertainment, Tokyo (JP), https://www.playstation.com

❷ Microsoft Corp., Redmond (USA), https://www.microsoft.com

❸ Flexpoint Sensor System Inc., Draper (USA), https://www.flexpoint.com

---

❹ Samsung, Suwon (ROK), https://www.samsung.com

❺ GlassOuse, Shenzhen (PRC), https://glassouse.com

❻ Compusult, Mount Pearl (CDN), https://www.compusult.com

管来操作按钮。

- 有人设计了一个臀部控制器，允许游戏者通过在座位上向某些方向挪动自己身体来控制运动，从而完成 Xbox 360 游戏操作。

为了实现独立生活的目的，智能家居技术是另一个重要的领域，很有必要强化现有服务的可及性。其中，有更复杂的设备来控制外部环境而不需要实际接触任何类型的控制器，Leap Motion Controller❶ 是一个创新的计算机传感器设备，有两个摄像头和三个红外 LED，能够捕捉和跟踪 VR 中的手和手指运动，它就像一个鼠标，但不需要手的接触或触摸。该软件掌握六个基本手势：圆圈、轻扫、按键、屏幕点击，还有捏和抓。一些针对脑性瘫痪儿童、青少年（Tarakci 等，2019）和残疾老人（Iosa 等，2015；Wang 等，2017；Ferm 和 ez-Gonzalez 等，2019）的研究报道称，使用该设备进行上肢训练后取得了相当满意的效果。

五、远程康复

远程康复是利用电信网络提供评定和康复服务，使人们能够通过技术接口进行远程互动。远程康复是一个日益成熟的领域，根据成本／效益比，有望开发出许多有价值的康复模式。比如，其中一个主要的作用是增加了康复项目的强度和持续时间。

第一篇报道远程康复潜在获益的论文是 2000 年左右发表的。2002 年，Winters 写道："远程康复工具有助于最大限度地减少距离的障碍，包括患者与康复服务的距离，以及研究人员与研究对象的距离。"起初，应用领域是针对评定，然后扩展到几乎所有的康复单元，即物理治疗，也包括了职业治疗、听力与言语治疗，以及近年来在个人或团体运动训练中使用的 VR 或类人的机器人训练器。

支持远程康复的理由有很多，但对终端用户来说，其使用并不总是那么容易和直观，所以这些远程系统的管理往往需要专业技术人员在场，在患儿训练时，需要父母或照护者的监管（Syamimi 等，2014；Ferre 等，2017；Anton 等，2018）。现有主要针对骨科手术后患者的记录结果良好，但针对其他患者，特别是神经科患者（Agostini 等，2015；Tyagi 等，2018）是需要更高质量的研究。

关于患有脑性瘫痪的患儿，有些研究报道了旨在训练下肢的远程康复经验，以及通过 VR 视频游戏改善上肢功能的经验（Golomb 等，2010；Reifenberg 等，2017；Surana 等，2019）。2014 年，Syamimi 等甚至为患有脑性瘫痪的患儿提供家庭训练，"教练"是仿人机器人"NAO"，其训练项目不仅包括下肢功能，还包括躯干平衡、站立、坐位和其他平衡能力。

远程康复是为行为观察治疗（AOT）完美定制的，它可以通过家庭视频和专业人员的远程监督促进对患儿活动提出专业化建议。许多研究报道称，单侧脑性瘫痪患儿在与 CIMT 结合使用时取得了积极的效果（Simon-Martinez 等，2020；Molinaro 等，2020；Beani 等，2020）。

而在 AOT 中，有几个方案是针对治疗言语及语言障碍，包括吞咽功能障碍。回顾过去，就语言问题而言，电话是远程康复的先祖，今天甚至可以同时对许多人进行计算机视频会议和面对面的治疗。

有一些报道显示，尽管有明显的局限性，但针对儿童和成人的言语和吞咽障碍的在线评定还是有积极的效果（Lalor 等，2000；Waite 等，2010；Ward 等，2012）。

近来大量实例证明，远程康复是处理大规模流行病等问题的一个非常重要的资源，例如，最近的 Covid-19 事件。这一事实使临床医生重新思考以各种方式改造医疗卫生服务的可能性，包括远程服务。事实证明，在这种情况下，远程支持

---

❶ Ultraleap Inc., San Francisco (USA), https://www.ultraleap.com

和问诊对有脑性瘫痪患儿的家庭是非常有用的，同时也为成年人或其他慢性病患者提供了一个家庭培训的机会（Ben-Pazi 等，2020；Azhari 和 Parsa，2020；Middleton 等，2020）。

总而言之，远程康复肯定是有用的，进一步发展其中的关键技术是极其重要的，但在使用中需要特别注意，至少要注意两个基本点：远程康复应该能够帮助康复师为个人用户选择最合适的治疗方法，远程管理他们，并评定治疗结果；此外，基于远程系统的治疗应大力激励和授权用户开展他们的治疗项目，但不是放任他们，还同时要求他们独立的评定康复和康复目标达成。

相 关 图 书 推 荐

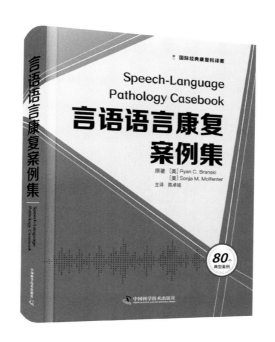

原著　[美] Ryan C. Branski 等

主译　陈卓铭

定价　268.00 元

　　本书引进自世界知名的 Thieme 出版社，由美国著名言语语言病理学专家 Ryan C. Branski 博士及 Sonja M. Molfenter 博士，联合众多权威专家共同编写。书中收集汇总了言语语言病理学众多经典案例，着重强调临床实践，针对大量真实病例，从临床病史和病情描述、评估和测试、诊断、治疗、结果、读者问答等多角度进行分析阐释，各病例末还专门总结了要点提示，帮助读者理清临床实践中的各个环节。本书通俗易懂，图文互参，不但对言语语言病理学从业人员有重要指导意义，还可供康复学相关医师工作中阅读参考。

相 关 图 书 推 荐

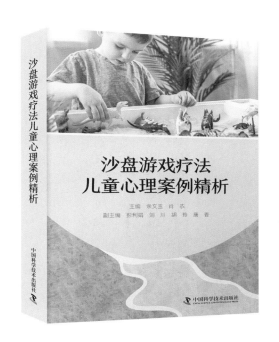

主　编　余文玉　肖农

副主编　彭利娟　刘川　胡玲　唐香

定　价　89.00元

　　著者参考了新近的国内外儿童青少年心理研究资料，全面阐述了沙盘游戏疗法在治疗儿童心理疾病方面的应用。全书共5章，简要介绍了儿童心理健康的主要内容，阐述了儿童青少年心理健康问题及常见疾病，描述了儿童青少年心理障碍的心理治疗，叙述了儿童青少年沙盘游戏心理治疗，并通过真实的临床经典案例还原了完整的沙盘游戏治疗过程。书末还设有附录，简明介绍了沙盘游戏相关的诊断与评估量表。

　　本书理论与实际案例相结合，视角新颖，内容全面，叙述清晰，深入浅出，通俗易懂，可为从事儿童心理健康教育和心理治疗工作的学者、精神科医生、儿童保健医生等提供有益参考，也可作为儿童社会活动家、教师及家长们的实用指导手册

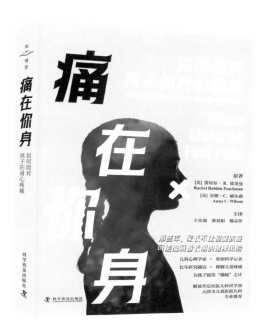

原著　[美] Rachel Rabkin Peachman 等

主译　王宪强　董春娟　魏志萍

定价　68.00 元

　　你听到孩子的求救信号了吗？当孩子说肚子疼或腿疼时，我们是不是遗漏了什么？童年创伤如何影响未来身体健康？

　　在美国，有近两成儿童患有慢性疼痛，有三四成青少年，每周都会出现某种形式的疼痛但得到适当治疗的孩子占比很低，这大幅增加了孩子未来人生中面对疼痛的健康风险。资深科学记者蕾切尔和儿科心理学专家安娜，通过对大量相关案例的研究随访，发起呼吁：倾听孩子的疼痛信号，从幼儿时期就重视起来，能最大限度地减少"短痛"，并组织"长痛"的发展。无论你是父母、儿科医护还是教师，本书能指导你帮助孩子应对各种身心疼痛。从运动损伤、手术疼痛、心理创伤到疫苗接种、止痛药使用，话题全、实用，并给出缓解疼痛的专业指导意见。痛在你身，伤在我心。帮孩子应对疼痛，不仅是照护的核心，更是终生健康的基础。

相关图书推荐

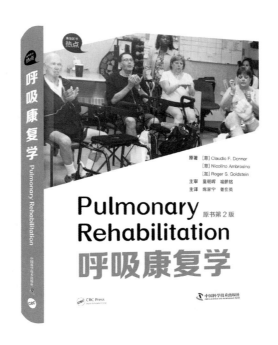

原著　[意] Claudio F. Donner 等

主译　席家宁　姜宏英

定价　298.00 元

　　本书引进自世界知名的 CRC 出版社，是一部有关呼吸康复学的经典著作。本书为全新第 2 版，共六篇 51 章，从呼吸康复的基本理论、评估管理工具和方法、康复方案的制订、呼吸康复的主要疗法和新疗法研究等多个方面对呼吸康复相关内容进行了全面细致的讲解，针对呼吸系统不同功能障碍和疾病，从理论和实践两方面对临床工作进行系统性总结和精确指导，还对未来呼吸康复发展方向和研究热点进行了详细介绍和展望，同时增加了有关 COVID-19 幸存者呼吸康复的最新知识。本书内容全面、图文并茂、贴近临床，是一部不可多得的实用教科书，对呼吸康复领域相关从业人员及慢性呼吸系统疾病患者均有参考价值。